新スタンダード栄養・食物シリーズ 8

食品衛生学
第3版

宮本敬久 編

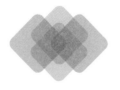

東京化学同人

序

　栄養学を学ぶ者にとって 2005 年はエポックメーキングな年であった．第一は食育基本法が制定されたことであり，第二は"日本人の食事摂取基準"が策定されたことである．食育基本法は国民が生涯にわたって健全な心身を培い，豊かな人間性をはぐくむための食育を推進することを目指して議員立法により成立した法律で，世界に類をみないものである．これに基づいて食育推進基本計画が策定され，5 年ごとの見直しでさまざまな取組みが行われている．"日本人の食事摂取基準"はそれまで用いられてきた"日本人の栄養所要量"に代わるもので，国民の健康の維持・増進，エネルギー・栄養素欠乏症の予防，生活習慣病の予防，過剰摂取による健康障害の予防を目的としてエネルギーおよび各栄養素の摂取量の基準を示したものである．これも 5 年ごとに改定が行われている．

　この"新スタンダード栄養・食物シリーズ"は，こうした現代の栄養学を背景に，"社会・環境と健康"，"人体の構造と機能，疾病の成り立ち"，"食べ物と健康"などを理解することが大きな 3 本柱となっている．これらの管理栄養士国家試験出題基準（ガイドライン）の必須詳目だけでなく，健康科学の基礎となる詳目（一般化学，有機化学，食品分析化学，分子栄養学など）も新たに加えたので，栄養士，管理栄養士を目指す学生だけでなく，生活科学系や農学系，また医療系で学ぶ学生にもぜひ役立てていただきたい．

　本シリーズの執筆者は教育と同時に研究に携わる者でもあるので，最新の知識をもっている．とかく内容が高度になって，微に入り細をうがったものになりがちであるが，学生の理解を助けるとともに，担当する教員が講義のよりどころにできるようにと，わかりやすい記述を心がけていただいた．また図表を多用して視覚的な理解を促し，欄外のスペースを用語解説などに利用して読みやすいよう工夫を凝らした．

　本シリーズの編集にあたっては，食に関する多面的な理解が得られるようにとの思いを込めた．わが国の食文化は数百年，数千年と続いた実績の上に成り立っているが，この変わらぬ食習慣の裏付けを科学的に学ぶうえで本シリーズが役立つことを願っている．

　2019 年 8 月

編集委員を代表して

脊　山　洋　右

ま え が き

食品衛生学は，食品の原料生産から製造・加工・調理，流通，販売，消費まで，フードチェーン全体の衛生管理の重要性を理解し，安全性を脅かす要因を知り，その制御方法を確立するための学問です．

人類は雑食性で，植物・動物・魚介などいろいろなものを食べてきました．これらはそのまま食べられるものばかりではありません．失敗も経験しながら，食品として不都合な部分を取除き，あるいは減らすことでより安全な食品をつくりだし，知識として子孫に受け継いできました．調理とは，食材を安全に食べられるように加工する手段にほかなりません．

食の分業が進んだ現代においては，食品の安全性を取巻く状況は刻々と変化しています．日本では第二次世界大戦後に経済成長とともに食品産業が大きく発展しました．しかしこの時期，工場排水からの水銀汚染魚介類による水俣病，生産工程でのヒ素化合物混入によるヒ素ミルク事件やPCB混入によるカネミ油症事件など，個人レベルでは防ぎようのない痛ましい事件も発生しました．また，カビや腸管出血性大腸菌，ノロウイルスなどの生物汚染による大規模な食品事故は，現在でもたびたび発生しています．一方で，衛生検査結果や産地などの偽装や廃棄食品の転売など，フードチェーン全体への信頼を損なう事件も発生しています．

食品の安全性や衛生管理はますます重要視されるようになり，食品衛生に関する法律や規制は時代に合わせて整備されてきました．2003年には，食品の安全性確保の考え方として“リスク分析”の手法を導入した食品安全基本法が制定されました．2013年には食品表示法が制定され，2018年には食品衛生法の大幅な改正が行われました．このなかで示されたHACCP（危害要因分析重要管理点）の制度化により，小規模な食品製造・加工事業者も一般的衛生管理に加えてHACCPに沿った衛生管理に取組むこととなりました．一口に“危害要因”と言っても，さまざまな“もの”や“こと”があります．正しく理解し，要因に合わせた対策をとることが必要です．

食品衛生は食品安全を達成する手段ですが，食品の有益性や保存性などを確保する手段も含んでいます．食品衛生学の学びは，公衆衛生の向上だけでなく食品産業の発展や国際競争力の強化にも積極的に貢献します．本書「食品衛生学 第3版」は，前担当編集委員の一色賢司先生の方針を踏襲し，食品のもつべき要素や条件と，その確保のために必要な対策を体系的に記述したものです．この間の法改正を反映し，科学的根拠に基づいた情報の更新や追加を行いました．栄養士・管理栄養士課程の学生をはじめ，家政学，生活科学，農学，水産学，畜産学，工学などを専攻する方，管理栄養士国家試験，国や地方の食品衛生監視員の採用試験を受験する方が“食品衛生学”の基礎的な知識を修得する教科書としてご活用いただければ幸いです．

2024年7月

担当編集委員

宮 本 敬 久

第8巻　食品衛生学

第3版　執筆者

黒　瀬　光　一　　東京海洋大学学術研究院食品生産科学部門 教授，博士(理学)
[§4・6〜4・8，第5章]

本　城　賢　一　　九州大学大学院農学研究院 准教授，博士(農学)
[第2章，第9章，付録]

宮　本　敬　久　　九州大学大学院農学研究院 特任教授，農学博士
[第1章，第3章，§4・1〜4・5，第6章〜第8章，付録]

(五十音順，[　]内は執筆担当箇所)

初版・第2版　編集者・執筆者

一 色 賢 司　　小 田 隆 弘　　黒 瀬 光 一

中 嶋 加代子　　宮 本 敬 久

(五十音順)

目　　次

1 食生活と健康リスク

① 従属栄養生物である人類は，食性病害に苦しみながら食べ続けてきた．
② 現代の食品の調達は分業で行われており，食品衛生の定義を理解しておく必要がある．
③ 食生活におけるリスクの考え方を理解し，リスク分析とフードチェーン・アプローチの重要性を認識する．
④ Codex 食品衛生の一般原則を知り，平常時においても危機管理の準備を怠らずに，家庭においても安全性確保の努力を続ける．
⑤ 社会的に関心が高まっている事項について，科学的根拠をもって理解を進める取組みが大切である．
⑥ 深刻な食性病害事例も発生しているが，品質保証などの対策も進化している．

1・1 食品衛生とは

人類の祖先が類人猿から分かれて地球上に現れたのは，約 400 万年前であると考えられている．木の実や果実，昆虫などを食べて木の上で暮らしていた人類の祖先が，平地に下りて生活を始めた理由の一つは，食料を探す必要からであったと思われる．やがて，道具を使い，火も使うようになった．約 1 万年前には，西アジアで農耕生活を始めるようになり，人口が増加した．世界各地で食文化の花を咲かせ，やがて産業革命を迎え爆発的な人口増を経験し，2023 年現在では 80 億人以上の人類が地球上で暮らしている．

食品衛生は，食生活に伴う健康障害（食性病害）を未然に防ぐ手段である．食品の安全性確保のための過去の経験を整理し，最新の科学技術を織り込んで体系化したものが "食品衛生学" であるが，栄養不良などの問題は "栄養学" で取扱われる．**世界保健機関（WHO）**は，食品衛生をつぎのように定義している．

WHO: World Health Organization（世界保健機関）

"食品衛生とは，生育，生産，あるいは製造時から最終的に人に摂取されるまでのすべての段階において，食品の安全性，健全性（有益性），健常性（完全性）を確保するために必要なあらゆる手段である"．

現在，国際的に必要とされている食品の安全性確保の考え方は，"国民の健康保護の優先，科学的根拠の重視，関係者相互の情報交換と意思疎通，政策決定過程などの透明性確保" であり，安全性確保の手段が "リスク分析"（§1・3・1 参照）と "生産農場から食卓までの一貫した対策"（§1・3・2 参照）である．"食品衛生" は，これらの考え方と手段を含んでいる．

*1 法制度の改正，組織改編については，第2章を参照．

食品安全に関連する
組織のホームページ
食品安全委員会
https://www.fsc.go.jp/
農林水産省
https://www.maff.go.jp/
厚生労働省
https://www.mhlw.go.jp/
消費者庁
https://www.caa.go.jp/
消費者委員会
https://www.cao.go.jp/
consumer/

わが国では，2003 年に食品の安全性を確保するためにリスク分析手法を導入した**食品安全基本法**が制定され，**食品衛生法**などの関連法規も改正された*1．法改正に伴い，**食品安全委員会**が内閣府に設置され，厚生労働省や農林水産省などの組織が改編された．安全な食品を国民に安定的に提供する立場から農林水産省が，食品のハザード（危害要因）から国民の健康を守る立場から厚生労働省が，それぞれ安全性確保に取組んでいる．2009 年には，**消費者庁**と**消費者委員会**が内閣府に設置され，消費者の安全確保をはじめとする権利の尊重と自立支援のための新しい取組みも始められている．2015 年には食品に関する表示の一元化のため，食品表示法が施行され，2018 年には食品衛生法が改正されている．

1・1・1 食 性 病 害

人類は従属栄養生物であり，他の生き物やその代謝物を食べ続けて命をつないでいる．食塩や一部の食品添加物以外の食品は生物に由来し，人間に不都合な成分を含むこともあり，病原体を媒介する場合もある．熟した果実などはわれわれの祖先にも好まれたと考えられるが，有害な微生物による汚染を受けることもあり，放置すれば腐敗や変敗とよばれる変化を起こして食用不適となる．これまでに人類が経験した食べ物に由来する健康障害（**食性病害**）について考察し，栄養素の不足やバランスの乱れを除いて分類し，その代表例を示すと表1・1のようになる．

*2 感染症法での3類感染症をひき起こす食中毒菌である．

*3 えさや環境に由来する微生物毒素の蓄積による．§4・7・1（p.96）参照．

表 1・1　食性病害の分類と原因物質

分 類	種 類	代 表 例
内因性	有 毒 成 分	a. アルカロイド，シアン（青酸）配糖体，発がん物質 b. キノコ毒
内因性	生理作用成分	a. 抗ビタミン性物質，抗酵素性物質，抗甲状腺物質 b. 食品アレルゲン
外因性 生物的	微 生 物	a. 経口感染症: 赤痢菌*2，コレラ菌*2 ほか b. 細菌性食中毒: サルモネラ属菌*2，病原大腸菌*2 ほか c. ウイルス性食中毒: ノロウイルス，A型肝炎ウイルスほか d. マイコトキシン産生菌: アフラトキシンほか e. マリントキシン産生微生物: フグ毒，貝毒ほか*3
外因性 生物的	寄 生 虫	回虫，条虫，アニサキス，クドア，サルコシスティス
外因性 生物的	タンパク質	異常プリオン
外因性 無生物的	人 為 的	a. 有害化学物質: ズルチン b. 汚染物質: 残留農薬，薬剤 c. 工場排出物: 有機水銀，カドミウム d. 放射性降下物: セシウム137 e. 容器等溶出物: スズ，鉛 f. 加工過誤: ヒ素，PCB類
外因性 無生物的	自 然 的	重金属ほか
誘起性	物理的条件	加熱油脂
誘起性	化学的条件	ニトロソアミン

　人類は飢餓を恐れ，いろいろなものを食べ続け，失敗も経験し，知恵を蓄積してきた．その知恵は子孫に受継がれ，原種とよばれる植物や動物を選抜・改良し，人間に不都合な成分を減らし，可食部が多く味のよい品種をつくり出してきた．微生物も選抜してよりよい発酵食品をつくり，そのまま生で食べれば体調を崩すものは，煮たり焼いたり，さらには油で揚げたりして，より安全でおいしいものに変えて食べてきた．料理はおいしくするためにだけではなく，食べられないものを食べられるようにし，より安全にするために行われてきた．しかし，深鍋の煮込み料理を放冷している間に嫌気性芽胞菌が増殖するなど，不適当な保存法では危険性が高まる場合があることも経験してきた．また，健康の維持・増進のために摂取されている保健機能食品も，過剰摂取や意図しない成分の混入などにより健康被害が発生している．特に 2024 年に発生した機能性表示食品の摂取による健康被害は，食品の信頼性を脅かす大きな社会問題となった．

　食べ物とともに災いの原因を口から入れないようにするためには，食品は種類が多いことや，その構成も単純均一なものから複雑で不均一なものまであること，病原菌などの外来因子や食品成分の経時変化をも理解して対応しなくてはならない．さらに，どのような状態の人がどのように食べるのかも考慮しなくてはならない．"ある人の食べ物は他人の毒"[*1] とローマ時代からいわれているように，食物アレルギーなどの問題は各種アレルゲンに対する感受性が個々人によって異なることから生じることを理解する必要がある．

*1 英文は "One man's meal is another man's poison".

　食料の生産，流通，加工，消費という一連の過程は，**フードチェーン**と総称される．現在では，食料の調達を分業で行うことが多くなり，生物としての人間や他の生物との関係，食べ物との関係を理解する機会を失っている人も多くなっている．食料の生産から消費までの理解と，全過程における衛生的な食品の取扱いが求められている．分業化されたフードチェーンの信頼性は相互理解のうえに成り立つ．表示を偽装し利益を得る行為は犯罪である．"売上げ至上主義"や"利益の確保"は免罪符にならない．食料自給率が 38％[*2]（カロリーベース）にすぎず，多くの食料を輸入に頼っているわが国の食料が，いつまでも豊富であり続ける保証はない．"空腹は最高の調味料"であり，安全性に疑問があり食べてはいけないと感じても，空腹には勝てずに食べてしまうこともあることを忘れてはならない．

*2 2023 年度現在.

1・1・2　何を食べ，何を食べないようにしてきたか

　人類は，生命活動の役に立つ物を食べてきた．やがて，生理活性が高く専門家による管理が必要なものを，薬として食品から外すようになった．現在では，表1・2 に示す**品質**の構成要素が食品に求められている．基本的特性としての安全性と栄養性は多くの食品では共通であるが，やせる必要のある人たちは栄養性の低いものを選ぶことがある．嗜好性や生理機能性，さらには二次特性としての保存性・加工特性も求められる場合がある．

　近年強く求められているのは**信頼感**である．表示の偽装など，食品自身の責任ではない要因にも影響を受けた不信感は，個々の食品のみならず，フードシステ

ム全体に対して高まっている．信頼感は，もはや付加特性のなかに分類すべきものではなく，基本的特性に含めるべきものとなっている．

　人類は，表1・2の基本的特性（安全性，栄養性，信頼性）に疑念のあるものは食べないようにしてきたと考えられる．また，食文化的に妥当性のないものは，食品とさえもみなされない場合がある*．地理的ならびに宗教的な食習慣の違いも，歴史的な経緯を経て受継がれている．さらに，生活に余裕がある場合は，表1・2の嗜好性に合わないものは食べないようにしてきたと考えられる．

表 1・2　食品における品質の構成要素

基本的特性	安 全 性	生物的要因	感染症菌，食中毒菌，寄生虫，毒魚，毒キノコほか
		化学的要因	汚染物質，毒素，発がん物質ほか
		物理的要因	金属片，ガラス片，結晶ほか
	栄 養 性	マクロ栄養素	エネルギー，タンパク質，炭水化物，脂質，食物繊維，アミノ酸，脂肪酸，糖，有機酸ほか
		ミクロ栄養素	ビタミン，ミネラルほか
	信 頼 性	心理的要因	生産から消費までの情報，理解
機能的特性	嗜 好 性	色・外観 色 素	カロテノイド，クロロフィルほか
		光学特性	色彩，光沢ほか
		形 状	形，均一性，損傷，虫害ほか
		味 呈味成分	糖，アミノ酸，核酸ほか
		味 覚	甘味，辛味，酸味，苦味ほか
		香 り 香気成分	エステル類，アルコール類ほか
		力学的特性 物 性	粘性，摩擦，せん断，貫入ほか
		感 触	歯ごたえ，舌ざわり
		音 響	周波数，強度ほか
	生理機能性	生体調節性	抗腫瘍性，抗酸化性，血圧調節ほか
二次特性	保 存 性	変化速度	水分，組織，呼吸，微生物ほか
	加 工 特 性	できばえ	仕上がり，歩どまりほか
	付 加 特 性	価値観	簡便性，文化性，経済性，楽しみほか

　今日では，家庭内で受継がれてきた食べ物の知恵も，次世代へ受渡すことが難しくなっている．次世代の教育に努めるとともに，食料自給率の低いわが国は，“Thinking Globally, Working Locally（世界の食品衛生事情を把握し，自国の食品衛生の向上に努めよう）”を率先垂範すべきである．食料輸入国として，国内外の食品衛生の普及啓蒙と研究開発に力を入れる必要もある．今，管理栄養士などの食品取扱関係者に求められているのは，信頼感である．専門知識・技能のみではなく，人間的にも信頼される人柄が求められている．“衣食足りて礼節を知る”といわれるように，食料が足りなくなると悲劇が到来する可能性が高くなる．食品取扱関係者として食の過去・現在・未来に思いをめぐらし，誠実に対応することが信頼感確保の王道であり，“われわれは何を食べ，何を食べないようにしてきたか”をすべての国民に理解していただくための貢献も求められている．

■ 1・2　食生活とリスク

　わが国は世界で最も安全な食品が供給され，消費されている国の一つである．一方，食料の生産・調達は分業化が著しく進んでいる．国民の多くは努力なしには，食料の一次生産から消費までの仕組みを理解することができなくなっている．

　古来より，良好な食材を手に入れても放置すれば，**腐敗**や**変敗**とよばれる変化を起こし，食用不適となることが知られてきた．分業化が進行した現代では，食品の安全性確保を他人に頼ることが当然とされる風潮がある．しかし，国民一人一人が食品の原材料の一次生産から消費までのフードチェーンを理解し，自ら食品の安全性確保に貢献する努力がなければ，80億人の人類とともに食べ続けることは困難である．

　よい食品として信頼されるためには，これまでの食経験を科学的に整理し，応用することが必要である．客観的な情報収集と科学的な判断が必要である．表1・1のような要因により食後に健康被害が発生する可能性がある．また，“何でも食べすぎれば身体に悪い”といわれるように，量的な問題もあるが，表1・1に示した健康被害をもたらす可能性をもつ要因やその存在状態を，**ハザード（危害要因）**とよぶ．ハザードを含む食品を食べても，何の症状も出ない場合もある．未知のハザードの場合は，症状が出てから原因を究明されて気づくことになる．

　食生活に伴う不都合を**リスク**とよぶ*．リスクは，食品を食べた人の健康に悪い影響を及ぼす可能性をさす．この可能性には，悪影響の起こる頻度と，その被害の深刻さの両者を含む．正確には，リスクは“ハザードがひき起こす有害作用の起こる確率と，有害作用の程度の関数として与えられる概念”（表1・3）である．

<table>
<tr><th colspan="3">表 1・3　食品のリスク分析とその用語</th></tr>
<tr><td rowspan="3">リスク分析</td><td>リスク評価</td><td>ハザード同定
（有害性判定）
ハザード特性明確化
曝露評価
リスク特性明確化</td><td>ハザード：外来，内在を問わず食品中に存在することにより人の健康を損なう恐れのある生物的，化学的，物理的要因や存在状態
リスク：食品中に存在するハザードがひき起こす有害作用の起こる確率と有害作用の程度の関数として与えられる概念</td></tr>
<tr><td>リスクコミュニケーション</td><td rowspan="2"></td><td rowspan="2">リスク分析：リスクをいかにして避けるかあるいは最小化するか検討し，実施すること全体</td></tr>
<tr><td>リスク管理</td></tr>
</table>

　図1・1に食品の安全性とリスクの関係を示した．各食品は，対角線のどこかの位置の安全性とリスクをもつ．食品の安全性は高いとか低いとかいわれるように，リスクは小さいとか大きいとかで表現される．安全性に絶対はないように，リスクにもゼロはない（リスクは確率的要素を含む）．たとえば，生の豆類は，腹痛や消化不良を起こすことから図1・1の許容不能の領域に位置するが，水さらしや加熱といった対策により，左上に移動し，安全性の高い食品に変化する．食品の調理加工は，そのままでは食べられないものを食べられるようにする効果もある．食べられるようになった調理済みの豆も，食中毒菌の汚染を受ければ食用不適となり，図1・1の対角線の右下へ移動する．

*　リスクは日本語に訳せない言葉である．強いて訳せば“確率的被害”であろう．食品安全委員会のホームページには，リスクなどの言葉を解説した用語集が掲載されている．国際標準化機構（International Organization for Standardization；ISO）では，リスクの定義を“目的に対する不確かさの影響”と変更している．食品分野でもリスクの定義が変更される可能性がある．

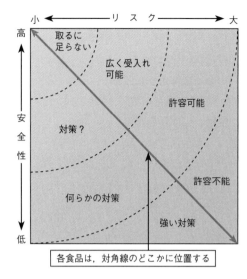

図 1・1　食品の安全性とリスクの関係

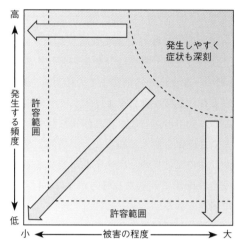

図 1・2　健康被害の発生する頻度とその被害の
程度の関係　矢印はリスク管理の方向を示す.

　図 1・2 には，リスクの二つの構成要素，健康被害の発生頻度と被害の程度の関係を示した．めったに発生しないが，患者が発生すると死亡率が高いボツリヌス中毒のようなリスクもあれば，食べ過ぎによる腹痛のように発生しやすいが症状は軽くてすむ場合もある．リスクの特性に応じて，適切なリスクの管理が行われている．フグ中毒のように，放置した場合，中毒事故が発生しやすくその症状も深刻な場合は，フグ処理師制度の導入といったリスク管理が行われている．一方，科学的根拠もなくリスクを過大に評価して，食べられるものまで廃棄することはあってはならない.

　忘れてはならないことに，十分量の安全な食料が途切れることなく供給されることがある．世界中から食料を調達しているわが国は，地球上の人口増加（特に発展途上国），国際情勢，気候変動，環境保全，新興・再興感染症などの影響を覚悟しなければならない．食料自給率 38％（カロリーベース）のわが国が，海外の食料を輸入できなくなる可能性もある．食料の国際貿易においても世界貿易機関（WTO）加盟国であるわが国は，**食品規格委員会**（FAO/WHO/Codex）への積極的な働きかけが必要である*.

　国際的な紛争やテロリズムの影響は，わが国の食生活にも影を落としている．米国はバイオテロ法や食品安全強化法をつくり，農業や食品の管理を強化し，その対策に関する研究も推進している．わが国は危機管理に関する閣議決定を行い，緊急事態対処体制を定めている．食品分野でも食品安全委員会が，厚生労働省，農林水産省，消費者庁などと協力して連絡体制の整備や，政府全体の緊急時対応要綱を取りまとめ，万一の事態に備えている．さらに，食料安全保障強化のための法整備も行われている.

　すべての食品は，食後に起こるかもわからない体調異常などの不都合をリスクとして多かれ少なかれもっている．許容しうるリスクであるか，加工・調理や食べ方で避けうるリスクであるか，あるいは食用禁止などの制限が必要なものであ

WTO: World Trade Organization（世界貿易機関）

FAO: Food Agricultural Organization of the United Nations（国連食糧農業機関）

Codex: 食品規格委員会. コーデックスと読む. 正式には FAO/WHO/Codex, Codex Alimentarius Commission と書かれ，CAC と略されることもある.

* 食品の国際規格: 食品の国際間流通の増加に伴い，食品の安全性に関する各国の規格などのくい違いを調整するために，FAO と WHO が協力して世界的な国際規格づくりを行っている. それらの規格は，一般に **Codex 規格** とよばれ，国際化により重要性が増している.

るのかを科学的に判断する必要がある．科学的な**リスク評価**（§1・3参照）に基づいて判断し，できるかぎり多くの人々と情報交換を行って，規制が必要な場合はリスクの大きさに対応した規制を行うことが合理的であり，多くの先進国で採用されている．この考え方は，食品添加物や農薬などの均一な組成をもつ化合物について発展したものであるが，有害微生物の制御や組成が不均一な丸ごと食品の安全性確保にも適用されるようになった．

1・3　食品衛生の基礎的事項

1・3・1　リスク分析（リスクアナリシス）

　人生には望まない嫌なことも起こってしまうように，食生活でも不都合が生じることがある．食品由来の健康被害を合理的に最小化するために，Codex でも検討が続けられている．**リスク分析**という手続きを用いてリスクを制御する手法の有効性が認められ，広く採用されている．リスク分析の導入の利点は，1）食中毒や事故の未然防止体制の強化，2）科学的根拠の尊重，3）政策決定過程の透明化，4）国民への正確な情報提供，5）食品安全規制の国際的整合性の確保，であると考えられている．

　Codex ではリスク分析（表1・3，図1・3）を，"ある集団が食品の摂取によって有害事象に曝される可能性がある場合に，その状況を制御する過程であり，科学的なリスクの評価（アセスメント）をするだけにとどまらず，最終的なリスク管理（マネジメント）と，情報交換やチェックシステムとしてのリスクコミュニケーションが一体として有効に働く枠組みを構築すること"としている．単に分析を行うことではない．

　リスク評価（図1・4）は，"食品由来のハザードに曝露され発生したことが知られているか，または発生する可能性のある健康への悪影響について，科学的に評価することであり，ハザード同定，ハザード特性明確化[*1]，曝露評価[*2]，リスク特性明確化の四つの要素からなる．リスクを定性的および定量的に解析する一方，評価に付随する不確実性をも明示すること"とされている．わが国において

*1　ハザード特性明確化における摂取量と反応との関係の評価を，用量-反応評価といい，両者の関係をグラフ化したものを用量反応曲線とよぶ．図6・2(p.144)に食品添加物の例を示す．

*2　食品を介してヒトへの悪影響が危惧される化合物の量を推定すること

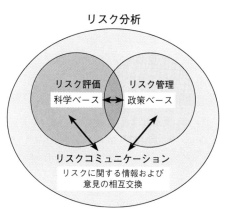

図1・3　リスク分析の構成要素とその関係

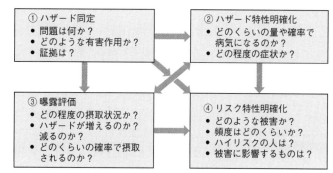

図1・4　食品におけるリスク評価の概念　ハザードに曝露されることにより起こる可能性のある健康への有害影響について，科学的に評価する．

は，食品安全委員会がリスク評価を担当する．リスク評価手法の解説は，食品安全委員会の季刊誌やホームページなどに示されている．具体的な評価例は，同ホームページの "リスク評価" 欄に示され，解説もされている．

リスク管理は，"リスク評価の結果に基づいて，リスクの受容，最小化，削減のために政策の選択肢を検討し，適切な選択肢の実施を実行する過程" とされ，その実施過程は図 1・5 のように示されており，常に実態調査（モニタリング）と見直しが必要である．わが国では，厚生労働省や農林水産省，消費者庁などがリスク管理を担当する．リスク管理手法の解説は，"農林水産省及び厚生労働省における食品の安全性に関するリスク管理の標準手順書"（両省のホームページから入手可）として示されている．具体的な管理措置例も両省のホームページに掲載されている．食品の表示によるリスク管理は消費者庁が担当している．

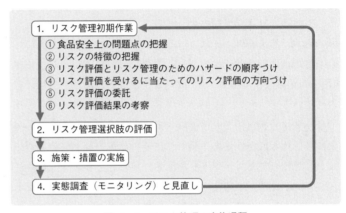

図 1・5　リスク管理の実施過程

リスクコミュニケーションは，"関係者全員で，リスク評価の知見やリスク管理行動の判断の根拠を含めて，リスク分析の全過程における，リスクや関連する事項・情報・意見・感覚について，双方向で交換すること" とされている．リスクコミュニケーションに関する解説や具体例も，食品安全委員会などのホームページから入手することが可能である．

1・3・2　フードチェーン・アプローチ

食料の一次生産から消費までのすべての段階で，食品衛生に関する理解と忠実な行動が必要である．食料の一次生産から連続して食品の安全性を確保する考え方は**フードチェーン・アプローチ**ともよばれる．すべての国民による，一次生産から消費までの実態の理解が，食品の安全性確保と信頼性確保の基礎となる．米国の食品安全に関する大統領への報告書 "From Farm To Table" も，このアプローチの重要性について力説している．BSE（ウシ海綿状脳症）*問題に苦しんだ欧州連合（EU）でも食品安全白書の取りまとめに当たり，飼料を含むフードチェーン・アプローチを最初に取上げている．

Codex は，食品のリスクを合理的に減らすために，1969 年に **"食品衛生の一般原則"** を採択した．1993 年には，この一般原則は，生産物，作業工程などの

*　ウシが BSE プリオンとよばれる病原体に感染して発症する．BSE プリオンをヒトが摂取した場合にも，発症し死亡することが判明し，国際的に対策がとられた．食品安全対策の抜本的改革が求められ，食品のリスク分析と本アプローチが，わが国を含む世界各国に導入されることとなった．BSE の正称は p.19 欄外参照．

個別の衛生規範ならびに付属文書 "**HACCP システムおよび適応のためのガイドライン**" と一緒に使用し，さらなる衛生管理に取組むべきであることが合意され，加盟各国に HACCP システムの導入を勧告された．2020 年 9 月に改訂され，第 1 章として "適正衛生規範 GHP"，第 2 章として "HACCP システムおよびそ

HACCP: hazard analysis (and) critical control point 〔危害要因分析重要管理点の略〕．通常はハサップとよばれる．詳細は§9・3 (p.191) 参照．

GHP: Good Hygiene Practices（適正衛生規範）

表 1・4　Codex 食品衛生の一般原則の概要（2020 年 9 月改訂）

第 1 章　適正衛生規範（GOOD HYGIENE PRACTICES）

1. 緒言，ハザードの制御
   人が食品を安全かつ適切に摂取できることを保証するフードチェーンの各分野，工程，製品ごとに衛生規範やガイドラインを作成する．行政，産業界および消費者は自らの役割を認識し，食品衛生上の対策をとる
2. 一次生産
   環境からの汚染の可能性，作業が安全性に影響を及ぼす可能性を想定して原料生産段階における衛生管理を HACCP に基づく手法により実施する
3. 施設の設計および設備
   危害要因を効果的に抑制するため，汚染を最小にするように設計され，耐久性があり，適切な保守管理，洗浄・消毒ができること
4. 教育・訓練
   食品と直接または間接的にかかわりのある者は，食品衛生の研修を受けることが重要であり，その効果を定期的に評価すること
5. 施設の保守および衛生管理
   適切かつ十分な保守管理および洗浄，そ族（ネズミ）・昆虫管理，廃棄物処理を実施し，モニタリングして汚染要因を除去すること
6. 個人の衛生
   健康で，高水準の清潔度を維持し，礼儀を守ること
7. 食品等の取扱い管理
   対象食品の取扱いに適するように衛生管理のための手順，モニタリング方法などを設定し，適切な段階で安全性を損なう要因は減少させる
8. 製品の情報と消費者の意識
   適正な取扱いなどの情報およびロットやバッチの判定情報をもつこと，消費者は情報を正しく理解し，病原微生物などの汚染や発生，生残を防止するための食品衛生上の十分な知識をもつこと
9. 輸　送
   車両や容器は，汚染を防ぐ設計で洗浄できること，清潔を保つこと

第 2 章　HACCP システムおよび適用のためのガイドライン

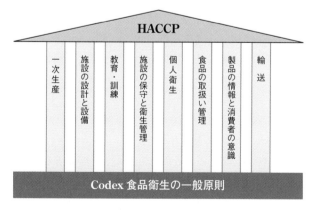

図 1・6　食品衛生管理の一般的概念　2018 年 6 月に食品衛生法が改正され，一般衛生管理と HACCP が制度化された．一般衛生管理は Codex "食品衛生の一般原則" 第 1 章に，HACCP はその第 2 章に記述されている．

の適用のためのガイドライン”という構造になった（表1・4）．その概念を図1・6に示すが，食料の生産から消費まで，安全な食品を確保するための必要条件でもある．フードチェーンとよばれるように，食品の生産は農業から始まる．農業従事者もこの一般原則を理解し，食品の安全性確保にさらなる貢献をすることが要請されている．流通者，加工者，消費者の責任分担も一般原則では明示している．わが国においても食品衛生の実践に活用すべき羅針盤である．先進国を含め多くの国々で食に関する分業化が進み，食料の生産について正確な知識と安全性確保の技術をもたない人々が増えている．すべての人の食料への理解と食品衛生思想の普及が望まれる．

　　Codex では，食品媒介感染症対策や環境汚染からの食品の保護，あるいはカビ毒（マイコトキシン）による汚染防止などには，一次生産から食卓までの連続した衛生管理が必要であることが合意されている．適正農業規範（GAP）や適正製造規範（GMP）の考え方の浸透が必要であり，その後に **HACCP**（危害分析重要管理点）**システム**が導入されることが望まれる．HACCP による衛生管理には前提条件があるとよくいわれるが，国民全員の食品衛生への理解と実施，食品を介して他人へ迷惑をかけないという思いやりが基本的な土台である．

　　食品のリスク分析では，常にフードチェーン・アプローチを意識する必要がある．リスク評価においても，フードチェーンにおけるハザードの消長を科学的に解析すべきであり，特に汚染率が変動し，劇的な増殖や死滅を示す有害微生物では，より一層の調査研究が望まれる．リスク管理においても，フードチェーンの各段階での安全性確保の自覚と連帯意識を高めていく必要がある．リスクコミュニケーションにおいても，国民全員のフードチェーン全体を理解しようとする努力がなければ，食品の安全性確保に関する相互理解は困難であると思われる．

1・3・3　危 機 管 理

　　食品事故や緊急事態が発生してから慌てないように，日頃からリスク分析やフードチェーン・アプローチの手法に基づく準備を整えることが大事である．これらが事故の予防につながり，いざ事故が起こったときや疑念が生じたときに，科学的データが蓄積され，連絡先や専門家が認知されているので，迅速で的を射た対応が可能になる．食品安全基本法に基づいて，国としての緊急対策の仕組みができている．食中毒などの報告が保健所を通じて厚生労働省になされ，大きな事件・事故になるかもしれないと判断されると，消費者庁や食品安全委員会に報告される．国として緊急対策が必要と判断されれば，緊急対策本部がつくられる．2009 年 9 月からは，消費者庁が，すき間事例といわれる省庁間の手当てが疎かになる事例にも対応することになった．

　　2011 年 3 月の東日本大震災による福島第一原子力発電所の事故では，原子力災害対策特別措置法に基づき原子力緊急事態が宣言され，原子力災害対策本部が設置された．食品の安全性確保を含むすべての対策は，上記の緊急対策本部ではなく原子力災害対策本部（本部長は内閣総理大臣）の指示に従って実施された．

　　2024 年には，食料安全保障強化のため“改正食料・農業・農村基本法”，およ

GAP: Good Agricultural Practices（適正農業規範）

GMP: Good Manufacturing Practices（適正製造規範）

び異常気象や紛争などの影響で食料が不足した場合への対応を盛り込んだ "食料
供給困難事態対策法" が成立した.

1・3・4　家庭における安全性確保

　一般家庭における食品の適切な取扱いも重要であり，消費者も安全な食品の安
定調達に貢献することが求められる. "生産農場から食卓まで" の一連の努力が
食品の安全性確保には必要である. 食料の生産者，流通関係者などすべての人間
が食品の消費者であり，それぞれの家庭あるいは個人の食品衛生への理解と実践
が食品のより安全な消費のために強く要請される.

　WHO は，"食品をより安全にするための五つの鍵" を発表し，実施を呼びか
けている. "五つの鍵" とは，① 清潔に保つ，② 生の食品と加熱済み食品とを分
ける，③ よく加熱する，④ 安全な温度（5 ℃ 以下，60 ℃ 以上）に保つ，⑤ 安
全な水と原材料を使う，である.

　厚生労働省は "家庭でできる食中毒予防の六つのポイント" を示しており（表
1・5），これらを参考に，より安全な食生活を維持・発展させることが望まれる.

表 1・5　家庭でできる食中毒予防の六つのポイント[a]

1. **食品を購入するとき**
   - 生鮮食品は新鮮なものを購入する
   - 表示のあるものは，消費期限などを確認する
   - 冷蔵，冷凍する食品は，購入後寄り道せずに冷蔵庫へ

2. **家庭で保存するとき**
   - 冷蔵庫や冷凍庫に詰めすぎない. 目安は 7 割
   - 正しい温度維持. 冷蔵庫は 10 ℃ 以下，冷凍庫は −15 ℃ 以下
   - 肉，魚は容器やビニール袋に入れ，他の食品と触れないように

3. **下準備をするとき**
   - 台所，調理器具を整理，整頓，清潔に
   - まず手を洗う.
   - 生肉や魚，卵を扱ったら，手を洗う. おむつ交換や鼻をかんでも手を洗う
   - 生肉や魚を切った包丁やまな板で，生で食べる野菜や果物を切らない. 洗ってから
     熱湯をかけて使う. 別々の調理器具を使うのが望ましい
   - 長時間の解凍は避ける. 電子レンジや流水で速やかに
   - 繰返しの冷凍・解凍は，避ける
   - 使用後の台所用具は洗剤，流水でよく洗い，熱湯をかける.

4. **調理をするとき**
   - 加熱調理食品は十分に加熱する. 中心温度が 75 ℃ 以上，1 分以上加熱
   - 料理を途中で中止するときは，冷蔵庫に入れ，再び十分に加熱する

5. **食事をするとき**
   - 食卓につく前に手を洗う
   - 清潔な手で，清潔な器具を使い，清潔な食器に盛りつける
   - 調理前後の食品は室温に長く放置しない

6. **残った食品**
   - きれいな器具，皿を使い，小分けして冷蔵庫・冷凍庫へ
   - 温め直すときも十分に加熱する. 目安は中心温度が 75 ℃ 以上で 1 分以上，味噌汁
     などは沸騰するまで加熱
   - 怪しいと思ったら，食べずに捨てる

---

　a)　厚生労働省の資料を改変.

■ 1・4　社会的関心が高まっている事項

　わが国の食料自給率は，40%（カロリーベース）を下回っている．わが国の
フードチェーンは，地球全体に伸びている．次世代のためにも，世界中の人々と
ともに食べていく覚悟をもつことが必要となっている．国連は，経済，社会，環
境対策を協調させ解決するために 2015 年 9 月に "持続可能な開発目標（SDGs）"
を採択した．2030 年までに達成すべき 17 の目標が，図 1・7 のように示されて
いる．食品衛生に関係が深い目標もある．SDGs の達成は食品衛生にも必要であ
り，積極的に協力すべきものである．

SDGs: sustainable development goals（持続可能な開発目標）

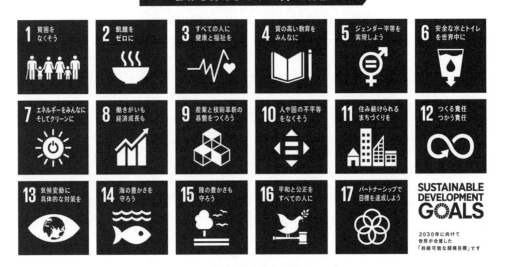

図 1・7　持続可能な開発目標（SDGs）

　現在，国民の間で関心が高まっている食品衛生に関係する事項には以下のよう
なものがある．多くの情報が発信されているが，科学的な根拠に基づいているこ
とを確認することも忘れてはならない．

　a. 食性病害の発生状況　　WHO は国際的な状況を調査し，結果を公表し
ている．2022 年 5 月に集約された内容を表 1・6 に示すが，各国にさらなる対策
をとるように勧告が行われている．わが国では，食品衛生法による受身的な食中
毒の調査が行われている．ここ数年の食中毒は，事件数 1000 件前後，患者数
10,000 人前後，死者数人である．発生件数や患者数の多い食中毒の病因物質は，
ノロウイルスやカンピロバクターであったが，件数の著しい増加傾向を見せてい
るのがアニサキスによる食中毒である．内視鏡などを用いる迅速・確実な診断法
の普及により，報告例数が増えていると考えられる．水産物の流通方法の改善が
進み，元気なアニサキスも消費者の口に届きやすくなっているとも考えられる．

　わが国の食中毒事例は，米国のように能動的な調査が行われると大幅に増加すると推測される．また，腸管出血性大腸菌食中毒などでは，感染症法に基づく病院からの感染者の報告数と，食品衛生法により集計される食中毒患者数とに大きな開きがある．2017 年秋に関東で表面化した O157 食中毒では，原因菌と同じ遺伝子型の O157 の感染者が，同年夏までに全国各地から報告されていたことが問題となった．より積極的な食中毒対策が必要となり，食品衛生法の改正により広域的な食中毒対策が強化された．

　また，全ゲノム解析技術などの飛躍的な進展により，病原体の検査精度が向上し，判定時間が短縮されている．欧米では，O157 やリステリアで汚染された冷凍食品が広域に販売され，多数の患者を出した食中毒の汚染源が全ゲノム解析技術を用いて探知されている．2017 年から南アフリカでリステリア食中毒が発生し，2018 年に終息するまでに，1000 人を超す患者と，214 人もの死者を伴う深刻な事例も発生している．原因食品は，RTE とよばれる，加熱せずに食べる食　　**RTE**: ready to eat
肉加工品であった．WHO は食品衛生対策の整っていない周辺諸国へも，リステリア対策の援助を行った．一方，フランスから 80 カ国を超す国々に，大量に輸出された乳児用粉乳にサルモネラ属菌が混入していることが判明し，大規模な製品回収が行われている．

表 1・6　食品安全の五つの真実[a]（WHO，2022 年）
1. 食品の安全性，栄養，および食料安全保障は密接に関係している
2. 推定 6 億人（世界でほぼ 10 人に 1 人）が汚染された食品を食べて病気になり，毎年 42 万人が死亡している
3. 中・低所得国では，安全でない食品が原因で生産性と医療費が毎年 1,100 億ドル失われている
4. 食中毒患者の 40 % は 5 歳未満の子どもで，毎年 12 万 5000 人が死亡している
5. 食中毒は，医療システムに負担をかけ，国民経済，観光および貿易に悪影響を与え，社会経済的発展を妨げる

　a）WHO ホームページ（https://www.who.int/news-room/fact-sheets/detail/food-safety）より

　b. 食品関連不祥事の発生　　食品の表示を偽った事件や，廃棄された冷凍カツを食用に転売して利益を得る犯罪なども発生した．2016 年 1 月に製造工場における異物混入により廃棄され，産業廃棄物として処理されていたはずの冷凍カツが市販されていることが明らかになった．産業廃棄物処理業者により，不正に転売された犯罪であった．健康被害の報告はなかったが，フードチェーンへの信頼を大きく損なう事件であった．

　本件の調査においても，わが国において食べられるにもかかわらず捨てられている，いわゆる食品ロスが大量に発生していることも明らかになった．食品ロスは，農林水産省の推計では 2021 年に約 523 万トンであった．その後も，食品ロスは減少しているとは言いがたい状況が続いている．食品ロスとして廃棄する理由の多くに食品の安全性への疑念が示されている．背景には，異物混入などの食品苦情や疑い・恐れ，あるいは表示の誤りに対して，即座に回収し廃棄する食品

メーカーが良いメーカーであるとする偏った認識の浸透があり，大量の無駄な廃棄を生じさせていると思われる．

2017 年には，ブラジルの食肉加工業の 21 の施設で衛生検査結果を偽装した食肉や加工品が販売され，輸出されていたことが判明した．これらのうち 3 施設は操業停止，18 施設は出荷停止の措置がとられた．わが国にも当該 2 施設から鶏肉が輸出されていた．

c. 食品衛生法などの改正の概要（詳しくは 2 章，5 章，9 章参照）　2018 年 6 月 7 日に食品衛生法が改正された．おもな 7 項目の改正内容は，第 2 章 p.19 を参照のこと．特に注目されたのは，一般的衛生管理と HACCP に沿った衛生管理の制度化であった．

1960 年代に，米国で食品の製造後の製品検査による安全性確保には無理があることから，事前の分析をもとに製造工程を管理する手法が開発され，宇宙食などに応用され成果が検証された．この手法は，HACCP システムとよばれるようになった．1973 年には，米国は低酸性缶詰の製造基準にこの考え方を取入れた．わが国でも，1992 年に HACCP システムの考え方を取入れた食鳥処理の衛生管理指針を公表している．

食料自給率の低いわが国は，多くの食品を輸入しており，食品としての安全性確保の観点から HACCP システムの制度化が望まれていたが，Codex の勧告から 25 年も経て 2018 年に法的根拠を得た．輸入食品に HACCP システムの適用を要求するには，内外無差別の原則から，国内でも HACCP システムを制度化する必要があった．

一方，わが国から海外に食品を輸出しようとすると，HACCP システムを前提条件とする国々が多く，食品の製造者が個別に HACCP システムを導入して輸出用食品を提供していた．2020 年開催の東京オリンピックとパラリンピックも一般衛生管理と HACCP の制度化の必要性を高める要因となった．

食品表示法が 2015 年 4 月に施行された．また，国内産の加工食品も対象とした新しい原料原産地表示制度が 2017 年 9 月に施行された．遺伝子組換え食品表示制度のうち，任意表示が 2023 年 4 月から新しい制度に移行した．さらに厚生労働省が所管する食品衛生行政のうち，食品の衛生規格基準等の食品衛生基準行政が 2024 年 4 月から消費者庁に移管された．厚生労働省の薬事・食品衛生審議会で行われていた残留農薬の基準策定や審査などは消費者庁の食品衛生基準審議会で行うことになった．

食品衛生学では，アレルギー物質，消費期限，保存方法など表示による安全性確保に関する情報が大事である．混在し，複雑化した表示により，これらの大事な情報がわかりにくくなり，見逃されてしまうことがないよう注意を払う必要がある．

d. 消費者の役割　食品の安全性確保への消費者の役割は重要である．図 1・8 のように 2009 年に消費者行政の窓口ならびに審議機関として，消費者庁および消費者委員会が設置されている．フードチェーンの全体像や各段階での活動を把握し理解することなく，権利ばかり主張する消費者が増えると安全な食品の

安定供給は困難になる．フードチェーンの食品供給側は，消費者からの指摘に対し，お詫びや苦情対応のみではなく，原因究明と品質の向上，消費者情報の収集と活用などにより改善を模索し，SDGs への取組みなど社会的責任を果たすことや消費者志向経営へ進化している．SDGs のように人類全体で克服すべき課題については，消費者も解決に協力し，役割を果たすべきである．フードチェーンに無理な負担をかけないことも同様である．消費者志向の行政や企業を応援するためにも，消費者はフードチェーンを理解し，食料の継続的再生産を支援するためにもコミュニケーションに努めるべきである．

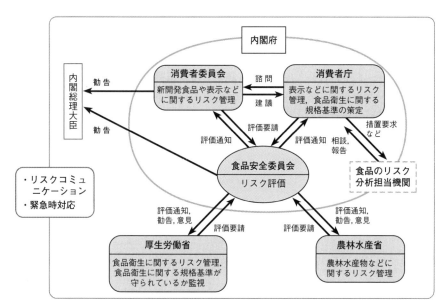

図 1・8　食品安全担当機関と消費者庁および消費者委員会の関係

e. 品質保証と食品安全マネジメントシステム　食品の**品質管理（QC）**は，食品製造企業が自ら安全性確保を含む目標を設定し，実現するための取組みとして，時代とともに発達してきた．統計的手法が導入され，**TQC（総合的品質管理）**が始まり，特定の部門だけでなく全組織的取組みで品質を維持・向上させようという考え方へ発展した．1987 年には ISO9000s（品質マネジメントシステムに関する規格）が発行されている．

　品質保証（QA）は，顧客に対して製品の性能や機能を保証することをさす言葉である．品質管理が品質を維持・向上させるための組織内部的な活動だったのに対し，品質保証は顧客に品質を保証するものである．食品製造企業であれば，経営者以下，全組織が一定以上の品質を維持する活動に取組むことを保証できなければならない．単に食品取扱い部門だけの管理では品質保証は機能していないとみなされてしまう．

　品質管理が製造部門を中心とした品質の維持・改善的な活動であるのに対し，品質保証は製造部門に属さない人が担当することになる．品質保証担当は，平常

QC: quality control（品質管理）

TQC: total quality control（総合的品質管理）

QA: quality assurance（品質保証）

時にも食中毒などの発生，異物混入などの申し出に対する準備をしておく必要がある．食中毒などの発生時は誠意をもって対応し，正確な情報を収集して迅速に対策を実施する必要がある．

食品取扱い者には，自主的に食品の安全性を確保する不断の努力が必要であるが，環境変化をはじめとして諸条件は変動する．さらに，人間は勘違いやミスをし，機械設備も故障することがある．安全性を含む品質確保の取組みなどを自主的に実施していることを自ら点検し宣言する行為を**第一者認証**とよんでいる．**第二者認証**は，食品などの購入者が査察を行い，購入先の取組みを評価する行為である．売り手と買い手以外の中立の第三者が評価する方式は**第三者認証**とよばれ，客観的で信頼を得やすいなどの特徴があり，**外部認証**ともよばれている．

ISO：International Organization for Standardization（国際標準化機構）

民間組織による外部認証制度として，**ISO**の発行した食品の安全性確保を目的とした規格**ISO22000s**がある．認証を取得しようとする場合には認定機関（わが国の場合，日本適合性認定協会）が認定した認証機関による審査を受けることになる．国際的な小売業者の発案で始まった**GFSI**が主導する第三者評価システムも広がりを見せている．GFSIでは認証スキーム（手法）を審査し，GFSIが承認すれば，そのスキームによる認証を得た食品取扱い者からのGFSI加盟組織への納品を認める制度を展開している．GFSIが承認した認証スキームには，**FSSC22000**，**SQF**，JFS-C，GLOBALG.A.P.，ASIAGAPなどがある．

GFSI：Global Food Safety Initiative（世界食品安全イニシアチブ）

FSSC：Food Safety System Certification

SQF：Safe Quality Food

JFS-C：Japan Food Safety-C

ISO22000sを含めて，これらは**食品安全マネジメントシステム**と総称されているが，安全性確保以外も含んだスキームもある．食品は，安全性，栄養性，嗜好性，生理機能性，保存性などを同時に保持すべきものである．言い換えれば，食品安全マネジメントシステムは，品質保証の一つのツール・手段として活用されるべきである．

FSC：food safety culture（食品安全文化）

f. 食品安全文化（FSC）　　食品安全をより確実なものにするために，多くの法整備や仕組みの改善が行われてきたが，食中毒や不祥事はなくならず，消費者の信頼も揺らぎやすくなっている．その一方で，食品安全を理由とする食品の廃棄量は増えている．法律やシステムよりも，人的要因である**食品安全文化**の不足，あるいは脆弱さが悪循環の原因ではないかと考えられるようになった．

"食品安全文化"という言葉は，欧米，豪州・ニュージーランドの国々で提唱され，2020年のCodex委員会における"食品衛生の一般原則及びHACCPに関する付属文書の改訂"のときに"食品安全へのマネジメントコミットメント"に盛り込まれた．その概要は以下のとおりである．

> 安全で適切な食品を提供するうえでの人間の行動の重要性を認める前向きな食品安全文化の確立と維持のためには，食品事業において以下の要件が重要である．
> ・安全な食品の生産と取扱いに管理者とすべての従業員が責任をもつこと
> ・すべての従業員を正しく食品安全への取組みに向かわせるリーダーシップ
> ・すべての従業員により食品衛生の重要性を認識すること
> ・すべての従業員間の明確でオープンなコミュニケーション
> ・食品衛生システムを保証する十分なリソースがあること

　食品安全文化は安全な食品の安定調達や消費には必須の要素であると思われ，食べることへの願いやこだわりだと思われる．人類は変化する環境のなかで諸行無常を乗り越えて食べ続けてきた．そのなかで，安全で安定的な食生活を送る行動規範や心がけを獲得してきた．忘れてはならないことの一つは，わが子を思いやるような，食べる人への思いやりであろう．

　フードチェーンでは顧客が食べる製品が安全であり，喜ばれることを認識し，仕事に誇りをもつことが重要である．仕事に正しくこだわりをもつ人々が必要である．こだわりは経営のトップから始まり，全員がもち続ける必要がある．

● 重 要 な 語 句 ●

危機管理	食品衛生	リスク管理
Codex	ハザード（危害要因）	リスクコミュニケーション
食性病害	フードチェーン	リスク評価
食品安全	フードチェーン・アプローチ	リスク分析
食品安全文化		

2 食品衛生関連法規と社会変化

1. 食品衛生行政の推移を知り，食品安全基本法の理念を十分に理解する．
2. 食品安全基本法により国民の健康の保護が最優先とされ，フードチェーンにおける各関係者の責務や役割が明らかにされている．
3. 食品衛生行政における国と自治体の分担と連携，食品衛生監視員の役割，食品衛生管理者と食品衛生責任者，管理栄養士，栄養士と食品衛生行政とのかかわりを理解する．
4. 食品衛生法の目的，食品などの規格基準と食品添加物の使用基準，HACCP に沿った食品衛生管理の制度化，営業許可制度など食品衛生法の要点について理解を深める．
5. 食品表示法の要点について理解する．
6. JAS 法や健康増進法などの食品関連法規についても理解する．
7. 食の安全・安心を維持・向上させるための食品企業の対応や消費者の動向と役割について理解を深める．

2・1 食品衛生に関する行政システム

2・1・1 わが国における食品衛生行政の沿革

　太平洋戦争以前（1945 年以前）のわが国における**食品衛生行政**は，警察行政の一環として有害化学物質の食品への悪質な添加などの取締りを行っていたにすぎないが，太平洋戦争以後の 1947 年に GHQ（連合軍総司令部）の指導のもとに**食品衛生法** * が制定され，所管も当時の厚生省（2001 年から厚生労働省）に移されて，取締りよりも指導と監視に重点を置く現在の食品衛生行政が始まった．その骨組みが確立したことで，わが国における食品衛生行政は科学的な行政システムとして保健所を中心として動き始めた．

　その後，われわれの食生活の多様化に伴って，食品添加物の不適切な使用（第 6 章参照）や，有機水銀や PCB（ポリ塩素化ビフェニル）などの有害化学物質による食品への汚染問題（第 5 章参照），残留農薬や残留抗菌剤などの残留物質問題（第 5 章参照），食中毒菌として腸管出血性大腸菌 O157 などの出現（第 3，4 章参照）をはじめ種々の新たな問題が起こり，多数の被害者が発生してきた．それらの問題が発生するたびに，科学的見地に基づく新しい規格基準の制定や監視体制の強化などの措置が，厚生労働省を中心に講じられてきた．

　過去の多くの諸問題の克服努力を経て，わが国の食品衛生システムは 20 世紀

* 巻末付録 2（p.202）参照．

PCB: polychlorinated biphenyl（ポリ塩素化ビフェニル）

末には欧米先進国と同等のレベルに達するに至った．しかし，21世紀に入っても，2001年秋から2002年にはBSE（ウシ海綿状脳症）事件が大きな問題となったり，農畜産物の産地偽装問題なども発生した．このような背景を受けて新たに**食品安全基本法**[*1]が制定された（2003年）．その後も，事故米の不正転用事件（2008年），生牛肉（ユッケ）の喫食による腸管出血性大腸菌 O111 感染死亡事例（2011年），漬物（浅漬け）による腸管出血性大腸菌 O157 感染死亡事例（2012年），ノロウイルスやカンピロバクターによる食中毒の多発（2006〜2018年）など食品の安全性や信頼性を脅かす問題が発生している．

BSE: bovine spongiform encephalopathy（ウシ海綿状脳症）

[*1] 巻末付録1（p.199）参照．

　また，食品流通の広域化・グローバル化，消費者の食環境の多様化などにより，広域的な食中毒の発生，国際的な衛生規制への対応などの問題も生じてきたため，2018年に食品衛生法の大幅改正（2018年6月公布）が行われた．改正された大きなポイントは，以下の①〜⑦である．

① **広域的な食中毒事案への対策強化**：国や都道府県などが，広域的な食中毒事案の発生や拡大防止などのため，相互に連携や協力を行うとともに関係者で構成する広域連携協議会の設置と活用を行う．
② **HACCP に沿った衛生管理の制度化**：原則として，すべての食品等事業者は一般衛生管理に加えて HACCP に沿った衛生管理〔§9・3（p.192）参照〕を実施する．ただし，HACCP に沿った衛生管理は，事業者の規模や業種などの特性に応じた形で実施する．

HACCP: hazard analysis（and）critical control point

③ **特別の注意を必要とする成分などを含む食品による健康被害情報の収集**：特別な注意成分を含む食品（いわゆる "健康食品" などの一部）による健康被害情報の届出を義務化する．
④ **国際整合的な食品用器具・容器包装の衛生規制の整備**：国際的な規制方法であるポジティブリスト制度[*2]を食品器具・容器包装にも導入する．

[*2] ポジティブリスト制度については，p.108を参照．

⑤ **営業許可制度の見直し，営業届出制の創設**：営業許可業種の見直しや，現行の営業許可業種以外への届出制の創設
⑥ **食品リコール情報の報告制度の創設**：営業者が行う不適切食品の自主回収情報の自治体への報告を義務化
⑦ **その他**：乳製品・水産食品の輸入時の衛生証明書の添付の義務化，食品輸出時の自治体等事務規定の創設

　一般の食品等事業者（製造業，販売業のほか，給食事業者も含まれる）にとっては，② HACCP に沿った衛生管理の制度化と，⑤ 営業許可制度の見直し，営業届出制の創設（給食施設へは条文の準用）の二つの改正点への対策が求められた[*3]（改正された食品衛生法の概要は "§2・2 食品衛生法の要点" を参照）．

　一方，食品の表示は消費者が食品を選ぶ際の重要な情報呈示でありながら，複数の法律が関係して複雑なため，消費者に理解しにくい状態であったので，これらの解消と消費者の衣食住における安全確保をいっそう図る目的で**消費者庁**および**消費者委員会**の設置ならびに**消費者安全法**[*4]の制定がなされた（2009年）．さらに，消費者安全法に基づき消費生活上の生命・身体被害にかかわる事故の原因究明と被害の拡大を防止するため，**消費者安全調査委員会**も消費者庁内に新設された（2012年）．なお，食品の表示については，2013年6月に**食品表示法**が成立

[*3] 最新情報は厚生労働省の発表を確認すること．（https://www.mhlw.go.jp/stf/seisakunitsuite/bunya/0000197196.html）

[*4] **消費者安全法**（全文）：https://elaws.e-gov.go.jp/document?lawid=421AC0000000050_20220617_504AC0000000068

JAS法："農林物資の規格化および品質表示の適正化に関する法律". 食品表示法の制定に伴い 2013 年より "農林物資の規格化に関する法律" に改称された.

し，従来，食品衛生法，JAS 法，健康増進法で個別に規定していた食品に関する表示を一元化することになり，2015 年に**食品表示基準**が制定された．食品表示基準の概要は "§2・3 食品表示法の要点"（p.31〜38）を参照されたい．

　以上のように，食の安全・安心を確保するための食品衛生行政は順次，改善が加えられてきたが，国民の健康を守り，より安全で衛生的な食生活の確保・維持のため，また，国民の食品への信頼感，安心感を保つため，社会情勢の変化に応じて今後もいっそうの改善に向けた努力が求められる．

2・1・2　食品安全基本法の制定とその概要

　食品の安全性や品質に関する法令は，従来，各省庁の所掌業務別に制定されてきた．BSE 問題，輸入野菜の残留農薬問題，国内における無登録農薬の使用など，近年，食の安全を脅かす事件が相次いで発生し，食品の安全性に対する国民の不信感が急激に高まり，従前の安全性・衛生確保の行政システム（農林水産省が食品になる前の生産段階を監督し，厚生労働省が食品になったあとの流通・加工・販売段階を監督するなど，いわゆる "縦割り行政"）に対する疑問が呈示された．約 40 % という低い食料自給率や世界中からの食材の調達，新たな技術（機能性食品，遺伝子組換え，クローン）の開発など，国民の食生活を取巻く状況も大きく変化した．こうした情勢の変化に的確に対応するために，国民の健康の保護が最も重要であるという基本的認識の下，関係者の責務・役割，施策の策定に係る基本的な方針，食品安全委員会の設置などを定めた**食品安全基本法**が制定された（2003 年 5 月）．

　食品安全基本法の目的は，"食品の安全性の確保に関し，基本理念を定め，並びに国，地方公共団体及び食品関連事業者[*1] の責務並びに消費者の役割を明らかにするとともに，施策の策定に係る基本的な方針を定めることにより，食品の安全性の確保に関する施策を総合的に推進すること" である（第 1 条[*2]）．基本理念として第 3 条〜第 5 条に，大きく三つのポイント（① 国民の健康の保護が最も重要であるという基本的認識の下で，② 食品供給行程の各段階において，③ 国際的動向及び国民の意見に十分配慮しつつ科学的知見に基づいて）で，国民の健康への悪影響を未然に防ぐ食品の安全性確保のために必要な措置が講じられること，が謳（うた）われている．

*1 "食品関連事業者" は "食品等事業者" に肥料，農薬などの生産資材の製造者等を加えた広義の意味となる．

```
食品関連事業者
（食品安全基本法に記載）
∨
食品等事業者
（食品衛生法に記載）
```

*2 §2・1・2 において，特に表記のない条項はすべて "食品安全基本法" のものである．

　国，地方公共団体，食品関連事業者，消費者に区分けされる関係者の責務・役割は，第 6 条〜第 9 条に以下のように明記されている．

国： 食品の安全性確保に関する施策を総合的に策定・実施する．

地方公共団体： 国との適切な役割分担を踏まえ，施策を策定・実施する．

食品関連事業者： 食品の安全性確保について第一義的な責任を有することを認識し，必要な措置を適切に講ずるとともに，正確かつ適切な情報の提供に努め，国等が実施する施策に協力する．

消費者： 食品の安全性確保に関し知識と理解を深めるとともに，施策について意見を表明するように努めることによって，食品の安全性確保に積極的な役割を果たす．

施策の策定に係る基本的な方針は第11条〜第21条に明記されている．**食品健康影響評価（リスク評価）**の実施を原則とすることが謳われており，国民の食生活の状況などを考慮するとともに，食品健康影響評価結果に基づいた施策を策定（**リスク管理**）することが規定されている．情報の提供，意見を述べる機会，その他の関係者相互間の情報および意見の交換の促進（**リスクコミュニケーション**）も必須とされている．この一連の手続きを**リスク分析**という（第1章参照）．

さらに，① 緊急の事態への対処・発生の防止に関する体制の整備など，② 関係行政機関の相互の密接な連携の下での施策の策定，③ 試験研究の体制の整備，研究開発の推進，研究者の養成など，④ 国の内外の情報の収集，整理，活用など，⑤ 表示制度の適切な運用の確保など，⑥ 教育・学習の振興および広報活動の充実，⑦ 環境に及ぼす影響に配慮した施策の策定も規定されている．なお，食品安全委員会の設置・役割については第22条〜第38条に書かれている．

従来，"安全"は過去の出来事が平穏無事に終わったことを意味し，現在や未来については，"安全性が高い"と表現されてきた．英語 food safety の訳語として"食品安全"があてられ，現在や未来についても平穏無事であることを願う意味も含められるようになった．リスクの考え方を取入れて"食品に由来する，受け入れられないリスクがないこと"を食品安全と考えるように変化している．食品安全基本法の制定に伴って，**食品衛生法**や関連法規も大幅に改正された．食品の安全性を確保する具体的な手段としての食品衛生対策も，国民の健康保護を最優先することが再確認されている．政府は，食品安全委員会における議論を受けて，食品の安全性確保の実施に関するさまざまな食品衛生行政の改革を行っている．

2・1・3　国と自治体の分担と連携

食品安全基本法では，食品の安全性に関する基本的な考え方や方針は内閣府が所管する食品安全基本法で規定し，実務的な食品衛生確保・向上を従前からの食品衛生法が担うこととされた．食品の安全性および衛生確保に関する行政システムの概要を図2・1に示した．

食品衛生に関係した法令の整備や安全基準の設定などはおもに厚生労働省の食品関係部局が担当し，食料の安定供給や生産・流通を適正化する立場から食品の品質維持・向上，安全性確保に関する業務を農林水産省が担当している．すなわち，§1・3・1で述べたリスク分析システムのなかでリスク評価は内閣府食品安全委員会が担当し，リスク管理を消費者の立場から厚生労働省が，生産者の立場から農林水産省が担当するという形である．また，リスクコミュニケーションはこれら三者間で共有するだけでなく，つぎに述べる地方機関とも密接に連携することになっている．一方，食品製造・加工・販売業者や飲食店営業者などに対する衛生監視や指導，営業の許可や取消し，食中毒発生時の原因調査などの実働的な業務は都道府県や政令指定都市*などの地方自治体に所属している食品衛生監視員が担当している．これら自治体の食品衛生監視員は，おもに**保健所**（食品衛生監視員が所属する組織には，自治体により保健所，保健福祉センター，食品監

＊　政令で指定される人口50万人以上の市．

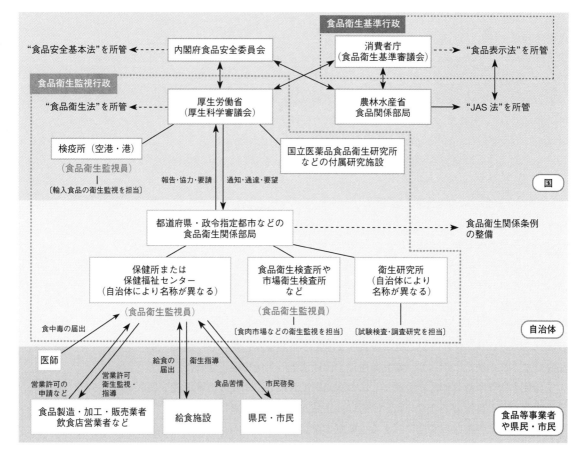

図 2・1　わが国における食品の安全性および衛生確保に関する行政システムの概要

検疫所: 海外渡航者からの感染症病原体の持込みを防止するほか，輸入食品の安全性をチェックする厚生労働省の付属機関で，2019年1月現在13箇所の本所，14箇所の支所，約80箇所の出張所が全国の港や空港に配置されている．

視センター，市場衛生検査所，食品衛生検査所などさまざまなものがある）に配置され，管轄区域ごとに業務を行っている．国に所属している食品衛生監視員は空港や港に配置されている**検疫所**などに所属しており，主として輸入食品の衛生監視を担当している．このように，食品衛生に関する行政の第一線業務は保健所や検疫所などに配置された食品衛生監視員が担っており，それらの業務を各地方自治体の食品衛生関係部局（本庁部局とよばれる）および厚生労働省の食品関係部局が支えるというシステムになっている．

●**食品衛生監視員の仕事**　　国の**食品衛生監視員**（厚生労働省に所属）は，輸出入食品を扱う空港や港に配置された検疫所でおもに**輸入食品の衛生監視**にあたっている．図2・2にそれらの検疫所の所在地を示した．具体的な業務としては，わが国で許可されていない添加物が使用された食品や腐敗変敗食品，カビ毒含有食品の発見など，不良な輸入食品の排除を行っている．輸入食品は年々増加しているため，すべての輸入食品の検査が行われてはおらず，国内流通過程で不良食品が発見されることもときどきあるのが実状である．輸入食品で違反が見つかったおもな事例を表2・1に掲げた．

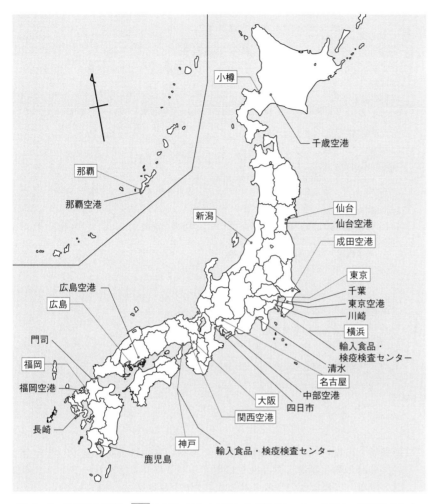

小樽
千歳空港
那覇
那覇空港
新潟
仙台
仙台空港
成田空港
東京
千葉
東京空港
川崎
横浜
輸入食品・
検疫検査センター
清水
広島空港
広島
名古屋
門司
中部空港
福岡
四日市
福岡空港
大阪
関西空港
長崎
神戸
輸入食品・検疫検査センター
鹿児島

図 2・2　検疫所の配置　◻︎は本所，ほかは支所および検査センターを示す．出張所は省略．

　一方，地方自治体の保健所の食品衛生監視員のおもな仕事はつぎのようなものである．

① 営業許可や営業届出に関する業務*: 営業許可申請や継続申請のあった飲食店や食品製造業などが施設基準に適合しているかどうかをチェックして営業許可を出したり，不適合な場合には営業許可を取消す，および営業届出のあった施設を確認するなどの業務

② 食品取扱業者に対する衛生監視・指導: 食品を取扱うすべての業者に対する衛生監視や指導，食品の抜取り検査（"収去"という），衛生講習会などの業務

③ 食中毒や食品苦情の発生時の原因調査，行政処分，再発防止指導: 食中毒の発生時の原因究明調査や発生原因業者の行政処分（営業停止や営業禁止など），改善指導のほか，異物混入などの食品苦情への対応と業者指導などの業務

④ 集団給食の開始届の受理と衛生監視・指導: 各種の集団給食施設から届けられる給食開始届の受理とそれらの施設に対する衛生監視・指導業務

*　営業関係の規定については§2・2・6（p.29）参照．

表 2・1 輸入食品の違反例	
違反条文[†]	おもな違反内容
販売を禁止されている食品及び添加物(第6条)	ピスタチオナッツ,ハトムギのアフラトキシンなど有毒有害物質の付着 毒 魚 異物の混入 米,麦,大豆,生鮮食品などの輸送時における事故による腐敗,変敗,カビ発生
病肉等の販売等の制限 (第10条)	衛生証明書の不添付または不備
添加物等の販売等の制限 (第129条)	指定外添加物を使用したもの t-ブチルヒドロキノン(TBHQ),一酸化炭素,ポリソルベート,アゾルビン,パテントブルー V,キノリンイエロー,パラオキシ安息香酸メチル,ケイ酸カルシウムなど

食品又は添加物の基準及び規格(第13条)	添加物の使用基準違反
	  1. 対象外食品に対する使用:チョコレートのソルビン酸など
	  2. 過量使用:清涼飲料水の安息香酸など
	  3. 過量残存:乾燥食品の二酸化硫黄など
	食品の規格基準不適合
	  1. 農産物の成分規格違反
	  2. 冷凍食品の細菌の過増殖
	清涼飲料水の製造基準違反など

器具又は容器包装の基準及び規格(第18条)	器具・容器包装の規格基準違反 構成機材より鉛,カドミウムなどの過量溶出など
おもちゃ等についての準用規定(第68条)	乳幼児が接触するおもちゃより指定外着色料の溶出など

† 食品衛生法(巻末付録2参照).

⑤ 消費者(市民)への食品衛生に関する啓発: 食中毒予防教室やバザーなどの開催時の衛生指導,食品衛生に関するパンフレットやリーフレットの作成・配布・広報などのリスクコミュニケーション業務

このように,食品衛生行政の最前線で活躍している食品衛生監視員の業務は多岐にわたっており,彼らの活動によりわが国の食品衛生レベルの確保と向上が図られているといっても過言ではない*.

* 食品衛生監視員の権限については§2・2・5(p.29)でふれる.

食品衛生監視員は科学的・専門的知識を必要とするため,つぎのような資格が必要である.

① 都道府県知事の登録を受けた食品衛生監視員の養成施設において,所定の課程を修了した者
② 医師,歯科医師,薬剤師または獣医師
③ 学校教育法に基づく大学もしくは高等専門学校において医学,歯学,薬学,獣医学,畜産学,水産学または農芸化学の課程を修めて卒業した者
④ 栄養士で2年以上食品衛生行政に関する事務に従事した経験をもつ者

現在,管理栄養士養成施設(大学など)のかなりの数の施設が,上記の食品衛生監視員の養成施設の指定を受けており,その施設で必要な単位を取得した卒業者であれば食品衛生監視員になれる資格(ただし,採用され任命されることが前提の任用資格)をもっている.

2・1・4　食品の安全性確保に関する調査や研究

　食品衛生に関する試験検査や調査研究は，自治体の**保健所検査課**や**衛生研究所**（これも自治体により，衛生研究所，保健環境研究所，保健環境センターなど名称はさまざまである）などで行われているが，自治体で実施できない高度な試験検査や広域的な調査研究は厚生労働省に所属する**国立医薬品食品衛生研究所**および**国立感染症研究所**，農林水産省に所属する**国立研究開発法人 農業・食品産業技術総合研究機構**が担当している．それらの試験研究機関が食品衛生行政の第一線で働く食品衛生監視員の業務を支えるため，食品含有成分の分析や食中毒原因物質の検査などを実施している．

　国や地方自治体の試験研究機関以外に厚生労働省が指定した民間の**登録検査機関**でも食品衛生に関する試験検査や調査研究が行われている．

　また，新たな食品添加物や新開発食品などは，それらの製造業者などからの申請に基づき，消費者庁の諮問を受けた内閣府食品安全委員会が健康影響評価を行ったのち消費者庁の食品衛生基準審議会で審議され，使用許可や認可が行われる．新たな食中毒細菌の指定や有害物質の許容基準などの制定には，国や地方自治体などの調査研究データなども利用されている．

> **登録検査機関**：食品の安全性や衛生に関する試験検査・調査研究に信頼性を確保するため，民間の食品検査機関のうち，決められた要件を満たす検査機関が厚生労働省に登録されている（2024年4月現在，およそ118検査機関が登録されている）．

2・1・5　食品衛生管理者と食品衛生責任者

　食品の安全性確保や衛生向上は行政側だけの努力では不十分であり，食品の製造・加工・販売・提供に携わる食品取扱業者側の日常的な努力が不可欠なことはいうまでもない．したがって，食品取扱業者は食品衛生管理者または食品衛生責任者を配置して，それぞれの業種における食品衛生の維持と向上に努める責務を担っている．

　粉乳類の製造業や食肉製品製造業，食用油脂製造業，添加物製造業など，もしミスがあった場合には多数の消費者に食品衛生上の重大な被害を与えかねない食品の製造業種は，それらの食品の安全性を守るために**食品衛生管理者**を配置しなければならないと定められている（食品衛生法第48条*）．2023年10月現在，食品衛生管理者を配置しなければならないのはつぎの11食品を製造または加工する業種である．

> ＊　以下，特に表記のない条項はすべて“食品衛生法”のものである．

　　全粉乳　　　加糖粉乳　　　調整粉乳　　　食肉製品　　　魚肉ハム
　　魚肉ソーセージ　　　放射線照射食品　　　食用油脂　　　マーガリン
　　ショートニング　　　添加物

　食品衛生管理者には，§2・1・3の“食品衛生監視員になれる者”以外に，厚生労働大臣が指定した講習会を受講した者など，一定の専門的知識をもった者しかなることができない．

　上記の11食品以外の食品取扱業種は都道府県などの条例により**食品衛生責任者**を配置することが定められている．食品衛生責任者になれる者の条件は自治体により多少異なるが，およそつぎのとおりである．

① 食品衛生管理者の資格者，栄養士，管理栄養士，調理師，製菓衛生師
② 保健所が開催する食品衛生責任者講習を受講した者　　　　　　など

2・1・6　管理栄養士，栄養士と食品衛生行政のかかわり

　病院，学校，保育園，老人保健施設，事業所などの集団給食施設における食品衛生の責任者は管理栄養士や栄養士が担っている．給食業務は営利を目的とした営業行為ではないので食品衛生法で規定する営業許可は不要だが，多数の人に食品（食事）を提供するため，それらの食品の衛生確保は当然必要であることから，給食を開始するにあたっては"開始届"が，廃止または休止する場合には"廃止（休止）届"が必要である．"給食開始届"を受けて，管轄保健所の食品衛生監視員と管理栄養士や栄養士が給食施設内部の点検や衛生指導，栄養指導を行う．

　もし，給食施設で食中毒が発生した場合[*1]には，管理栄養士や栄養士はその施設の食品衛生の責任者として食品衛生監視員からの事情聴取や原因究明のための調査に協力しなければならない．また，提供した給食の検査用保存食の保存管理も管理栄養士や栄養士の業務である．給食施設以外で働く管理栄養士や栄養士も食品衛生確保の責任者になる場合が多く，調理従事者の衛生指導，健康管理，衛生教育，施設設備の衛生管理などが管理栄養士や栄養士の業務となる．

　したがって，食品を取扱う施設で働く管理栄養士や栄養士は食品衛生に関する十分な知識と指導力を兼ね備えて，施設の衛生維持や従業員の衛生教育，食中毒発生の予防に努めることはもちろん，食品衛生に関する行政システムや法令についても熟知しておく必要がある．

2・2　食品衛生法の要点

2・2・1　食品衛生法の目的

　食品衛生法[*2]は，その第 1 条に書かれているように，食品による衛生上の危害の発生の防止と国民の健康の保護を第一の目的としている．"衛生上の危害"について明確には食品衛生法のなかで示されていないが，"人の健康を損なうおそれがある"食品として不適格なものとしてつぎのようなものがあげられている（第 6 条）．

① 病原微生物を含むか，またはその恐れがあるもの
② 有害な化学物質を含むか，またはその恐れがあるもの
③ カビが生えたり，異物[*3]を含むもの
④ 不潔または非衛生なもの，腐敗・変敗したもの，未熟なもの

　また，病獣畜や家きん[*4]の肉，乳，臓器の販売などや輸入も禁止されている（第 10 条）．

　これらからわかるように，わが国の食品衛生法では，飲食によって発生する直接的な健康被害だけではなく，異臭や異味，不潔感などの不快感を催すものも衛生上の危害として含められている．このうち，最も重大な食品による直接的な健

*1　**食中毒の届出**：食中毒が疑われる患者を診察した医師はその旨を管轄の保健所に届け出ることが義務づけられている．すなわち，食中毒の届出は診断した医師が行うことになっている．その届出に基づいて保健所の調査が開始される．患者の受診がないというような場合には保健所の医師が，患者間の共通食品や症状などから食中毒と診断することもある．

*2　巻末付録 2（p.202）参照．2018 年に改正された食品衛生法は，施行年が異なる 2 段階の組立てとなっており，その 1 段階目と 2 段階目で条文番号が変わる条文もある．本書で記述する条文番号は 2 段階目の改正条文での条文番号であることに留意のこと．

食品衛生法 第 1 条：この法律は，食品の安全性の確保のために公衆衛生の見地から必要な規制その他の措置を講ずることにより，飲食に起因する衛生上の危害の発生を防止し，もつて国民の健康の保護を図ることを目的とする．

*3　**異物**とは，その食品中に本来入っているはずがない物質をいう．たとえば，牛ひき肉に魚の骨が入っている場合，その魚の骨は異物に相当する．異物として多いものはヒトの毛髪，虫の死骸，ネズミやゴキブリの糞，金属片などである．

*4　家きんとは，ニワトリやアヒル，ウズラなどの食鳥のこと．

康被害としてはつぎのようなものがあげられる.

① 病原微生物による食中毒や経口感染症, 寄生虫病
② 有害化学物質や自然毒による中毒や健康障害, 発がんなどの疾病
③ 金属異物などによる傷害
④ 食物成分によるアレルギー疾患

　なお, 食品衛生法が対象としているものは, すべての飲食物だけでなく, 食品添加物, 食品に使う器具や容器包装, 食器や食材に使う洗浄剤, 乳幼児が口にするおもちゃなども含まれる (第4条, 第68条).

2・2・2　国, 地方自治体, 食品等事業者の役割と責務

　前項の目的のため食品衛生法は国や地方自治体に対し, 食品衛生に関する正しい知識の普及, 情報の収集・提供, 検査・研究の推進, 関係人材の育成, 技術援助などを義務づけている (第2条). それと同時に, 国に対しては広域にわたる食中毒発生時の相互の連携 (広域連携協議会の設置など, 第21条の2および第21条の3) や, 食品衛生に関する監視指導指針 (第22条) と輸入食品監視指導計画 (第23条) の策定を, 地方自治体に対しては, 国が定めた監視指導指針に基づく都道府県等食品衛生監視指導計画を毎年策定し公表することを求めている (第24条). また, 食品等事業者に対しては, 販売食品等の安全性確保のための知識や技術の習得, 自主検査の実施, 原材料に関する情報の記録などを求めている (第3条).

　2023年に食品衛生法の改正が行われ, 厚生労働大臣の権限に属する事項のうち, 食品衛生基準行政に係るものを, 内閣総理大臣の権限とすることとなった. また, 薬事・食品衛生審議会 (厚生労働省) への意見聴取事項のうち, 食品衛生規格基準の策定など食品衛生基準行政に係るものは消費者庁に設置する食品衛生基準審議会への意見聴取事項とするとともに, 食品衛生監視行政に係るものは厚生労働省の厚生科学審議会への意見聴取事項となった. これにより食品衛生基準行政と食品衛生監視行政の業務が分離され, それぞれ消費者庁と厚生労働省が連携をとりながら分担することになった. 食品衛生基準行政が消費者庁に移管されたことにより, ① 科学的知見に裏打ちされた食品安全に関する啓発の推進, ② 販売現場におけるニーズや消費者行動などの規格・基準策定の議論へのタイムリーな反映, ③ 国際食品基準 (コーデックス) における国際的な対応への一体的な参加が可能になり, 食品衛生についての科学的な安全の確保と消費者利益のさらなる増進が期待される.

2・2・3　食品などの規格基準と食品添加物の使用基準

　食品衛生法では, 乳や乳製品などの乳類, その他の食品, 食品添加物, 器具・容器包装, 洗浄剤, 乳幼児が口にするおもちゃなど, 食品衛生法が対象とするすべてのものに衛生的な規格と基準*, すなわち, 成分規格, 製造基準, 保存基準 などが定められている (第13条). なお, 乳および乳製品は乳幼児から高

*　巻末付録3〜8(p.209〜228) 参照.

齢者まで幅広く消費され，かつ衛生的な問題があった場合にはその影響が非常に大きいため，他の食品と区別されて特別な省令（**乳等命令**とよばれる）によりきめ細かな規格基準が設定されている．食品添加物についてはその組成についての規格および基準だけではなく，食品への使用についても許可された条件下のみでしか使用できない　使用基準[*1]　が定められている．食品の規格基準の一例として，魚肉ねり製品（かまぼこやちくわなど）の規格基準の要約を表2・2に示す．

乳等命令：乳及び乳製品の成分規格等に関する命令.

*1 巻末付録 8 (p.221) 参照.

*2 食品や飲料水が，非衛生的な取扱いや汚水汚染，人畜の糞便汚染などによって病原菌に汚染されている可能性がないかどうかを病原菌検査の代わりに調べる細菌（群）を**衛生指標細菌**という．一般細菌数，大腸菌群や大腸菌，腸球菌などが指標として一般に用いられる．§3・3・8 (p.53) 参照.

*3 亜硝酸イオン（NO_2^-）のこと．添加した亜硝酸イオンだけでなく，他の成分から生じた亜硝酸イオンも包含して**亜硝酸根**という．

表 2・2　魚肉ねり製品の規格基準の要約

成分規格	大腸菌群[*2]：陰性 亜硝酸根[*3]：魚肉ソーセージ，魚肉ハムにあっては 0.05 g/kg 以下
製造基準 （要点）	・製造に使用する魚類は鮮度が良好であること ・魚体やおろした魚肉は十分に洗浄して清潔な容器に入れること ・水さらしは衛生的な水を使い，十分換水をすること ・使用する砂糖やデンプン，香辛料は芽胞数が 1000/g 以下のものを使用すること ・殺菌は中心温度が 75 ℃ 以上で加熱すること（魚肉ねり製品の種類で指定殺菌温度は異なる）
保存基準 （要点）	・10 ℃ 以下で保存すること（ただし，気密性の容器包装に充填されて高温殺菌されたものや，pH または水分活性が一定の値以下を示すものは除外される） ・製品は清潔で衛生的な包装などをして運搬すること

食品用器具・容器包装には，重金属類や合成樹脂成分などの含有または溶出許容値が定められている．なお，国際基準に整合させるため，食品用器具・容器包装においても安全性が確認された物質のみを使用できる**ポジティブリスト制度**が2018 年に導入された（第 18 条）．**洗浄剤**には有害物質の含有許容値のほか，すすぎ方などの使用基準も設定されている．

食品添加物には，化学的に合成された添加物と天然物から抽出された添加物があり，食品への使用が認められているそれらの添加物の合計は 2024 年 3 月現在，約 1550 種である．これらのなかで使用基準が決められている（すなわち，使用制限がある）指定添加物は 476 種であり，それらについては，その添加物を使用してもよい食品名，その添加物のそれぞれの食品別の使用濃度の上限，などの使用条件が詳細に決められている[*4]．

*4 詳しくは第 6 章 (p.139) および巻末付録 8 (p.221) を参照.

*5 農作物の収穫後の保存中や輸送中の害虫被害などを防止するために，収穫した作物に使用する農薬を**ポストハーベスト**（post；"あと"，harvest；"収穫"）**農薬**という．外国からの輸入穀類が多いわが国では特に問題となっている．

また，野菜・果実などでは**残留農薬**[*5]の許容基準[*6]，畜肉や養殖魚などでは**抗生物質・合成抗菌剤**の残留許容基準[*7]，乳類や魚介類では PCB の許容基準や水銀の許容基準など[*8]も設定されている．食品の残留農薬，飼料添加物，動物用医薬品については，ポジティブリスト制度[*9]により規制されている．また，1986 年に起こった旧ソ連のチェルノブイリ原子力発電所の爆発事故のあとに設定された輸入食品中の許容放射線量の基準（食品 1 kg 当たり 370 Bq 以下）は，わが国で 2011 年に発生した福島第一原子力発電所事故による放射性物質の汚染を受けて食品における許容放射線量の基準値が大幅に見直された（§5・8 参照）．

*6 巻末付録 6 (p.218) 参照.

*7 巻末付録 5 (p.217) 参照.

*8 巻末付録 7 (p.220) 参照.

*9 §5・1・1 (p.108) 参照.

Bq（ベクレル）：放射能の強さを示す単位で 1 秒間に崩壊する放射性核物質の個数を表す．3.7×10^{10} Bq ＝ 1 Ci（キュリー）.

以上に述べた 食品の成分規格，製造基準，保存基準などや使用基準が決められている添加物の使用基準，残留農薬の許容基準などさまざまな規格基準値を巻末に付録として掲げているので参照されたい.

　このように，食品や器具・容器包装，食品添加物などにはさまざまな規格と基準が設定されており，安全で衛生的な食品などの普及が図られている．新たな食品添加物の承認などの食品衛生上の重要な審議事項は，2024年から内閣総理大臣が消費者庁に新設された**食品衛生基準審議会**に諮問して決定される*1（第7条，第12条）．

*1 2024年3月までは，厚生労働大臣が薬事・食品衛生審議会に諮問して決められていた．

2・2・4　HACCPに沿った食品衛生管理の制度化

　2018年の食品衛生法の改正により，HACCPが原則としてすべての食品等事業者に対し制度化され，"衛生管理計画の策定"が義務づけられた（第51条〜第53条）．ただし，規模や業種などの違いにより"HACCPに基づく衛生管理"が求められる事業者（大規模事業者，と畜場設置者・管理者，畜産業者，食鳥処理業者）と"HACCPの考え方を取入れた衛生管理"が求められる事業者（小規模な営業者など）に二分されることになった*2．

*2 最新情報は厚生労働省の発表を確認すること．（https://www.mhlw.go.jp/stf/seisakunitsuite/bunya/0000197196.html）

2・2・5　食品衛生監視員の権限と検査施設ならびに登録検査機関

　食品衛生監視員は業務上必要な場合，営業者から報告を求めたり，営業者の施設に立ち入って調べたり（臨検），食品などを採取（収去）したりできる（第28条，第30条）．また，営業者から採取した食品などは国や都道府県などの衛生研究所や食品衛生検査所などの公設の検査施設で科学的な検査が行われる（第29条）．これらの検査機関で得られた科学的データに基づいて，違反処分や営業禁止などの行政処分が食品衛生監視員によって行われる．民間の検査機関でも食品衛生法で定められた要件を満たせば登録検査機関*3として科学的な検査などが実施でき，そこから出された結果は公的機関の検査結果と同等にみなされる（第26条）．

*3 p.25欄外参照．

　また，食中毒発生時の原因調査も食品衛生監視員の重要な業務であるが，広域的な食品流通や飲食チェーン店などの増大に伴い，食中毒事件も原因食品，患者，原因施設が複数の都道府県にまたがる事例が増加しているため，2018年より広域的な食中毒事件に対する国と関係自治体の連携・協力強化策として，それらの発生時に広域連携協議会を設置することが定められた（第21条の2，第21条の3）．

2・2・6　営業関係の規定

　2018年の食品衛生法改正以前では，政令で定められた食品関係業種を営業する場合は，一定の衛生上の施設要件を満たした場合に保健所が営業を許可するという許可制*4であった．しかし，改正により2021年以降は**許可が必要な業種**（32業種）と，**届出が不要な業種**（5業種，その他）に分類され，それ以外の業種については**届出が必要な業種**とされている（表2・3，第57条）．ただ，営業

*4 給食事業は福利厚生を目的とした事業であって，営利を目的にした営業行為ではないので許可制ではない．ただし，自治体からは届出が求められる．

者の違反に関する罰則（第 81 条〜第 89 条）には大きな変更はない．

2・2・7 食品リコール情報や食品による健康被害情報の報告制度

2018 年の食品衛生法改正により，食品製造などの営業者が，衛生的に不適切な食品（たとえば，異物混入食品など）を**リコール（自主回収）**する場合には都道府県知事等に報告しなければならない（第 58 条）ことや，特別な注意を要する成分を含む食品（いわゆる"健康食品"の一部）により**健康被害**が生じた場合には当該事業者は都道府県知事等（都道府県知事，保健所を設置する市の市長または特別区の区長）へ届け出なければならない（第 8 条）ことが新たに定められた．

表 2・3　食品等事業者の営業における許可または届出の必要性に基づく業種分類

(a) 食品衛生法で許可が必要な業種

1	飲食店営業	11	菓子製造業	22	豆腐製造業
2	調理の機能を有する自動販売機により食品を調理し，調理された食品を販売する営業	12	アイスクリーム類製造業	23	納豆製造業
		13	乳製品製造業	24	麺類製造業
3	食肉販売業	14	清涼飲料水製造業	25	そうざい製造業
4	魚介類販売業	15	食肉製品製造業	26	複合型そうざい製造業
5	魚介類競り売り営業	16	水産製品製造業	27	冷凍食品製造業
6	集乳業	17	氷雪製造業	28	複合型冷凍食品製造業
7	乳処理業	18	液卵製造業	29	漬物製造業
8	特別牛乳搾取処理業	19	食用油脂製造業	30	密封包装食品製造業
9	食肉処理業	20	みそまたはしょうゆ製造業	31	食品の小分け業
10	食品の放射線照射業	21	酒類製造業	32	添加物製造業

(b) 届出が必要な業種例
（① 食品衛生法で許可が必要な業種と ③ 届出が不要な業種以外の営業が届出の対象）

製造・加工業の例	調理業の例	販売業の例
・農産物保存食料品製造業 ・菓子種製造業 ・粉末食品製造業 ・いわゆる健康食品の製造業 ・精米・精麦業 ・合成樹脂製の器具/容器包装製造業	・集団給食（委託の場合，飲食店営業の許可になる場合あり） ・調理機能を有する自動販売機（高度な機能を有し，屋内に設置されたもの） ・水の量り売りを行う自動販売機	・乳類販売業 ・食肉販売業（包装食品のみの取扱い） ・魚介類販売業（包装食品のみの取扱い） ・野菜果物販売業 ・弁当などの食品販売業 ・行商

(c) 届出が不要な業種

1	食品または添加物の輸入業
2	食品または添加物の貯蔵または運搬のみをする営業（ただし，冷凍または冷蔵倉庫業は届出が必要な業種）
3	常温で長期間保存しても腐敗，変敗，その他品質の劣化による食品衛生上の危害の発生の恐れがない包装食品または添加物の販売業（カップ麺や包装されたスナック菓子など）
4	合成樹脂以外の器具・容器包装の製造業
5	器具・容器包装の輸入または販売業

このほか，学校・病院などの営業以外の給食施設のうち，1 回の提供食数が 20 食程度未満の施設や，農家・漁業者が行う採取の一部とみなせる行為（出荷前の調製など）についても，営業届出は不要．

2・3 食品表示法の要点

2・3・1 食品表示法に基づく食品表示基準の制定

複数の法律によって規制されていた食品関係の表示[*1]の合理化,効率化を目指して,2013年6月末に**食品表示法**[*2]が成立した.具体的には,食品衛生法,JAS法,健康増進法などの食品表示関連項目が統合・整理された.食品表示法に基づき,2015年に**食品表示基準**が制定された.食品表示基準の制定により,変更・追加されたおもな事項を以下に示す.

- ・加工食品[*3]と生鮮食品の区分を明確化(乾燥果実や乾燥魚介類,昆布なども加工品に分類)
- ・加工食品(一般消費者用,業務用)に原則として栄養成分表示(熱量を含む)が義務化されると同時にナトリウム表示方法が変更
- ・原材料名と添加物名を分けて表示
- ・アレルゲン名の表示方法が変更[*4].
- ・表示に用いる文字の大きさが原則8ポイント活字[*5]に変更
- ・機能性表示食品の新設
- ・栄養機能食品の表示できる成分が拡大($n-3$系脂肪酸などの追加)
- ・製造所固有記号の使用法の変更(新記号では頭に"＋"をつける)

2・3・2 食品表示基準の構成

食品表示基準は41条からなり,加工食品(第3条～第17条),生鮮食品(第18条～第31条),添加物(第32条～第39条)などの食品群別に条文を設定している.そして食品群ごとに表示を行う側の業者を食品関連事業者とそれ以外の販売者(バザーや展示会での一時的な食品販売者)に分け,さらに,扱う食品が一般用(消費者向けの意味,以下同じ)か業務用(食品業者向け,以下同じ)かによって表示すべき項目や表示方法を規定している[*6].

2・3・3 食品表示基準の概要

a. 加工食品(食品関連事業者が一般用に提供するもの)に表示しなければならない項目および表示方法の概要　食品関連事業者が一般用に提供するすべての加工食品に表示しなければならない項目は以下の項目(食品表示基準第3条)であるが,ただし,表面積が30 cm^{2}以下の小さな食品では原材料名等の一部の表示を省略できることや,製造現場での販売食品は表示が免除されることが認められている.表示にあたっては消費者が容易に判読できるようにJIS規格8ポイント以上の活字で表示しなければならない(同第8条).また,虚偽または紛らわしい表示は禁止されている(同第9条).

加工食品(食品関連事業者が一般用に提供するもの)に表示しなければならない項目を以下に示す.

① 食品の名称(商品名ではなく,内容を表す一般的な食品名.例:"食パン","冷凍うどん","チルド春巻き"など)
② 保存方法(チューインガム,アイスクリーム,氷などでは省略可)

*1 ここでは主として,食品の安全性に関係が深い食品表示について記載している.食品表示や栄養表示などの全般については,本シリーズ"第7巻 食品加工貯蔵学"16章を参照されたい.

*2 **食品表示法**(全文):
https://elaws.e-gov.go.jp/document?lawid=425AC0000000070

*3 食品表示基準における加工食品とは,原材料食品を混合したり加熱加工されたもので,単に選別,細切,水洗,冷蔵,凍結処理などの処理がなされた野菜・果実類や食肉類などの畜産物,水産物は生鮮食品として扱われ,加工食品には含まれない.ただし,乾燥処理されたもの(たとえば,乾燥果実や魚の干物など)は加工食品に該当する.

*4 アレルゲンの表示については p.35～36参照.

*5 "8ポイント"とは下記の見本程度の大きさである.

> 品名: 清涼飲料水
> 原材料名: ハトムギ,…
> 内容量: 500 mL
> 賞味期限: キャップに…

表示可能面積がおおむね150 cm^{2}以下のものでは5.5ポイント以上とされている.

*6 食品表示基準の構成一覧については付録4(p.216)参照.

消費期限と賞味期限

　食品は，常温で保存する場合を除き，その食品の保存方法が明記されなくてはならない．消費期限と賞味期限の違いとそれぞれの対象となる食品の例をつぎに示す．なお，賞味期限が 3 カ月以内のものは年月日まで表示し，3 カ月を超えるものについては年月までを表示する．

　消費期限：一般的に品質が急速に劣化しやすい食品に必要な表示．“腐ったり変色したりしない期間”である．この期限を過ぎると品質が急速に劣化するので，飲食は避ける必要がある．

　＜例＞ 弁当・総菜・調理パン・生菓子類・食肉など．

　賞味期限：“消費期限”表示の食品と比較して品質が劣化しにくい食品に表示する．“おいしく食べられる期間”であり，未開封のまま記載された方法で保存していれば，この期限が過ぎても食べられないわけではない．

　＜例＞ チーズ・バター・ねり製品・清涼飲料水・冷凍食品・ハム類など．

---

　③ 消費期限または賞味期限（同上，コラム参照）

　④ 原材料名および原料原産地名（二つ以上の原材料を含む場合は重量比の高い順に表示し，最も重量比の高い原材料名の原産地名を表示．ただし，輸入加工品を除く）

　⑤ 使用した添加物名（表示の仕方は後述）

　⑥ 内容量（または固形量，内容総量）

　⑦ 栄養成分（タンパク質，脂質，炭水化物，ナトリウム）の量と熱量（ナトリウムは食塩相当量で，熱量はエネルギー量 kcal で表示）

　⑧ 食品関連事業者〈表示内容に責任をもつ者〉の氏名または名称，および住所．“製造者（所）”，“加工者”または“輸入者”のいずれかを基本とし，その旨の記載が必要．“販売者”が代理として記載することも可能（“製造者（所）”の記載の場合，固有記号[*1]を併記）

　⑨ 製造所または加工所（輸入品は輸入業者の営業所）の所在地および製造者または加工者の氏名または名称（⑧ で“製造者（所）”が記載されている場合，固有番号を併記することで省略可能）

上記項目以外に，以下の項目などが義務づけられている[*2]．

　・アレルゲンを含む食品にはアレルゲン名の表示（p.35 参照）
　・アスパルテームを含む食品には L-フェニルアラニン化合物を含む表示
　・指定成分等含有食品に関する表示（p.36 参照）
　・特定保健用食品には決められた表示（p.33〜35 参照）
　・機能性表示食品には決められた表示（p.33〜35 参照）
　・遺伝子組換え食品には決められた表示（p.37 参照）
　・輸入食品には原産国名の表示
　・乳児用規格適用食品はその旨の表示
　・輸入加工品は原材料原産国表示（米国産など）
　・生食用であるものは“生食用”の表示

　そのほか，表示することが推奨されている項目として飽和脂肪酸の量と食物繊維量，また，任意表示として，ナトリウム塩を添加していない場合はその旨の表示ができるなどの規定も設定されている．

[*1] 製造業者の工場が方々に存在したり，一部を委託製造している場合などは，それらの工場を表す特別な記号を併記してもよい．これを**固有記号**といい，数字とアルファベットを組合わせたものが使用される（たとえば，SY37 など）．ただし，固有記号を使用する場合には消費者庁長官への届出が必要であると同時に，消費者が容易に製造所名を調べられるように措置を施す必要がある．

[*2] 各項目ごとの表示の決まりは，消費者庁ホームページ（https://www.caa.go.jp）を参照．

例: ロースハム

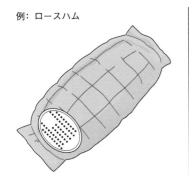

名　　　　称 :	ロースハム
原 材 料 名 :	豚ロース肉（○○県産），食塩，砂糖，香辛料
添 加 物 名 :	リン酸塩（Na），調味料（アミノ酸等），カゼイン Na，酸化防止剤（V.C），発色剤（亜硝酸 Na）
内　 容　 量 :	500 g
賞 味 期 限 :	20××年△月△△日
保 存 方 法 :	10 ℃以下で保存してください
製 造 者 氏 名 :	△△ハム株式会社
製造所所在地 :	○○市○区○○町 4-5

栄養成分表示
（100 g 当たり）

エネルギー	○○ kcal
たんぱく質	△ g
脂　　　質	□ g
炭 水 化 物	● g
ナトリウム	○ g
食塩相当量	※ g
（参考）食物繊維量	▽ g

図 2・3　食 品 表 示 の 例

食品関連事業者が一般用に提供する加工食品の表示例を図 2・3 に示した.

b. 食品関連事業者が一般用に提供する加工食品に使用した食品添加物の表示

食品には，**食品添加物公定書**（食品衛生法第 21 条）にあげられている食品添加物しか使用してはならない（第 6 章参照）. 使用した食品添加物の表示については，原材料名と明確に区分したうえで，"物質名表示"，"用途名表示"，"一括名表示"のいずれかで表記される. しかし，つぎの 8 種類の添加物に限っては<u>物質名表示</u>に加えて<u>用途名表示</u>の両方が併記されなければならないことになっている.

甘味料　　　着色料　　　保存料　　　増粘剤（糊料）

酸化防止剤　　発色剤　　漂白剤　　防カビ剤

一方，加工助剤として使用されたか，キャリーオーバーとして含有しているか，または栄養強化の目的で添加された添加物については表示が免除される（§6・6・2参照）.

また，これまでに"無添加"などの表示内容があいまいであり，内容によっては食品表示基準第 9 条第 1 項第 1 号，第 2 号および第 13 号に規定された表示禁止事項に該当するおそれがあるなどの問題があったことから，2022 年に，容器包装における表示を作成するにあたり注意すべき食品添加物の不使用表示が 10 項目に類型化され，"食品添加物の不使用表示に関するガイドライン"としてまとめられた（第 6 章参照）.

c. 食品関連事業者が一般用に提供する機能性表示食品，栄養機能食品，特定保健用食品の表示　　健康維持・増進への関心の高さから，いわゆる"健康食品"と一般にいわれる多種多様な食品が社会に出回り，さまざまな問題を起こしてきた. これらのうち，健康維持・増進に科学的にその機能が認められる食品（**保健機能食品**）は，従来の特定保健用食品，栄養機能食品に加えて，食品表示基準の制定に伴い新たに機能性表示食品も認められた（図 2・4）.

機能性表示食品制度は，2015 年の食品表示法施行に伴って新設されたもので，**機能性表示食品**とは，科学的根拠に基づいて特定の保健の目的が期待できる旨（すなわち機能性）を事業者の責任において表示できる食品で，それらの機能性

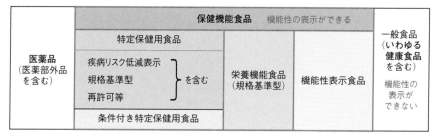

図 2・4　保健機能食品の名称と分類

の根拠等を消費者庁長官に届けて受理されれば販売が可能となる．しかし，表示には機能性だけでなく，摂取する際の注意事項などの表示も併せて必要である．

　機能性表示食品の特徴は，その食品を摂取することにより特定の保健の目的が期待できること（機能性）のほか，安全性の立証を販売しようとする事業者の責任として求めていることや届出制であることで，これらが特定保健用食品やつぎの栄養機能食品と大きく異なる点である．

　栄養機能食品とは，不足しがちな栄養成分の補給・補完を目的とした食品であり，2023年10月現在，表2・4に掲げた栄養成分（ビタミン13種類，ミネラル6種類，脂肪酸1種類）のうち1種類以上を一定濃度含む食品が栄養機能食品に該当し，その機能の表示にあたってはその含有成分の栄養機能を図2・5（a）のように記載することが許されている．同時に，図2・5（b）のように注意喚起表示や1日当たりの摂取目安量も表示しなければならない．栄養機能食品は，指定された栄養成分を一定濃度含んでおり，他の指定された条件も満たしていれば食品個々の許可は必要としない．

　特定保健用食品とは，"身体の生理学的機能等に影響を与える保健機能成分を含んだ食品であって，健康の維持増進および特定の保健の用途に資するもの"という定義に該当する食品をいい，たとえば，おなかの調子を整える効果がわかっ

表 2・4　機能に関する表示を行うことができる栄養成分（2023年10月現在）

ミネラル類 （6成分）	カルシウム，鉄，亜鉛，銅，マグネシウム，カリウム
ビタミン類 （13成分）	ナイアシン[†]，パントテン酸，ビオチン，ビタミンA（β-カロテンを含む），ビタミンB$_1$，ビタミンB$_2$，ビタミンB$_6$，ビタミンB$_{12}$，ビタミンC，ビタミンD，ビタミンE，ビタミンK，葉酸
その他	n-3系脂肪酸

† 　ニコチン酸ともいう．

（a）　栄養機能の表示例

名　称	栄養機能の表示
カルシウム	カルシウムは，骨や歯の形成に必要な栄養素です．
ビタミンB$_{12}$	ビタミンB$_{12}$は，赤血球の形成を助ける栄養素です．

（b）　注意喚起の表示例

名　称	注意喚起の表示
カルシウム，鉄など	本品は，多量摂取により疾病が治癒したり，より健康が増進するものではありません．1日の摂取目安量を守ってください．

図 2・5　栄養機能食品における栄養機能・注意喚起の表示例

ている保健機能成分を含む食品などが相当する．特定保健用食品は，健康増進法および食品衛生法，食品表示法により成分規格や表示の基準が制定されており，安全性や効果の審査を必要とする．特定保健用食品は，通常の特定保健用食品に加え，特定保健用食品（疾病リスク低減表示），特定保健用食品（規格基準型），特定保健用食品（再許可等），条件付き特定保健用食品の五つに区分され，それらに使用してもよいマークが図2・6として示された．形態としては錠剤やカプセルなども認められる．特定保健用食品として販売するには消費者庁の個別の許可が必要であり，その保健用途の表示も厳しく制限されており，個別に審査を受けなければならない．特定保健用食品で認められている表示例と保健機能成分を表2・5に示した．

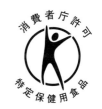

特定保健用食品
（疾病リスク低減表示・規格基準型・再許可等を含む）

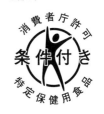

条件付き特定保健用食品

図 2・6　特定保健用食品の許可マーク例

表 2・5　特定保健用食品で認められている表示例と保健機能成分（2023年10月現在）

おもな表示内容	保健機能成分の例
お腹の調子を整えるなど	オリゴ糖類，乳酸菌類，食物繊維類，その他の成分
コレステロールが高めの方	植物ステロール，大豆タンパク質，キトサン，茶カテキン，食物繊維類，セサミン
食後の血糖値の上昇を緩やかにする	難消化性デキストリン，アラビノース，小麦アルブミン，ポリフェノール
血圧が高めの方	ラクトトリペプチド，モノグルコシルヘスペリジン，バリルチロシン，GABA，ゴマペプチド，ゲニポシド酸，酢酸，ノリペンタペプチド
中性脂肪または体脂肪が気になる方	中鎖脂肪酸（カプリル酸，カプリン酸），モノグルコシルヘスペリジン，マンノビオース，難消化性デキストリン，茶カテキン，クロロゲン酸，α-リノレン酸，テトラペプチド（VVYP），ケルセチン配糖体，DHA，EPA，三種アミノ酸（アラニン，アルギニン，フェニルアラニン）
肌の水分を逃しにくい	グルコシルセラミド
骨の健康維持に役立つ	大豆イソフラボン，ビタミンK2，乳塩基性タンパク質
歯の健康維持に役立つ	カルシウム，大豆イソフラボンアグリコン，マクロカルパールC，キシリトール，マルチトール，リン酸一水素カルシウム，リン酸化オリゴ糖カルシウム，カゼインホスホペプチド-非結晶リン酸カルシウム複合体
カルシウムなどの吸収を高める	カゼインホスホペプチド，乳果オリゴ糖，クエン酸リンゴ酸カルシウム，ポリグルタミン酸

　また，一般消費者向けではなく，乳児の発達や妊産婦，授乳婦，嚥下困難者，病者などの健康の保持・回復などを目的とした**特別用途食品**は，消費者庁の審査・許可が必要なうえ，厳格な表示方法と特別な許可マークが定められている．

　d. 食品関連事業者が一般用に提供する加工食品がアレルギー成分を含む場合のアレルゲンの表示*　　食物アレルギーに関する関心の高まりに伴い，アレルギー例の多い食物成分を含む食品はその旨を表示することが定められている．特に，発症例数が多い，もしくはその食物成分に対するアレルギー体質者に重篤な症状をひき起こす成分を含む食品にあっては，**"特定原材料等の名称"** を必ず表示しなければならない．発症例数はそれほど多くはないがアレルギーを起こす者がいることがわかっている食物成分を含む食品（特定原材料に準じるもの）も可

*　§5・6（p.127）参照.

能なかぎりその旨の表示に努めなければならない. アレルギー物質を含む特定原材料はつぎのとおりである.

・必ず表示しなければならない特定原材料（8品目）

| エビ | カニ | クルミ | 小麦 | そば | 卵 | 乳 | 落花生 |

・表示義務はないが可能なかぎり表示することが求められている原材料（20品目）

アーモンド	アワビ	イカ	イクラ	オレンジ
カシューナッツ	キウイフルーツ	牛肉	ゴマ	サケ
サバ	ゼラチン	大豆	鶏肉	バナナ	豚肉
マカダミアナッツ	モモ	ヤマイモ	リンゴ

食物アレルギーは微量でも発症するため, 食品中に特定の人に対してアレルギーを起こす可能性のある上記の特定原材料が微量しか含まれない場合でも, また, 一般には販売されない業務用や加工用原料食品の場合でも表示しなければならない. また, 従来は, マヨネーズ, パン, うどんなどにはあえてアレルゲン名表示は必要ではなかったが, 食品表示基準の制定により, すべての加工食品において含まれる特定原材料名の表示が必要となった（たとえば, 卵成分を含むマヨネーズでは "マヨネーズ（卵を含む）" と表示）.

e. 食品関連事業者が一般用に提供する加工食品が特別の注意を必要とする成分または物を含む場合の指定成分等含有食品の表示　　摂取することにより体調に異変を感じる可能性があることが報告され, 食品衛生上の危害の発生を防止する見地から, 特別の注意を必要とする成分等が含まれている食品には, 個別の表示義務が必要である. 指定された成分等はつぎのとおりである.

| コレウス・フォルスコリー[*1] | ドオウレン[*2] |
| プエラリア・ミリフィカ[*3] | ブラックコホシュ[*4] |

f. 業務用加工食品または食品関連事業者以外の者が販売する加工食品の表示
　食品関連事業者が販売する**業務用加工食品**の場合の表示も, また, 食品関連事業者以外の者（バザーや食品展示会など一時的な食品販売者）が扱う加工食品の表示も, 前記の特定保健用食品, 機能性表示食品, 栄養機能食品の表示の部分を除いて一般用加工食品の表示とほぼ同様である.

g. 生鮮食品（食品関連事業者が一般用に提供するもの）に表示しなければならない項目および表示方法の概要　　生鮮食品（食品関連事業者が一般用に提供するもの）に表示しなければならない項目を以下の ①, ② に示す.

① 名称（一般的な名称を用いる. ただし, 米については表示できる名称を規定: "玄米", "胚芽精米" など）.
② 原産地（国内産は国内産または都道府県名, 輸入品は原産国名）.

また, 以下の個別の生鮮食品にはそれぞれの表示が必要である.

・放射線照射食品はその旨の表示と照射年月日.

食物アレルギー：一部の人がある食物中に含まれる成分に対し, かゆみやじんま疹, 頭痛, 吐き気, 嘔吐, 下痢, 重篤な場合はショック症状（アナフィラキシーショックとよぶ）を起こし, 最悪の場合は死亡することもある. このアレルギーの特徴は, その成分がほかの人にはなんら影響を与えないにもかかわらず, 特定の人だけに免疫反応による症状をひき起こすことにあり, サバなどの青魚によって起こることがあるヒスタミンによる食中毒〔アレルギー様食中毒 (p.100) 参照〕が喫食者の多くが発症する点と大きく異なる.

[*1] インド原産のシソ科植物. 生理活性物質と考えられるアデニル酸シクラーゼ活性化物質を含み, 下痢などの症例が報告されている.

[*2] ユーラシア大陸, 北米に分布するケシ科植物. 抗腫瘍活性のほか, 肝障害誘引作用ももつアルカロイド類を含む.

[*3] タイ, ミャンマー原産のマメ科植物. イソフラボンの 1000～10,000 倍とされるエストロゲン様活性をもつ生理活性物質を含むため, 健康障害も報告されている.

[*4] 北米東北部に自生しているキンポウゲ科の植物. 抗腫瘍, 抗 HIV, 抗マラリアなどの生理活性をもつアルカロイド類を含むが, 肝障害など健康障害の多数の報告もある.

・特定保健用食品や機能性表示食品には決められた表示（加工食品の場合とほぼ同じ）.
・遺伝子組換え農産物はその旨の表示（加工食品の場合とほぼ同じ）.
・乳児用規格適用食品はその旨の表示.
・生食用食品での“生食用”の表示（“生食用カキ”，“生食用牛肉”ほか）.
・養殖された水産物には“養殖”，解凍された水産物には“解凍”の表示.
・生食用のフグの切り身，精巣，皮には原料フグの表示（欄外参照）.
・シイタケの原産地（原木または菌床培地に種菌を植菌した場所）
・アサリの原産地の厳格化（輸入後に“蓄養”した場合の原産地は輸出国）

　ただし，生産した場所で販売する生鮮食品や，容器包装されていない生鮮食品を販売する場合は，特例として名称等の表示が免除される．また，表示の方法（活字ポイントほか）は，加工食品の場合とほぼ同様である.

h. 遺伝子組換え食品の表示　　遺伝子組換え食品は，安全性が確認された農産物またはこれらをおもな原材料とする加工食品のうち，表2・6に示した食品（農産物9作物，33加工食品群．2023年11月現在）について，“遺伝子組換え食品”である場合には，その旨を表示することが義務づけられている．なお，遺伝子組換え食品でない旨を表示するためには，**分別生産流通管理（IPハンドリング）** を行う必要がある．具体的には，遺伝子組換え農産物と非遺伝子組換え農産物を，農場から食品製造業者まで生産，流通，加工の各段階で相互に混入が起こ

フグの魚種名表示

　フグは魚種によって有毒部位が異なるため，流通させてよい魚種と部位が決められている．また，フグは丸体のままの一般販売は禁止されており（可食部位の販売のみ．また，食用目的でのフグの解体が許されるのは自治体が認可するフグ処理免許保持者のみ），一般消費者には魚種が判別できないため魚種名を表示することが定められている．しかし，他種のフグを高級フグとして取引されるトラフグと偽って販売し，処罰される例も時折みられる.

表2・6　遺伝子組換え表示の対象となる農作物（9作物）およびその加工食品（33食品群）

対象農産物	加工食品	対象農産物	加工食品
大豆（枝豆，大豆もやしを含む）	1　豆腐・油揚げ類 2　凍り豆腐，おからおよびゆば 3　納豆 4　豆乳類 5　みそ 6　大豆煮豆 7　大豆缶詰および大豆瓶詰 8　きなこ 9　大豆いり豆 10　1から9までに掲げるものをおもな原材料とするもの 11　調理用の大豆をおもな原材料とするもの 12　大豆粉をおもな原材料とするもの 13　大豆タンパクをおもな原材料とするもの 14　枝豆をおもな原材料とするもの 15　大豆もやしをおもな原材料とするもの	とうもろこし	21　コーンフラワーをおもな原材料とするもの 22　コーングリッツをおもな原材料とするもの（コーンフレークを除く） 23　調理用のとうもろこしをおもな原材料とするもの 24　16から20までに掲げるものをおもな原材料とするもの
		ばれいしょ	25　ポテトスナック菓子 26　乾燥ばれいしょ 27　冷凍ばれいしょ 28　ばれいしょデンプン 29　調理用のばれいしょをおもな原材料とするもの 30　25から28までに掲げるものをおもな原材料とするもの
		なたね	
		綿実	
とうもろこし	16　コーンスナック菓子 17　コーンスターチ 18　ポップコーン 19　冷凍とうもろこし 20　とうもろこし缶詰およびとうもろこし瓶詰	アルファルファ	31　アルファルファをおもな原材料とするもの
		てん菜	32　調理用のてん菜をおもな原材料とするもの
		パパイヤ	33　パパイヤをおもな原材料とするもの
		からしな	

加工食品については，そのおもな原材料（原材料の重量に占める割合の高い原材料の上位3位までのもので，かつ，原材料および添加物の重量に占める割合が5%以上であるもの）について表示が義務づけられている.

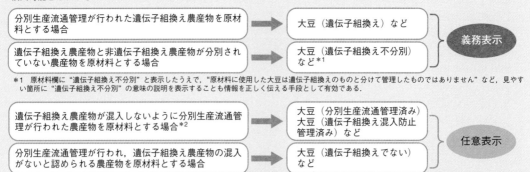

① 従来のものと組成，栄養価などが同等のもの

（1）農産物およびこれを原材料とする加工食品であって，加工後も組換えられた DNA またはこれによって生じたタンパク質が検出可能とされるもの

| 分別生産流通管理が行われた遺伝子組換え農産物を原材料とする場合 | → | 大豆（遺伝子組換え）など | 義務表示 |
| 遺伝子組換え農産物と非遺伝子組換え農産物が分別されていない農産物を原材料とする場合 | → | 大豆（遺伝子組換え不分別）など*1 | |

*1　原材料欄に“遺伝子組換え不分別”と表示したうえで，“原材料に使用した大豆は遺伝子組換えのものと分けて管理したものではありません”など，見やすい箇所に“遺伝子組換え不分別”の意味の説明を表示することも情報を正しく伝える手段として有効である．

| 遺伝子組換え農産物が混入しないように分別生産流通管理が行われた農産物を原材料とする場合*2 | → | 大豆（分別生産流通管理済み）大豆（遺伝子組換え混入防止管理済み）など | 任意表示 |
| 分別生産流通管理が行われ，遺伝子組換え農産物の混入がないと認められる農産物を原材料とする場合 | → | 大豆（遺伝子組換えでない）など | |

*2　大豆ととうもろこしについては分別生産流通管理を行っても意図せざる遺伝子組換え農産物の一定の混入の可能性は避けられないことから，分別生産流通管理が適切に行われている場合は，5％以下の一定率の意図せざる混入があっても分別生産流通管理が行われた農産物と認められる．

（2）組換えられた DNA およびこれによって生じたタンパク質が，加工後に最新の検出技術によっても検出できない加工食品（大豆油、しょうゆ、コーン油、異性化液糖など）

| 大豆（遺伝子組換え不分別）など大豆（遺伝子組換えでない）など | → | 任意表示 |

② 従来のものと組成，栄養価などが著しく異なるもの

ステアリドン酸産生遺伝子組換え大豆などを使用した加工食品（大豆油など）については“ステアリドン酸産生遺伝子組換え”，“ステアリドン酸産生遺伝子組換えのものを混合”などの表示が義務づけられている

| 大豆（ステアリドン酸産生遺伝子組換え）など | → | 義務表示 |

図 2・7　遺伝子組換え食品の表示制度について

らないように管理し，そのことを書類などにより証明しなければならない．遺伝子組換え食品の表示制度については図 2・7 で示したように，遺伝子組換え食品については**義務表示**であるが，非遺伝子組換え食品については**任意表示**となっている．

i. その他の食品表示制度　　食品表示に関係するその他の法律として，**不当景品類及び不当表示防止法**（略称 **景品表示法**）がある．この法律はすべての商品の不当表示（消費者の自主的かつ合理的な選択を阻害する表示）を禁じたもので，食品の不当表示（優良性を誤認させる表示や食材の偽装など）も禁止している．なお，誇大表示や虚偽表示は景品表示法だけでなく食品表示法においても処罰の対象となる．

■ 2・4　その他の食品関連法規

食品安全基本法，食品衛生法および食品表示法以外のおもな食品関連法規とその制定目的の要点はつぎのとおりである．

① と畜場法（厚生労働省の所管）：食用獣畜の処理の適正化，安全な食肉の供給
② 食鳥処理の事業の規制及び食鳥検査に関する法律（厚生労働省の所管）：食鳥肉の処理の適正化，安全な食鳥肉の供給

③ 健康増進法（厚生労働省の所管）：国民の健康の増進，栄養改善，国民保健の向上

④ 栄養士法，調理師法，製菓衛生師法（厚生労働省の所管）：食品を扱う栄養士，管理栄養士，調理師，製菓衛生師の職責を規定

⑤ 農林物資の規格化に関する法律（いわゆる新 JAS 法；農林水産省の所管）：農林関係食品の品質安定化と取引の公正化

⑥ 水道法（厚生労働省の所管）：飲料水である水道水についての基準などを設定

これらのほかに，米のトレーサビリティ法，牛のトレーサビリティ法[*1]，農薬取締法，肥料取締法，家畜伝染病予防法，飼料の安全性の確保及び品質の改善に関する法律，牛海綿状脳症対策特別措置法，消費者安全法なども食品衛生対策と関連している．さらに，消費者の物品に対する安全性を求める権利を認める "消費者契約法" や，製品の欠陥を原因とする被害については故意・過失のいかんを問わず製造者が賠償責任を負うという **"製造物責任法（いわゆる PL 法）"** なども，食品の安全性に関係している．

JAS: Japanese Agricultural Standard（日本農林規格）

[*1] 正式名称は "牛の個体識別のための情報の管理及び伝達に関する特別措置法"

トレーサビリティ：産地や流通経路などの記録を正確に残すことにより，購入先や販売先のさかのぼり調査ができるようにすること．

PL: products liability（製造物責任）

■ 2・5　社会（民間）の動向

§2・1・1 でも述べたように，BSE（ウシ海綿状脳症）事件（2001～2002 年）以来，農畜産物の産地偽称問題（2002～2003 年），事故米の不正転用事件（2008 年），生牛肉（ユッケ）の喫食による腸管出血性大腸菌 O111 感染死亡事例（2011 年），ノロウイルスやカンピロバクターによる食中毒の多発など，食の安全・安心を揺るがすような問題が継続して発生しており，食（食品）に対する消費者の不安が継続している．これらに対する行政側の対応については，これまでの記述のとおりであるが，食品企業や消費者側の動向についても以下に記述する．

2・5・1　食の安全・安心のための食品企業などの対応

世界的に GFSI などが主導して進めている食品の安全性に関する第三者認証システムが広がりをみせている．食品企業においては，食の安全・安心の向上のため，関係法令の遵守（コンプライアンスという）だけでなく，HACCP による衛生管理[*2] や，ISO22000 シリーズや FSSC2200 などの食品安全マネージメントシステムなど食品の安全性に関する第三者認証の導入に積極的に取組む企業が増加している．また，大手流通業界を中心に牛肉や農作物をはじめとして種々の食品に表示したバーコードや RF タグなどを活用してのトレーサビリティ制度の普及が図られている．

食品のリコール（不適切食品の営業者による自主回収）や "特別な注意を必要とする成分等を含む食品（いわゆる "健康食品" などで特定の成分を含む食品をさす）による健康被害情報" に関しては，その情報を営業者が必ず当該自治体に報告することが 2018 年の食品衛生法の改正により定められたので，消費者に不適切食品の情報が伝えられやすくなった．

給食施設やホテル業界では，"大量調理施設衛生管理マニュアル"[*3] に沿った

[*2] HACCP による衛生管理は§2・2・4 で述べたように，2018 年の食品衛生法改正により全食品取扱い業種で導入することが制度化され，2020 年以降は全食品取扱い業種が実施することになる．

[*3] p.196 参照．

衛生管理を行っているところが多い．食材調達に関しては，国産農産物を重視したり，地元産の食材を活用する，いわゆる“地産地消”運動を実施している施設もある．地産地消については，食品に何らかの汚染があった場合のリスクが懸念されることから，リスク分散という考え方も同時に持ち合わせておくことも必要である．

2・5・2　食の安全・安心のための消費者の動向

食の安全・安心を維持・向上させる消費者側の動向としては，行政機関や食品企業のホームページを閲覧して食品の安全性を確認後に食品を購入する消費者の増加，各自治体が施策に対して消費者の意見を聴取するパブリックコメントへの意見具申，リスクコミュニケーションの一環として開催される自治体の各種委員会*や食品安全（衛生）に関する各種セミナーへの参加や地産地消を実践する消費者の増加などがある．また，消費者団体が直接に食品企業に対して“食の安全・安心”への取組み強化を求める活動もみられる．

§2・1・1で述べた，消費者庁の設置や消費者安全法の制定，消費者安全調査委員会の新設，食品衛生法などの改正なども，このような消費者の食の安全・安心への関心の高まりと，安全・安心な食品流通への強い要望の成果といえる．

以上述べてきたように，これら一連の法整備や行政システムの改正により，食品の安全性・衛生確保に関係する行政施策には相応の改善が図られてきたが，食品の安全性・衛生確保は行政の努力だけでできるものではない．食品・食料の生産者，流通業者，加工業者，販売業者，調理業者，給食関係者など，食品にかかわるすべての事業者は当然のことながら，消費者もリスクコミュニケーションなどを活用しながら，食品の安全性・衛生確保に関する科学的知識（たとえば，家庭内食中毒の予防法など）を身につけ，的確な食の安全性に関する評価・判断と行動ができる賢い消費者になっていく必要がある．

---

* “○○県（都・府）食の安全推進委員会”などの名称が多い．

GFSI（Global Food Safety Initiative）：世界食品安全イニシアチブ

■ 重要な語句 ■

事業者
自治体
JAS 法
消費者
食品安全基本法
食品衛生法
食品等の規格基準
食品表示基準
食品表示法
HACCP

3 食品と微生物

1 人類が地球上に出現するよりもはるか昔に，微生物は地球で生活を始めている．遺伝などわれわれ人間と同様の仕組みをもっている場合もある．

2 微生物は人間のフードチェーンと深いかかわりをもっており，フードチェーンを通じて人間の健康に悪影響を及ぼすこともある．

3 微生物の分類や自然界における分布などを把握する．

4 細菌，酵母，カビ，ウイルスの特性を知り，その生活環を理解する．

5 微生物による食品の変質を腐敗とよぶ．同じ現象でも人間にとって有益であれば，発酵とよんでいる．

3・1 微生物の概要

微生物は，肉眼では見ることのできない（顕微鏡を使用しないと観察できない）微小な生物（図3・1）の総称で，分類学上の用語ではない．

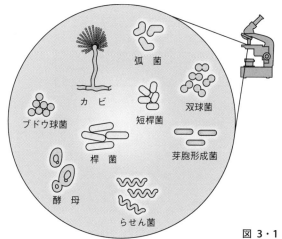

図 3・1 微生物の形態

これらのなかには形態や性状の異なる非常に数多くのものが含まれている．一般には細菌，放線菌，菌類〔酵母，カビ，担子菌（キノコ類）を含む〕のほか，藻類，原生動物が含まれる．生物とはいえないが，ウイルスも病原性などの点から微生物と同じように取扱うことが多い．微生物は地球上のいたるところ（環境中，動植物の表面や内部）に分布しており，その分布は温度，塩分濃度，pH，水分活性など種々の環境因子に支配されている．100 ℃ に近い高温でも生育す

るもの，0℃付近の低温下でも生育可能なもの，数千気圧の地下でも生存しているものなどさまざまである．もちろん，机の上や，まな板，調理台，調理器具，目の前の空気中をはじめとして，ヒトの手指，頭髪，口腔内など，身近なところにも無数に存在している．

食品に関係の深い微生物は，**細菌，酵母，カビ，ウイルス**で，食品衛生学の分野で最も重要なものは細菌とウイルスである．

3・2 微生物の分類

生物の分類体系

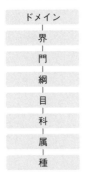

a. 生物分類学上の微生物の位置　図3・2のように生物の分類は変遷してきており，分子生物学的技術の発展により，リボソーム RNA の塩基配列解析や遺伝子の相同性解析，全ゲノム DNA 塩基配列解析に基づいた系統分類により，再分類や細分化が進んでいる．**微生物**は，膜系の分化の程度などにより，**真正細菌界，古細菌界，菌界**および**原生生物界**に分類される．染色体が細胞質とは膜で仕切られた核という細胞小器官内に含まれているものを**真核微生物**と総称する．真核微生物にはカビや酵母が含まれる．これに対し，核をもたない微生物を**原核微生物**とよび，**真正細菌**（大腸菌，枯草菌など一般的な細菌に加え，放線菌，スピロヘータ，リケッチア，ラン藻など）や**古細菌**などが含まれる．原核微生物では，膜系の分化は，メソソーム，光合成細菌の光合成器官程度である．

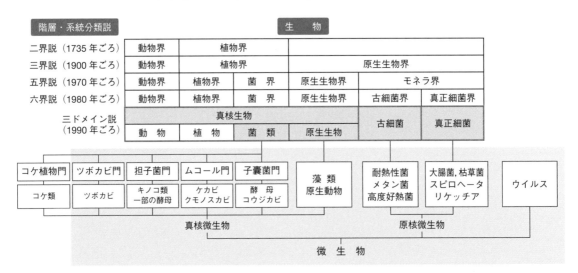

図 3・2　生物の分類の変遷と微生物の分類学上の位置

b. 大きさによる微生物の分類（図3・3）

① **原生動物**（原虫）　平均直径 50 μm 程度．数千種類が知られており，このうちヒトに寄生するのは 30 種程度で，赤痢アメーバ，トキソプラズマ，ランブル鞭毛虫などがある．

② **スピロヘータ**　幅 10 分の数 μm×長さ数十 μm．らせん状をしている特殊な一群の細菌で，梅毒スピロヘータ，回帰熱スピロヘータなどの病原体が含まれる．

③ **カビ，酵母**　　平均直径 5〜10 μm（糸状に伸長する場合もある）
④ **一般的な細菌**　　桿菌：(0.3〜1) μm ×(0.5〜5) μm
　　　　　　　　　　球菌：平均直径 1〜5 μm
⑤ **リケッチア**　　(0.3〜0.5) μm×0.3 μm．一般に多型性であり，桿菌あるい
　は球菌状で連鎖する場合もある．細胞のないところでは増殖しにくいが，
　ウイルスのように生きた細胞が増殖に絶対必要なわけでもない．発疹チフ
　ス，ロッキー山紅斑熱の病原体などが含まれる．
⑥ **ウイルス**（沪過性病原体）　　平均直径 0.01〜0.3 μm，一般の光学顕微鏡で
　は見えないほど微小である．日本脳炎，狂犬病，肝炎，エイズ（AIDS）な
　どのウイルスがあるが，食中毒におもに関係するのはノロウイルスである．

AIDS: acquired immune deficiency syndrome（後天性免疫不全症候群）

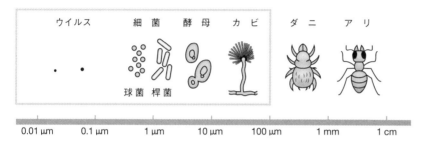

図 3・3　微生物の大きさ　　ダニやアリは微生物ではないが，大きさの比較のために
　入れてある．対数目盛であることに注意．（1 μm＝1/1000 mm）

3・3　原核微生物

原核微生物には真正細菌と古細菌が含まれるが，食品衛生に関係が深いのは，
真正細菌に含まれる一般的な細菌である．

3・3・1　細菌の分類

おもに分裂によって増殖する点が特徴で，①〜⑤ に示す生化学的特性，形態
学的特性で分類できる．近年，⑥ に示すような遺伝子やゲノム DNA の塩基配列
情報に基づいた分子系統解析により，詳細な再分類や細分化が進んでいる．

① **細胞表層部の染色性（グラム染色性）の違いによる分類**
　・グラム陽性菌（外膜がない）
　・グラム陰性菌（外膜がある）
② **形態による分類**：細菌はその細胞の形から 3 種類に大別できる．
　・球菌：球状
　・桿菌：棒状
　・らせん菌：らせん状
③ **炭素源の利用性による分類**
　・独立栄養細菌（二酸化炭素を炭素源に生育することができる）
　・従属栄養細菌（生育には有機化合物が炭素源として必要である）
④ **エネルギーの利用性による分類**
　・光合成細菌（光エネルギーを利用して生育できる）
　・化学合成細菌（有機物の酸化のエネルギーを利用して生育できる）

グラム染色: オランダの C. Gram によって 1884 年に経験的に発見された細菌の染色法．この染色によって染まるグラム陽性菌と，染まらないグラム陰性菌に分けることは，細菌の最も基本的な分類基準である．グラム陽性菌には外膜がなく，グラム陰性菌には外膜がある．

⑤ **増殖における酸素の必要性の違いによる分類**〔表3・2（p.48）参照〕
- ・好気性細菌
- ・微好気性細菌
- ・通性嫌気性細菌
- ・偏性嫌気性細菌

⑥ **遺伝子の分子系統解析に基づく分類**

以下のような基準により，細菌界は詳細に分類されている．
- ・リボソーム RNA の塩基配列の相同性
- ・遺伝子塩基配列の相同性
- ・全ゲノム DNA 塩基配列の相同性

3・3・2　細菌の細胞構造

細菌は膜系がほとんど発達しておらず，細胞構造は真核生物に比べると単純である．細菌は表層構造の違いから，細胞壁をもたない**マイコプラズマ**と，細胞壁をもつ**グラム陽性菌**，**グラム陰性菌**に大別される．さらに特殊な細胞壁構造をもつ**古細菌**がある．代表的なグラム陽性菌とグラム陰性菌の構造を図3・4に示す．

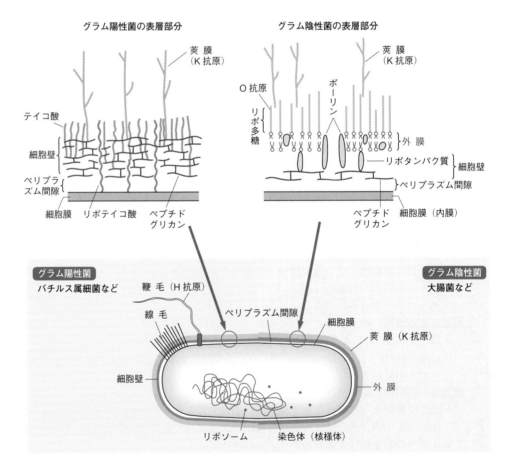

図 3・4　代表的なグラム陽性菌とグラム陰性菌の構造　（上）表層部分の構造，（下）全体の構造.

　細菌の表層部分の構造としては，外側から線毛，鞭毛（付着位置の種類は図3・5），莢膜または粘質層，外膜（グラム陰性菌のみ），細胞壁，細胞膜が存在する．これらの概要を表3・1に示す．

英膜: 粘液質の層のなかで，外部との境界が鮮明なもの．

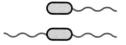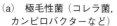

（a）極毛性菌（コレラ菌，カンピロバクターなど）

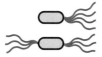

（b）束毛性菌

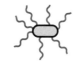

（c）周毛性菌（大腸菌，サルモネラ属菌，枯草菌）

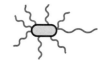

（d）混合性菌（腸炎ビブリオなど）

図 3・5　鞭毛の付着位置と代表的な細菌

表 3・1　細菌の表層構造

構造体	位置	構造と大きさ	化学組成	機能・役割・その他
細胞膜	細胞質の外側	単位膜 厚さ 7～8 nm	リン脂質が20～30%，残りの大部分はタンパク質	二重層構造をもつ細胞膜には種々の酵素タンパク質やその他の機能をもったタンパク質が存在し，外部からの栄養分の取込み，タンパク質の細胞外への分泌などさまざまな生理活性発現の場として重要である．
ペリプラズム間隙	細胞膜と細胞壁の間の空間			細胞質で合成された種々のタンパク質が輸送され，局在している．ホスファターゼ，RNA，DNAを分解する酵素，抗生物質を不活化する酵素類が存在している．
細胞壁	細胞膜の外側の層	グラム陰性菌 厚さ 2～3 nm グラム陽性菌 厚さ 10～80 nm 古細菌 さまざま	ペプチドグリカン ペプチドグリカン，テイコ酸，多糖 さまざま	細菌形態の維持．ペプチドグリカンの基本骨格は N-アセチルムラミン酸と N-アセチルグルコサミンが β-1,4 結合したもので，ムラミン酸のカルボキシ基に結合したペプチド側鎖で網目状に架橋している．
外膜	細胞壁のすぐ外側	グラム陰性菌 厚さ 7～8 nm	リン脂質，タンパク質，リポ多糖	細胞膜同様の二重層構造で，グラム陰性菌に特徴的である．グラム陽性菌にはない．その構成成分は脂質，タンパク質（主要タンパク質: 親水性物質の透過孔を形成するポーリンおよびリポタンパク質），リポ多糖（疎水性物質の透過を阻害し，疎水性抗菌物質が効きにくい）．これらの成分は O 抗原として血清型別において重要である．
莢膜または粘質層	細胞壁，外膜の外側に広がった層	均質な構造，密度は低い． 厚さは多様	多様（通常は多糖，ポリペプチドもある）	菌体外の高分子で形成されている莢膜や粘質層は細菌細胞同士の付着，細菌の基質への付着，あるいはアメーバ細胞やバクテリオファージの攻撃からの細菌細胞の保護のために機能している．K 抗原として血清型別において重要である．
鞭毛	細胞膜と細胞壁を横断し，細胞膜の内側（細胞質側）に固定されている．	らせん状の糸状 長さ 12～18 nm	タンパク質	鞭毛の数と付着位置は菌種によって異なる（図3・5 参照）ので，細菌分類のうえで非常に重要な要素である．鞭毛をもつ細菌は運動できる．血清型別では H 抗原とよばれる．
線毛	細胞膜と細胞壁を横断し，細胞膜の内側（細胞質側）に固定されている．	まっすぐな糸状 長さ 4～35 nm	ピリンとよばれるタンパク質	鞭毛より細く短い．運動には関係ない．性線毛（遺伝子供与菌の表層に形成され遺伝子受容菌との接合と遺伝子の伝達に必要，バクテリオファージのレセプター）と非性線毛（粘着性に関係，赤血球を凝集させる）がある．

3・3・3　細菌の分裂

　細菌は栄養状態のよい環境では菌体の中央に隔膜（セプタ）を形成して分裂，増殖する．図3・6に球菌および桿菌の分裂様式を示す．

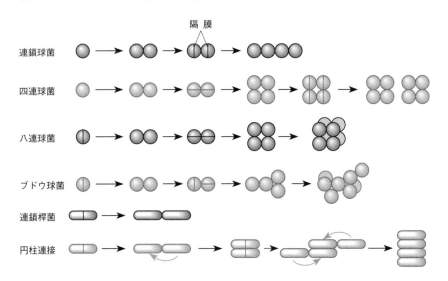

図 3・6　細菌の形態と分裂様式　C. Lamanna, M. F. Mallette, L. Zimmerman, *Basic Bacteriology*（1973）より.

3・3・4　芽胞形成

　バチルス（*Bacillus*）属やクロストリジウム（*Clostridium*）属に関連する細菌群は，環境中の栄養源（炭素源，窒素源，リンなど）が枯渇して，生育が困難になると，**芽胞**とよばれる耐久型の細胞を形成して休眠状態に入る．細菌は，増殖期には細胞の中央で隔膜を形成して分裂するが，芽胞形成期には細胞のどちらかの一端で非対称隔膜を形成する．このうち小さい方の細胞が大きな方（母細胞）の中で芽胞として成熟する．芽胞形成の過程を図3・7に模式的に示す．細菌の芽胞は熱，薬剤，紫外線などに対する耐性が非常に高く，通常行われる方法では殺菌できない．バチルス属に関連する細菌群（桿菌）は土壌中に多く生息する好気性の中温細菌である．芽胞の構造，局在部位による分類がある〔次ページ欄外図および§3・3・7i（p.52）参照〕.

3・3・5　微生物の増殖

　a. 微生物の増殖条件　微生物は増殖によって細胞数が増加する．増殖とは，すべての細胞構成成分の秩序ある増加を示す．細菌を新しい液体培地で一定の条件で培養した場合の培養時間と生きている細胞数の関係を調べると図3・8のような増殖曲線が得られる．増殖の段階は，図に示す四つの期に分けられる．

　細菌は，環境条件がよければ分裂を繰返す．一度分裂したものが，成長してつぎに分裂するまでの時間を**世代時間**という．これは菌の種類や培養条件によって異なり，大腸菌では約20分，腸炎ビブリオでは10分くらいのこともあり，条件がよい場合には，1個の生きた腸炎ビブリオは，2時間後には4096個に，3時間

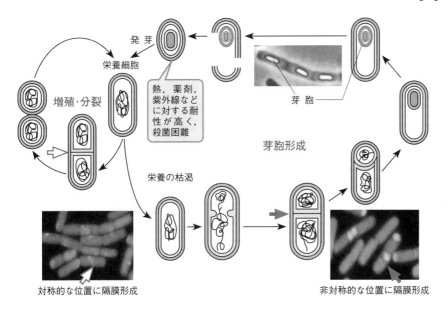

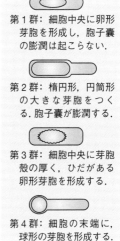

第1群: 細胞中央に卵形芽胞を形成し, 胞子嚢の膨潤は起こらない.

第2群: 楕円形, 円筒形の大きな芽胞をつくる. 胞子嚢が膨潤する.

第3群: 細胞中央に芽胞殻の厚く, ひだがある卵形芽胞を形成する.

第4群: 細胞の末端に, 球形の芽胞を形成する.

芽胞形成のタイプによるバチルス属の分類

発芽

栄養細胞

増殖・分裂

熱, 薬剤, 紫外線などに対する耐性が高く, 殺菌困難

芽胞

芽胞形成

栄養の枯渇

対称的な位置に隔膜形成

非対称的な位置に隔膜形成

図 3・7　細菌の芽胞形成　上の写真はセレウス菌の菌体内にできた芽胞. 下の2枚の写真はセレウス菌の DNA を染色して撮影したもの.（矢印は隔膜の位置を示す.）

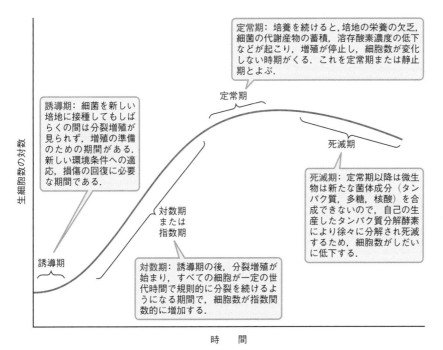

定常期: 培養を続けると, 培地の栄養の欠乏, 細菌の代謝産物の蓄積, 溶存酸素濃度の低下などが起こり, 増殖が停止し, 細胞数が変化しない時期がくる. これを定常期または静止期とよぶ.

定常期

誘導期: 細菌を新しい培地に接種してもしばらくの間は分裂増殖が見られず, 増殖の準備のための期間がある. 新しい環境条件への適応, 損傷の回復に必要な期間である.

死滅期

死滅期: 定常期以降は微生物は新たな菌体成分（タンパク質, 多糖, 核酸）を合成できないので, 自己の生産したタンパク質分解酵素により徐々に分解され死滅するため, 細胞数がしだいに低下する.

対数期または指数期

対数期: 誘導期の後, 分裂増殖が始まり, すべての細胞が一定の世代時間で規則的に分裂を続けるようになる期間で, 細胞数が指数関数的に増加する.

生細胞数の対数

誘導期

時　　間

図 3・8　細菌の一般的な増殖曲線

半後には約 200 万個と食中毒発症可能な菌数に達する*.

　微生物の増殖の程度を測定する方法としては, 1) 培養液の濁度を測定する方法, 2) 顕微鏡観察により一定量の培養液中の細胞数を測定する方法, 3) 一定量の培養液を寒天平板培地に接種して培養後に生育したコロニー（微生物が増殖し

*　腸炎ビブリオの世代時間を 10 分とすると, 2 時間では 12 回, 3 時間半では 21 回分裂するので, 1 個の菌がそれぞれ 2^{12}（$=4096$）個, 2^{21}（$\fallingdotseq 200$ 万）個にまで増殖することになる.

てできた集落）の数を測定する方法（1 個の細胞は 1 個のコロニーを形成する），が一般的である．このほかにも，増殖の程度を測定する方法として，細菌の増殖によって生成する微小な熱量の変化を測定する方法，菌体内の ATP や RNA の量を測定して生菌数を測定する方法など，さまざまな方法がある．

b. 栄 養 物 質　微生物は，他の生物同様，生育するために種々の栄養素を必要とする．栄養物質は生体構成成分を合成するための材料として，これらの生合成に必要なエネルギー源として必要である．生物の栄養素として重要な元素は**炭素，水素，酸素，窒素，硫黄**，リンで，これらは細胞の構成要素であり，微生物にとっても重要で，比較的多量に必要である．特に炭素源は細胞成分の合成材料として使われるだけでなくエネルギー源として重要である．炭素源としては種々の有機化合物が微生物に利用されるが，最もよく利用されるのは**グルコース（ブドウ糖）**である．増殖には，**糖，アミノ酸，有機酸，ビタミン類**が必要である．ビタミン類は補酵素の前駆体や構成成分になっているものが多く，微生物の種類により合成能力に差があり，要求性も異なっている．大腸菌は必要なビタミンをすべて自分で合成できるが，乳酸菌はビタミン B_1, B_2, B_6, B_{12}，パントテン酸，ニコチン酸（ナイアシン），ビオチン，葉酸などが必須成分として必要である．これら以外の成分としては，マグネシウム，カリウム，カルシウム，鉄，マンガン，コバルト，銅，亜鉛，モリブデンなどの元素が必要である．これらの**無機塩類**は，細胞構成成分，酵素の賦活剤，細胞内の浸透圧調節などに利用される．また，**水**も重要であることはいうまでもない．細菌の場合，菌体の約 75〜85 % 程度の水を含んでいる．

c. 増殖に影響を与える因子

i) 酸　素

地球の大気中には**酸素**が約 20 % 含まれており，高等生物は，酸素を絶対に必要としているが，微生物は，種類によって酸素に対する要求性が異なる．酸素が生育に必要なものもいれば，酸素により生育阻害を受け，死滅する微生物もいる．酸素の要求性から細菌は表 3・2 のように大別される．

表 3・2　酸素の要求性による細菌の分類

分　類	性　質	細 菌 の 例
好気性細菌	酸素がないと増殖できない	バチルス属（納豆菌，枯草菌）など
微好気性細菌	酸素が少しあるときだけ増殖する	カンピロバクター属など
通性嫌気性細菌	酸素があってもなくても増殖できる	乳酸菌，腸内細菌科の細菌（大腸菌，サルモネラ属菌）など
偏性嫌気性細菌*	酸素がない，または極微量のときにのみ増殖する	クロストリジウム属（ボツリヌス菌），破傷風菌，一部の乳酸菌など

*　偏性嫌気性菌は，酸素に対する耐性によって "絶対：0.5 % 未満の酸素にしか耐えられない"，"中等度：2〜8 % の酸素に耐えられる"，"耐気性嫌気性菌：大気中の酸素に一定時間耐えられる" に分類される．

ii) 温　度

微生物が生育できる温度は約 −5 ℃ から 100 ℃ 前後の間である（図 3・9）．微生物の速やかな増殖のためには最も適した温度があり，これを増殖の**最適温度**

（または**至適温度**）という．さらに，それぞれの微生物には，増殖可能最低温度
と最高温度があり，研究者により定義温度範囲が若干異なるが，この増殖可能な
温度により，細菌は表3・3のように大別されている．

　われわれに身近なほとんどの細菌（たとえば，大腸菌，納豆菌，コレラ菌，サ
ルモネラ属菌，乳酸菌）は中温域でよく生育する（**中温細菌**）．真菌（たとえば，
パン酵母，ビール酵母，コウジカビ，キノコ）も同様である．

表 3・3　　生育可能な温度帯による細菌の分類				
種　　　類		温　　　　度		
		最　低	最　適	最　高
低温細菌	*Micrococcus cryophilus*, シュードモナス属	0〜7 ℃	15〜33 ℃	25〜40 ℃
中温細菌	大腸菌，コレラ菌，乳酸菌，枯草菌など	7〜10 ℃	25〜40 ℃	40〜55 ℃
高温細菌	*Heyndrickxia coagulans*, *Geobacillus stearothermophilus*	25〜49 ℃	45〜60 ℃	60〜80 ℃
超好熱性細菌	*Methanopyrus kandleri*	—	80 ℃ 以上	122 ℃

　高温でも生育できる**高温細菌**では，高い温度環境に耐えられるようにタンパク
質や膜，鞭毛，リボソームなどの細胞小器官が熱に安定なものになっている．
　細菌は，増殖の最低温度以下では増殖はできないが死滅するわけではない．
4 ℃ でも 0 ℃ 以下で凍結しても一部は生残している．このため細菌を保存する
には，凍結貯蔵（−20〜−196 ℃）を行うことが多い．これに対して，細菌の栄

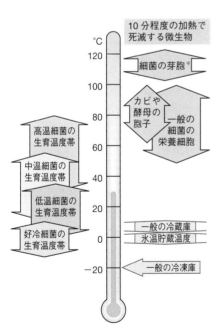

図 3・9　微生物の生育温度と死滅温度
（＊：湿熱）

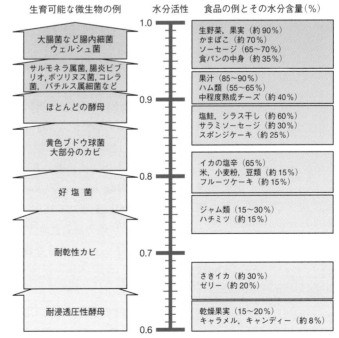

図 3・10　食品の水分活性と微生物の生育

養細胞は高温には弱く，水が存在するときには，通常 55〜70 ℃ で 10〜30 分間の加熱で死滅してしまう．しかし，芽胞は，栄養細胞に比べるとはるかに耐熱性が高く，100 ℃ の加熱でも死なない場合も多い．芽胞を殺すためには，湿熱（周りに水や水蒸気がある状態での加熱）で 110〜120 ℃ で 20 分間，乾熱（水分がない状態での加熱）で 150〜160 ℃，3 時間程度の加熱が必要である．

iii）水分と水分活性

微生物も，他の生物と同様に細胞内に約 80 ％ の水分を含んでいる．このため，生育に水分を必要とする．水の食品中における存在形態の一つはタンパク質や炭水化物と結びついた**結合水**である．結合水以外の束縛されていない水を**自由水**という．微生物が利用できるのは自由水だけである．食品中の水分に占める自由水の割合は**水分活性（A_w）**で表される．食品の水分活性は乾燥によって低くなる．水分含量（％）が高くても，砂糖や食塩の添加によって水分活性は低下する．図 3・10 に示すように，好塩菌を除き一般に細菌は水分活性の高い食品でのみ増殖するが，酵母やカビは水分活性の低い食品でも増殖する．しかし，水分活性 0.5 以下では微生物は生育できない．

A_w: water activity（水分活性）

iv）pH（水素イオン濃度）

微生物の増殖は培地の **pH** により大きく左右される．おのおの微生物には増殖の最適 pH があり，一般に，カビや酵母の最適 pH は酸性側の pH 4.0〜6.0 である．これに対して細菌や放線菌などは中性付近，pH 6.5〜8.0 に最適 pH があり，pH 4.5〜5.0 以下では増殖できなくなるが，死滅はしない．

また，細菌をしばらく pH 4.5 程度で保温すると，この後 pH 3 の溶液に細菌を入れても死滅しなくなる場合もある．

例外的な微生物としては，pH 1 以下でも生育可能な *Thermoplasma* 属細菌（古細菌の一種）や，pH 10 が増殖最適 pH である好アルカリ性細菌などがある．

v）浸 透 圧

微生物の生育のためには，おのおのの微生物に固有の，一定の内部浸透圧が必要である．一般に微生物では細胞の内部浸透圧が培地の外部浸透圧よりも高く保たれている．微生物の耐浸透圧性はさまざまであるが，通常，カビが最も高く，ついで酵母，細菌の順である．細菌では球菌の方が桿菌よりも耐浸透圧性が高い．微生物のなかには高い浸透圧が生育に必要なものも存在し，**好浸透圧菌**とよぶ．また，これらのなかで高濃度の食塩存在下で生育するものを**好塩菌**という．たとえば乳酸菌の *Tetragenococcus halophilus* や醤油酵母などは 4 ％ 食塩存在下では生育しないが，食塩濃度 12〜15 ％ で良好に生育する．また，カビの *Eurotium halophilicum* は増殖の最適食塩濃度が 15〜20 ％ で，スクロース（ショ糖）濃度が 70 ％ でも生育し，このような高濃度の糖の存在下で生育できる菌を**好糖菌**とよんでいる．

vi）圧力（静水圧）

一般的に微生物の生育には大気圧が適しており，数気圧くらいまでは問題なく生育する．水深 5000 m 以上の深海の堆積物から分離された菌 *Bacillus submarinus*, *Shewanella violacea* などは 500 気圧でも生育するが，大気圧下では生育できない

ので，**好圧性細菌**とよばれる．また，細菌やカビ・酵母のなかには，400〜600気圧，40 ℃ でも生育できるものも存在し，**耐圧菌**とよばれる．しかし，ほとんどの微生物は急激な圧力変化に耐えられず，破裂してしまう．

3・3・6 自然界における微生物の分布

あらゆる環境中および食品中に微生物は生存している．種々の環境中における微生物のおおよその分布を表3・4に示す．

表 3・4 自然界における微生物の分布	
環境，食品	菌濃度
土壌中	10^3〜10^8個/g
海水中	10^3〜10^6個/mL
空気中	10^2〜10^5個/m^3
家畜の消化管内容物	10^8〜10^{10}個/g
食品中	0〜10^7個/g
鮮魚体表面	10^2〜10^5個/cm^2
刺 身	10^2〜10^6個/g
野菜類	10^2〜10^5個/g
香辛料	10^2〜10^7個/g
玄 米	10^8個/g

3・3・7 食品と関連の深い細菌

食品と関連の深い細菌のグループについて説明する．

a. 腸内細菌科の細菌（大腸菌属，プロテウス属，セラチア属，サルモネラ属，エルシニア属など）

1) 　大腸菌（*Escherichia*）属　動物の腸管内に生息しており，病原性をもつ菌種も存在する．大腸菌（*E.coli*）は，その存在が食品や水の汚染の指標となる（**衛生指標細菌**，§3・3・8に詳述）．また，分子生物学的にもよく研究された菌で，遺伝子の全塩基配列が最も早く決定された．

2) 　プロテウス（*Proteus*）属　タンパク質分解活性が強く，土壌，動物死体に多く存在し，肉や海産物，卵などに生育し，フィルム状コロニーを形成する．

3) 　セラチア（*Serratia*）属　一般に水中，土中に生息している．*S. marcescens* は赤色色素を生成し，台所や洗面所などの水のかかる場所や水道の蛇口で淡赤色の集落をつくる．**日和見感染症**をひき起こす菌である．

4) 　サルモネラ（*Salmonella*）属　腸チフスや食中毒の原因となる．

5) 　エルシニア（*Yersinia*）属　低温増殖性の菌で，ペスト菌（*Y. pestis*），食中毒細菌（*Y. enterocolitica*）が含まれる．

b. ビブリオ（*Vibrio*）属　海水中に生息し，水産生物の表面や腸管内に高い確率で存在している．キチンやアルギン酸を分解し，魚やヒトに病原性を示す菌種がある．コレラ菌（*V. cholerae*），腸炎ビブリオ（*V. parahaemolyticus*），ナグビブリオ（*V. cholerae* non-O1），*V. mimicus*，*V. fluvialis* などは食中毒細菌である．

日和見感染症：別の感染症を含む基礎疾患，薬剤投与，外科的処置などにより免疫不全状態におかれた宿主においてのみ感染が成立するような微生物による感染症．

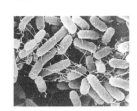

サルモネラ属菌（*Salmonella* Enteritidis）［写真提供：東京都健康安全研究センター］

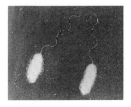

腸炎ビブリオ（*V. parahaemolyticus*）［写真提供：東京都健康安全研究センター］

c. エロモナス（*Aeromonas*）属　　淡水に生息しており，魚病原性をもつものがある．*A. hydrophila*, *A. sobria* は食中毒細菌である．

d. シュードモナス（*Pseudomonas*）属　　蛍光性の黄緑色水溶性色素を産生する *P. fluorescens*，病原性の緑膿菌（*P. aeruginosa*）が含まれる．運動性の桿菌で芽胞は形成しない．炭水化物以外の有機炭素源をよく分解し，抗生物質を分解するものもある．好気性の細菌で，食品の表面で速やかに増殖し，特有の臭いや色素を生産するので，食品の香りや色を損なう．一般に高温には弱く，低温に強いのが特徴で，冷蔵庫中でも増殖するものがあるので，鮮魚や食肉を低温貯蔵した場合に腐敗の主役となる細菌として重要である．

e. アルカリゲネス（*Alcaligenes*）属　　この細菌の増殖によりアルカリ性物質が生成するので，乳中で増殖すると粘稠な状態に変質させたり，チーズに増殖して表面に粘稠なコロニーをつくる．

f. ブドウ球菌（*Staphylococcus*）属　　非運動性，通性嫌気性球菌で，ブドウの房状に配列して増殖し，乳酸を生成する．カタラーゼ，ヘムタンパク質をもち，カロテノイド色素を生成するためコロニーの色が黄色，オレンジ色をしているものがある．**黄色ブドウ球菌**（*S. aureus*）は耐熱性の毒素エンテロトキシンを生産する食中毒細菌であり，各種感染症もひき起こす．多種類の抗生物質に対して耐性の黄色ブドウ球菌（**MRSA**；p.71 の囲み参照）が病院内の感染で問題になる．東京都健康安全研究センターのホームページ[*1] などを参考にされたい．

g. ミクロコッカス（*Micrococcus*）属　　好気性が強く，中温域でよく生育する．非運動性球菌で，四連球菌，双球菌などが存在する．カロテノイド色素を合成するため，コロニーが着色していることが多い（紅色，黄色，ピンク）．動物の皮膚に生息しており，肉，乳製品，土壌にも存在する．ほとんど非病原性であるが，耐熱性が強いので低温殺菌（パスツーリゼーション）後の乳製品にも残存する．10 °C 以下でも生育可能なものもある．

h. 乳酸球菌　　グルコースから乳酸を生成する非運動性の球菌で，増殖のためにはビタミン B 群，多数のアミノ酸，塩基などを必要とする．耐酸性が強く，植物原材料およびこれらを使った食品，飲料から検出されることが多い．*Pediococcus* 属（四連球菌），*Streptococcus* 属（連鎖球菌），*Leuconostoc* 属（連鎖球菌）などが含まれる．有用菌としては *Lactococcus lactis*（チーズ，バター製造），*S. faecalis*（乳酸菌製剤），*Tetragenococcus halophilus*（耐塩性，醤油の製造）がある．*S. pyogenes*（化膿性連鎖球菌）は病原菌である．

i. バチルス（*Bacillus*）属と類縁菌　　土壌中に多く生息する好気性の中温細菌である．芽胞を形成し，その芽胞の構造，局在部位により分類されている．1990 年以降 16S rRNA の塩基配列に基づいた系統解析が進み，バチルス属の一部が再分類され，その結果，*Alicyclobacillus* 属，*Brevibacillus* 属，*Geobacillus* 属，*Paenibacillus* 属などが分離された．枯草菌（*B. subtilis*），セレウス菌（*B. cereus sensu stricto*；食中毒細菌），炭疽菌[*2]（*B. anthracis*），*B. thuringiensis*（殺虫性毒素タンパク質産生）などが含まれる．また，*Niallia circulans*, *G. stearothermophilus*, *Heyndrickxia coagulans* の 3 種は高温で増殖し，耐熱性の高い芽胞を

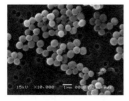

黄色ブドウ球菌（*S. aureus*）．[出典：内閣府食品安全委員会ホームページより]

MRSA: methicillin resistant *Staphylococcus aureus*（メチシリン耐性黄色ブドウ球菌）

*1　東京都健康安全研究センター: https://www.tmiph.metro.tokyo.lg.jp/

パスツーリゼーション（低温殺菌）：熱分解性の高いビタミンなどを含む液体に用いる加熱消毒法．風味や栄養素を損なわないように 63〜65 °C で 30 分間行う．L. Pasteur がワインの消毒に用いたことにちなむ．

*2　**炭疽菌**（*Bacillus anthracis*）：炭疽（anthrax）をひき起こす細菌．炭疽は急性敗血症を起こす動物由来の感染症で放置すれば死亡する．

形成するので，缶詰・瓶詰食品や加熱包装食品の腐敗細菌として重要である．*G. stearothermophilus* は 70 °C でも増殖可能である．*Alicyclobacillus* 属菌は好熱性，好酸性で，果汁飲料などで異臭発生の原因となる．

j. クロストリジウム（*Clostridium*）属と類縁菌　本来土壌中に生息しており，酸素の存在下では生育できない偏性嫌気性芽胞形成桿菌で約100種が知られている．これらのなかには有毒タンパク質を産生するボツリヌス菌（*C. botulinum*），*C. perfringens*（食中毒菌），破傷風菌（*C. tetani*）が含まれる．有用菌としては *C. acetobutylicum*（アセトン-ブタノール発酵）が知られている．クロストリジウム属も遺伝子分類により，一部が *Moorella* 属，*Thermoanaerobacter* 属などへ再分類された．

k. 乳酸桿菌（*Lactobacillus* 属*）　ヨーグルト，乳酸飲料製造に利用される *L. bulgaricus* や，清酒醸造に使用される *L. sakei* などの有用菌が含まれる．加熱調理後にも生残するため，食品の酸敗や酸臭発生の原因菌としても分離される．

l. 放線菌および関連微生物　放線菌はカビと細菌の中間の性質（菌糸をもつ原核細胞）をもち，細胞壁組成からグラム陽性菌に分類される．多くの菌種が抗生物質を生産する．

1) **ストレプトマイセス（*Streptomyces*）属**　好気性で，土壌中に豊富に存在し，湿った土のにおいの原因となる．抗生物質生産菌が多数含まれる．*S. griseus* はストレプトマイシンを生産する．

2) **コリネ型（*Coryneform*）細菌**　芽胞形成しないグラム陽性桿菌で，形態が不規則な細菌の総称である．食品，土壌，動物，植物などに広範に存在している．*Corynebacterium glutamicum*（グルタミン酸生産菌），*Cellulomonas* 属（セルロース分解菌），*Mycobacterium tuberculosis*（抗酸性結核菌）などが含まれる．

3・3・8 衛生指標細菌

食品や飲料水が，非衛生的な取扱いや汚水汚染，人畜の糞便汚染などによって病原菌に汚染されている可能性がないかどうかを病原菌検査の代わりに調べる細菌群を**衛生指標細菌**という．一般細菌数，大腸菌群や大腸菌，腸球菌などが指標として一般に用いられる．食品衛生法に基づいて"乳及び乳製品の成分規格等に関する命令（乳等命令）"や"食品，添加物等の規格基準"として定められている成分規格では，食品ごとに細菌数（一般細菌数，大腸菌群，大腸菌，腸球菌，腸内細菌科菌群，芽胞菌や食中毒菌など）の基準値が定められている．成分規格以外に製造基準，調理基準，保存基準，加工基準などにも衛生指標細菌による微生物規格が定められている．

a. 一般細菌数　一般生菌数，生菌数，細菌数，標準平板菌数（SPC）などともよばれる．**一般細菌数**は，食品破砕液を連続希釈したものを標準寒天培地を用いて 35 °C，48〜72 時間，好気的に培養して得られた微生物のコロニー数から計算される．したがって嫌気性菌など特殊な培養条件を必要とする微生物は検出できないが，コロニーの形態からは区別できないので酵母やカビなどは計測さ

* いわゆる乳酸菌は細分化が進み，以前の *Lactobacillus* 属は *Lactobacillaceae*（科）に引き上げられ，代表的な属として *Lactobacillus* 属以外に30属が分類されている．

SPC: standard plate count（標準平板菌数）

れることになる．通常は，一般細菌数が多い場合，その食品の加工・製造，貯蔵・流通の過程で衛生的で適切な取扱いが行われていなかったことや温度管理が不適切であったことを意味する．食品の安全性や保存性などを総合的に評価する場合に重要な情報となる．ただし，納豆や乳酸菌飲料などの発酵食品では微生物数が多いのが当然なので上記の評価は当てはまらない．

大腸菌群検査の問題点: 大腸菌群検査では，腸内細菌科の細菌のうち乳糖非分解性の赤痢菌，サルモネラ属菌およびエルシニアは検出されない．

b. 大腸菌群と糞便系大腸菌群　　**大腸菌群**とは"ラクトース（乳糖）を発酵して酸とガスを産生するグラム陰性の好気性および通性嫌気性の芽胞を形成しない桿菌"と一般に定義されている．これは細菌分類学的に大腸菌に近い細菌種を示す名称ではなく公衆衛生や食品衛生上使用される行政用語である．大腸菌群には大腸菌，*Klebsiella* 属，*Enterobacter* 属，セラチア属や *Citrobacter* 属などの腸内細菌科の細菌やエロモナス属菌などが含まれる．検査法としては，液体培地または寒天平板培地を用いる方法がある．大腸菌群は土壌や自然水環境に広く分布しているため，野菜や魚介類などの生鮮食品からも検出されるので，これらの食品では衛生指標細菌にはならないが，加熱処理などを行った加工食品の場合は加熱処理が不十分であったか，その後の取扱いが衛生的でなかったことがわかるため，衛生指標細菌として有用である．食品の規格基準で大腸菌群陰性でなくてはならないのは，牛乳，発酵乳，アイスクリーム，洋生菓子，清涼飲料水，氷雪，魚肉ねり製品，加熱食肉製品の一部，生食用冷凍鮮魚介類などである．

大腸菌群のなかで，44.5 ℃ で生育するものを**糞便系大腸菌群**という．これも食品衛生法上の行政用語である．食品中における糞便系大腸菌群の存在は食品が比較的新しい糞便汚染を受けたことを示すので，前記の生鮮食品の衛生指標にも用いられており，生食用食肉や生食用生カキの衛生基準に利用されている．また，冷凍食品や乾燥食肉製品などの衛生基準にも用いられている．

c. 大 腸 菌　　糞便系大腸菌群のうち，IMViC 試験（インビック試験）においてインドール産生能（I），メチルレッド反応（M），フォゲス・プロスカウエル反応（Vi）およびシモンズのクエン酸利用能（C）の四つの性状試験の結果が"＋＋－－"となる細菌の一群を食品衛生学では**大腸菌**（E. coli）としている＊．この方法によって決められる大腸菌は，糞便系大腸菌群をおおまかに区別した場合の 1 菌群であって，細菌分類学で厳密に決定される大腸菌（*Escherichia coli*）とは異なるものであるが，試験法が簡便であるため，食品や飲料水の衛生指標として多用されている．

フォゲス・プロスカウエル反応: VP 反応ともいう．ピルビン酸から生成するアセトイン検出反応．腸内細菌や腸炎ビブリオなどの鑑別に用いられる．

＊　大腸菌は IMViC 試験の結果が"－＋－－"となる場合もある．

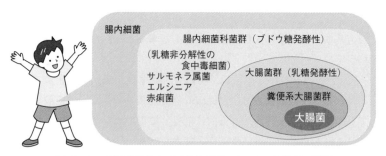

腸内細菌
腸内細菌科菌群（ブドウ糖発酵性）
（乳糖非分解性の食中毒細菌）
サルモネラ属菌
エルシニア
赤痢菌
大腸菌群（乳糖発酵性）
糞便系大腸菌群
大腸菌

図 3・11　衛生指標としての腸内細菌に含まれる細菌群の関係

　　d. 腸 球 菌　　腸球菌は，*Enterococcus* 属に含まれるグラム陽性の比較的大型の球菌で，十数種類の菌種を含む．糞便中の菌数は大腸菌群より少ないが，大腸菌群に比べ冷凍，乾燥，加熱に対して強いので，冷凍食品，乾燥食品，加熱食品などにおける加工前の糞便汚染の指標としては大腸菌群よりも適していると考えられている．未殺菌ミネラルウォーターは腸球菌陰性でなければならない．

　　e. 腸内細菌科菌群　　VRBG 寒天培地上でピンク色，赤色，紫色の集落を形成する，グルコース発酵性でオキシダーゼ陰性の通性嫌気性グラム陰性桿菌である（ISO21528）．大腸菌群の定義から外れる乳糖非分解性のサルモネラ属，赤痢菌，エルシニア属も含まれる．生食用食肉の規格基準に採用された（2011 年 9 月）．

VRBG: violet red bile glucose agar

3・4　真 核 微 生 物

3・4・1　酵　　母

　　酵母は外見上，卵形（*Saccharomyces cerevisiae*），球形，楕円形，レモン形をした，ほとんどが子嚢菌門（一部は担子菌門）に属し，栄養体が一定期間，単細胞性を示す真核微生物である．パン，ビール，清酒，ワインなどの発酵食品の製造に不可欠であるが，腐敗の原因ともなる．たとえば，酵母は酸素分圧の低い条件でも生育するので発酵型の腐敗を起こしたり，好冷性の酵母は冷凍食品の腐敗を起こすことがある．また，一般に酵母は，細菌よりも高い浸透圧に対する耐性があるので，糖濃度の高い果汁，ハチミツ，シロップ，乾燥果実などや塩分濃度の高い漬け物などで増殖して腐敗させることもある．酵母は，出芽（*Saccharomyces* 属酵母）や，分裂（*Schizosaccharomyces* 属酵母）により増殖し，胞子を形成する．代表的な酵母細胞の構造を図3・12 に示す．

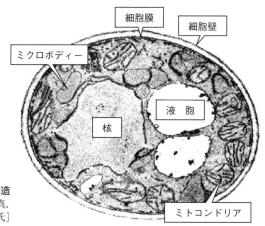

図 3・12　代表的な酵母細胞の構造
　酵母の超薄切片電子顕微鏡写真.
　　　[写真提供：大隅正子氏]

3・4・2　カ　　ビ

　　カビは一般家庭で最もよく見かける微生物であろう．カビの菌糸や胞子そのものは小さくて肉眼で見ることができないが，増殖してコロニーをつくった状態は目で見ることができる．さらにカビは赤，青，緑，黒などさまざまな色の胞子を

つくるものがあるので，目にとまることが多い．一般に，カビの発生した食品は食用には適さないし，ある種のカビは発がん性の高い毒素（**マイコトキシン**）を菌体外につくる．この一方で，カビは古来から醸造および食品工業でさまざまに利用されてきた．

わが国では，味噌，醤油，清酒などの製造にカビを利用している．ヨーロッパでは，チーズの熟成にカビを利用することがある．近代においても抗生物質ペニシリンの生産，アミラーゼなどの酵素類の生産，クエン酸などの有機酸の生産やビタミン B_2 の生産に種々のカビが利用されている．食品に関係の深いカビを表3・5にまとめて示す．

表 3・5　食品に関係の深いカビ[a]

食品との関係	具 体 例	カ ビ の 例
食品の悪変	デンプン食品，野菜，果物の変敗	*Mucor* 属（ケカビ），*Rhizopus* 属（クモノスカビ），*Aspergillus* 属（コウジカビ），*Penicillium* 属（アオカビ），*Neurospora* 属（アカパンカビ）
	カビ毒生産	*Aspergillus flavus*, *Fusarium* 属
食品への利用	味噌，醤油，清酒の製造	*Aspergillus* 属，*Monascus* 属，*Rhizopus* 属
	チーズの製造	*Penicillium* 属
	クエン酸の生産	*Aspergillus niger*
	ビタミン B_2 の製造	*Eremothecium ashbyii*, *Ashbya gossypii*
	アミラーゼ生産	*Aspergillus* 属，*Rhizopus* 属

a)　木村 光 編，“食品微生物学”，改訂版，p.41，培風館（1988）より改変．

"カビ"とは微生物の分類上の名前ではなく，糸状の細胞をもつ微生物の総称である．普通"カビ"とよばれる微生物群は，分類学上は多核の菌糸体をつくって増殖する"菌類"に属する（図3・2参照）．代表的なカビの形態の模式図を図3・13に示す．

食品の危害原因物質として厚生労働省により通知されたものに**タラロマイセス**（*Talaromyces*）**属**のカビがある．

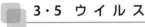

3・5　ウ イ ル ス

ウイルスは，"毒"や"害悪"を意味するラテン語に由来し，近代になって細菌，真菌を問わず病原性のある微生物全般を示すようになり，1930年ごろから顕微鏡でも見えない沪過性病原体をさすようになった．ウイルスは，核酸とタンパク質から成る生物と無生物の中間的な存在で，宿主細胞内でのみ増殖する．さまざまな動物や植物に対して病原性を示す，さまざまな形態のウイルスが存在する．エイズウイルス（HIV），ヒトの肝炎ウイルス，インフルエンザウイルス，新型コロナウイルス，食中毒の原因となるノロウイルスなどがある．細菌に感染するウイルスは**バクテリオファージ**とよばれる．図3・14にウイルスの形態の模式図を示す．

タラロマイセス属: 2003年5月に食品の危害原因物質の一つとして耐熱性の強い本属カビが通知された．これは，2002年10月，清涼飲料水で微小な繊維状異物の原因となったもので，原料の濃縮レモン果汁に胞子が混入したために生じた．このときの清涼飲料水の殺菌条件は93〜95 ℃達温であった．病原性はないが，土壌などに分布し，比較的耐熱性が高い．原料の管理が必要である．

HIV: human immunodeficiency virus（ヒト免疫不全ウイルス）

新型コロナウイルス: 2019年から発熱や肺炎の集団発生をひき起こし，2024年までに全世界で累計感染者7億人以上，死者700万人以上となった．わが国でも累計3300万人以上の感染者，7万人以上の死者を出した．

バクテリオファージ: 細菌を宿主とするウイルスのことで，細菌ウイルスとよばれたり，ファージと略称されたりする．

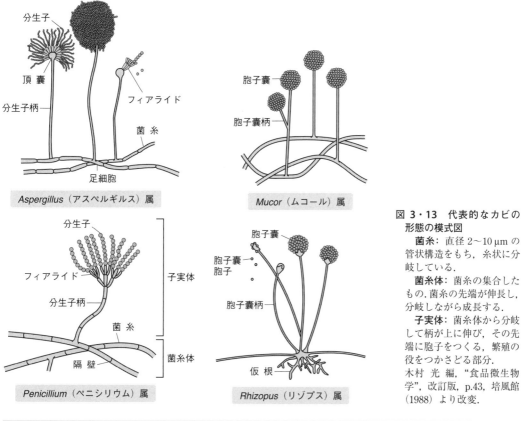

図 3・13　代表的なカビの形態の模式図

　菌糸: 直径 2〜10 μm の管状構造をもち, 糸状に分岐している.

　菌糸体: 菌糸の集合したもの. 菌糸の先端が伸長し, 分岐しながら成長する.

　子実体: 菌糸体から分岐して柄が上に伸び, その先端に胞子をつくる, 繁殖の役をつかさどる部分.

木村 光 編, "食品微生物学", 改訂版, p.43, 培風館 (1988) より改変.

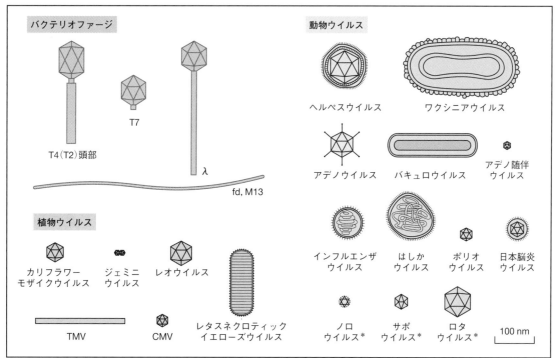

TMV: tobacco mosaic virus (タバコモザイクウイルス), CMV: cucumber mosaic virus (キュウリモザイクウイルス)

図 3・14　ウイルスの形態　(＊は食中毒に関係の深いウイルス)

3・6 微生物による食品の変質: 腐敗

農畜水産物などの生鮮食品は，収穫された時点ですでに環境中に存在する種々の微生物と共存しており，その食品中で最も増殖しやすい微生物が優先的に増殖して特有の微生物叢を形成する．食品は微生物の増殖に必要なさまざまな栄養物質を含んでいるため，食品が室温に放置されると，共存菌はもとより，二次的に付着した微生物が増殖し，食品は本来の性質（栄養，外観，風味，テクスチャー）を失い，さらに汚染微生物による代謝産物（毒素など）で汚染され，食べられない状態になる．

テクスチャー: 食べ物が舌や歯に与える質感のこと．

一般に "食品が微生物によって変質し，可食性を失う現象"，狭義には "食品中のタンパク質が分解される過程" を**腐敗**という．これに対し，"炭水化物，脂肪が微生物により分解され，品質の劣化が起こった状態または可食性を失った状態" を**変敗**といって腐敗とは区別している．ここでは，腐敗について説明する．

腐敗とは種々の中間生成物を経て最終生成物に至る連続した代謝過程であり，初期段階では，食品の特性（成分，pH，水分，糖分，塩分，酸化還元電位など）や保存条件（温度，湿度，雰囲気のガス組成）の影響を受ける．また食品中に含まれる種々の微生物のなかの1種類の微生物だけが作用するわけでなく，まず，その環境に最も適した微生物が優勢に増殖することにより，食品成分，pHや酸化還元電位などの変化が起こる．さらに別の微生物が増殖し，これが優勢を占めるようになる．これらの現象が繰返され，また，同時に起こって腐敗が進行するわけである．

a. 腐敗の過程　複雑な反応により食品成分が分解すると，さまざまなにおい成分（アンモニア，アミン，トリメチルアミン，硫化物，有機酸など）が生成する．さらに，色や風味の変化，軟化，ガス発生，フラットサワーなどの現象が生じる．また，微生物自身の産生する多糖類が原因で "ねと" などが発生することもある．

フラットサワー: ガスの発生がない，多量の酸の生成により起こる缶詰の変質．

ねと: ソーセージ・かまぼこなどの表面に細菌がついて，ねとねとしめりけを帯びたもの．

b. 腐敗による食品の変化　腐敗の化学パターンはつぎのように考えられる．

$$\text{タンパク質} \xrightarrow[\text{分解酵素}]{\text{タンパク質}} \text{ペプチド類} \xrightarrow{\text{ペプチダーゼ}} \text{アミノ酸} \xrightarrow[\text{脱アミノ反応}]{\text{脱炭酸・}} \text{分解生成物}$$

i) 脱炭酸反応

アミノ酸の脱炭酸反応により毒性の各種アミンを生じる．特に，酸性食品における腐敗細菌の脱炭酸酵素による反応で，カルボキシ基が脱離し，対応するアミンと CO_2 が生成する．たとえば，以下のような反応が起こる．

$$\text{ヒスチジン} \longrightarrow \text{ヒスタミン} + CO_2$$
$$\text{チロシン} \longrightarrow \text{チラミン} + CO_2$$
$$\text{フェニルアラニン} \longrightarrow \text{フェニルエチルアミン} + CO_2$$

ii) 脱アミノ反応

食品の pH が中性からアルカリ性のとき，腐敗細菌のアミノ酸オキシダーゼ，アミノ酸デヒドロゲナーゼなどによるアミノ酸の酸化，還元，不飽和化，加水分

解などが起こる. たとえば,

$$アラニン \longrightarrow ピルビン酸 + アンモニア$$

$$アスパラギン酸 \longrightarrow フマル酸 + アンモニア$$

iii) 脱アミノおよび脱炭酸反応の並行反応

アンモニアと CO_2 を生じると同時にアルコール, 脂肪酸, 炭水化物などの不快臭のある化合物が生成する. たとえば,

$$バリン \longrightarrow イソブチルアルコール + アンモニア + CO_2$$

$$グリシン \longrightarrow メタンガス + アンモニア + CO_2$$

iv) その他の反応

含硫アミノ酸が分解されると, たとえば, 以下のような悪臭物質を生じる.

$$シスチン \longrightarrow システイン \longrightarrow C_2H_5SH (エタンチオール; 悪臭)$$
$$+ CO_2 + アンモニア$$

$$シスチン \longrightarrow システイン \longrightarrow H_2S (硫化水素; 悪臭) + アンモニア$$
$$+ CH_3COOH + HCOOH$$

c. においに関与する物質　　食品の腐敗に伴って生じる揮発性物質にはつぎのものがある.

① 揮発性塩基性窒素 (VBN) 類: アンモニア, トリメチルアミン, メチルアミン, ジメチルアミン
② 揮発性酸類: ギ酸, 酢酸, プロピオン酸, デカン酸, 酪酸など
③ 揮発性カルボニル化合物: ホルムアルデヒド, アセトアルデヒド, プロピオンアルデヒドなどとそのエステル類
④ アルコール類: エタノール, ブタノール, フェノールなど
⑤ 揮発性含硫化合物: 硫化水素, メタンチオール, エタンチオールなど

VBN: volatile basic nitrogen (揮発性塩基性窒素). §9・2・2a (p.190) 参照.

d. 腐敗の鑑別法　　食品の腐敗が進行すると, 当然食品としては認識されなくなり, 廃棄されることになる. しかし腐敗の初期段階では, 人は, 腐敗 (微生物が増殖) しているとは気づかないまま, 食品を摂取してしまうことがある. この初期腐敗の鑑別は非常に難しいが, 現在行われている鑑別法について述べる.

i) 官能検査

視覚や味覚によって食品の新鮮さを評価する方法である (表3・6).

表 3・6　食品の官能評価の目安	
食　品	判　定　の　目　安
野菜・果実類	水分, 色, 香り, みずみずしさ
畜産物	肉色, 肉質, におい 肉色の変化: 鮮紅〜鮮赤色 → 褐色 → 灰色 (光沢なし)
鮮魚類	新鮮: 目が黒い, 皮膚に光沢あり, えらが鮮紅色[†]

†　においなども重要である.

ii) 生菌数の測定

腐敗の原因は微生物の増殖によるものなので, 食品に含まれる生菌数と腐敗の

表 3・7　腐敗による食品の pH の変化	
食　品	腐敗時の pH の変化
デンプン，グリコーゲン，糖など炭水化物の多い食品	pH は低下する（有機酸産生のため）
鮮　魚	死後 pH 低下 → 徐々に pH 上昇（細菌の増殖）

表 3・8　K 値による鮮魚の腐敗判定の目安	
K 値	判　定
10% 以下	鮮度がよい
20% 以下	刺身，すしネタに使用できる
40% 以下	煮魚，焼魚用に使用できる
40〜60%	腐敗の兆候がある
60% 以上	腐敗．食用には適さない

ATP: adenosine 5′-triphosphate（アデノシン 5′-三リン酸）

ADP: adenosine 5′-diphosphate（アデノシン 5′-二リン酸）

AMP: adenosine 5′-monophosphate（アデノシン 5′-一リン酸；アデニル酸ともいう）

IMP: inosine 5′-monophosphate（イノシン 5′-一リン酸；イノシン酸ともいう）

■重要な用語■

ウイルス
衛生指標細菌
栄養素
温　度
カ　ビ
芽　胞
グラム陰性菌
グラム陽性菌
K 値
酵　母
細　菌
酸　素
水分活性
発　酵
pH
微生物の構造
微生物の増殖要因
微生物の分布
微生物の分類
微生物の耐性
腐　敗

進行度は比例している．しかし，実際には，生菌数の測定には長時間が必要であるため，調理施設や家庭における鑑別法としては現実的には不適である．

iii）化学的検査法

腐敗の進行と比例して，細菌の代謝によりある種の化学物質が蓄積してくる．これの検知が可能な方法としては pH，揮発性塩基性窒素（VBN），トリメチルアミン窒素，揮発性酸，ヒスタミン，インドール，塩基性還元物質などの測定があげられる．

1）pH の測定（表 3・7）

2）揮発性塩基性窒素（VBN）の測定

本法は実際に最も有効な鮮度検査法である．食品の腐敗によるタンパク質の分解に伴い，アンモニア，アミン類など揮発性塩基性窒素化合物が蓄積する．食品検体 100 g 中の揮発性塩基性窒素 mg 数で表示する．たとえば，魚の初期腐敗時は，揮発性塩基性窒素は一般に 25〜50 mg/100 g 程度となる．

3）トリメチルアミンの測定

魚肉中のトリメチルアミンオキシドは，細菌による腐敗に伴う還元反応でトリメチルアミンに変換される．このトリメチルアミン生成速度は魚によって異なり，一般に新鮮な魚はトリメチルアミンは 0 であるから，4〜5 mg/100 g に達していれば初期腐敗の段階と考えられる．

4）核酸関連化合物の測定

新鮮な肉中には多量の核酸関連物質が存在している．しかし，ATP は鮮度の低下とともに分解される．

$$ATP \longrightarrow ADP \longrightarrow AMP \longrightarrow IMP \longrightarrow$$
$$HxR（イノシン）\longrightarrow Hx（ヒポキサンチン）$$

したがって，イノシンやヒポキサンチンが多いと鮮度が悪いと判定することができる．この指標として，**K 値**がある．以下のようにして算出される．

$$K 値(\%) = \frac{HxR + Hx}{ATP + ADP + AMP + IMP + HxR + Hx} \times 100$$

表 3・8 は白身の魚類の腐敗判定の目安として適用できる．

4 食中毒と感染症

1 食中毒予防対策には原因物質の性質や分布を理解する必要がある.

2 赤痢などの感染症であっても，食品が原因菌を媒介していれば食中毒としても取扱われる.

3 食中毒の原因物質を理解し，発生動向に注意する必要がある.

4 発生件数は細菌や寄生虫による食中毒が多く，患者数は細菌やノロウイルスによる食中毒が多い.

5 細菌性の食中毒では，ときおり死者を出す場合もあり，なかでも腸管出血性大腸菌による食中毒では幼児や高齢者が重症化する．生食用野菜，加熱不十分な焼き肉，特に結着肉やメンチカツなどに注意する必要がある.

6 特性を理解すべき食中毒菌として，病原大腸菌，サルモネラ属菌，腸炎ビブリオ，黄色ブドウ球菌，ボツリヌス菌，ウェルシュ菌，セレウス菌，カンピロバクターなどがある.

7 低温増殖性をもつことから，リステリアやエルシニアについては，冷蔵庫の過信などの油断は禁物である.

8 食中毒を起こすウイルスでは，ノロウイルスのほかに，ロタウイルス，アデノウイルスならびに肝炎ウイルスなどに注意が必要である.

9 化学物質性の食中毒では，ヒスタミンによるアレルギー様食中毒が多い.

10 自然毒性の食中毒では，貝毒による中毒例のほか，フグ毒などのマリントキシンや毒キノコ，トリカブトの誤食による死亡例もある.

11 魚の生食による寄生虫食中毒が増えている.

　食中毒（俗に"食あたり"という）の大部分は"微生物"が体内に入る（感染する）ことが原因で起こる．微生物のなかでも食中毒事件の 70〜90 ％ が"細菌"や"ウイルス"が原因となっている．細菌を主とする微生物の侵入（感染）により食中毒が起こるので，多くの食中毒は**"感染症"**である．しかし，以前は，細菌を原因とする食中毒（細菌性食中毒）は，食品中で増殖した細菌や毒素を食品とともに摂取することで発症した場合を示しており，**"細菌性食中毒"**は，いわゆる分類上の"感染症"とは別の感染であると定義されていた．これに対して"感染症"は"少量の細菌の感染で発症し，感染力もより強い病原菌が原因"と定義されていたが，1999 年 12 月から，コレラ菌，赤痢菌，チフス菌，パラチフス A 菌など"感染症の原因となる微生物"も"食中毒を起こす微生物"とされ，"飲食に起因する健康被害は原則的に食中毒"と定義されることになった．感染症法の施行により，腸管出血性大腸菌はこれらの細菌とともに 3 類感染症*に含められた.

*　3 類感染症：感染力や罹患した場合の重篤性などに基づく総合的な観点からみて，危険性は高くないものの，特定の職業に就業することにより感染症の集団発生を起こしうる感染症.

　また，近年，世界的にヒトと家畜共通性の感染症〔**人獣共通感染症（人畜共通感染症）**〕が続発しており，大きな社会問題となっている．今後さらに新しい人獣共通感染症が出現する可能性もあると危惧されている．これらには，わが国でも発生したウシ海綿状脳症（BSE），腸管出血性大腸菌 O157：H7 感染症，サルモネラ感染症，クリプトスポリジウム症による集団下痢，サルからのヒトへの感染によるエボラ出血熱などがあり大きな話題となった．人獣共通感染症の定義は，"脊椎動物とヒトとの間で自然に伝播するすべての感染症で，寄生虫疾患や細菌性食中毒も含む"とされており，世界的には 2023 年現在 200 種類以上の人獣共通感染症の存在が知られている．その原因となるのは，各種の細菌，真菌，リケッチア，クラミジア，ウイルス，原虫，寄生虫などである．

4・1　食中毒の概要

　一般的な概念では，食中毒は "飲食物そのもの，および器具，容器，包装を介して人体に入ったある種の有毒有害な微生物や化学物質によって起こる急性または亜急性の生理的異常（胃腸炎症状を主要徴候とする）" とされており，他の飲食に起因する健康障害，栄養失調，消化不良，食品中に混入した鉱物・金属などの異物による物理的・機械的障害，食品が媒介しない消化器系伝染病や寄生虫病などは食中毒とはいわない．

　"微生物" がわれわれヒトに感染しても必ずしも常に健康被害を起こすわけではない．ほとんどすべての場所に細菌やウイルス，寄生虫が生息しているのが普通である．たとえば，われわれの手からは，片手だけからでも 100 個以上の細菌が検出されるが，その細菌のほとんどは疾病の原因になる細菌ではなく，健康な状態にあるヒトに害を及ぼさない（これらは "皮膚常在菌" とよばれる）．むしろ有害な微生物を寄せつけないよう防御のために働いている場合もあるといわれている．これらの常在菌と病原菌とははっきり区別して考えなければならない．

　また，健康なヒトには抵抗力がある．"抵抗力" とは，細菌やウイルスに感染しても自分の身体に備わった防御機能で撃退し，病気に対して耐えることのできる能力のことで，この抵抗力の強弱を判断する一つの目安は細菌やウイルスが体内に侵入した場合に "発症するか否か" である．

　しかし，いかに屈強そうなヒトでも，増殖して発症菌量に達した食中毒菌やもともと少量でも強い病原性をもつ細菌に感染したり，毒素を摂取すると下痢や嘔吐を起こす．また，食中毒菌が食品中で食中毒を起こす菌量まで増えていても，われわれヒトが気がつくほど，色やにおいの変化がない．このように，調理や食品の製造に携わる者は，食材や料理の "見た目やにおい" にいくら注意していても，食中毒を完全に防ぐことはできないことを知っておかねばならない．

4・2　食中毒の分類

　原因の判明した食中毒事件のうち，2016 年までは 70〜90％ は細菌およびウイ

ルスが原因であったが，2017 年以降は原虫および寄生虫*の割合が多くなった．
そのほかに化学物質，自然毒なども食中毒の原因となる．表 4・1 に食中毒の原
因となる微生物などを示す．

* 食品を介する寄生虫の
感染については，第 7 章参
照．

表 4・1　食中毒の原因となる微生物など		
① 細菌性食中毒	細菌/感染型 （食品とともに摂取した病原体が体内で増殖したり，すでに細菌の増殖した食品を摂取して，その細菌の腸管粘膜への作用により発症する）	・サルモネラ属菌（*Salmonella* Enteritidis など） ・腸炎ビブリオ ・腸管出血性大腸菌[†2] ・その他の病原大腸菌 ・ウェルシュ菌 ・エルシニア・エンテロコリチカ ・カンピロバクター（*Campylobacter jejuni/coli*） ・ナグビブリオ ・コレラ菌[†2] ・赤痢菌[†2] ・チフス菌[†2] ・パラチフス A 菌[†2] ・その他の細菌（*Aeromonas hydrophila/sobria, Listeria monocytogenes, Plesiomonas shigelloides, Vibrio vulnificus, Vibrio fluvialis* など）
	細菌/毒素型 （食品中で細菌が増殖する際に産生した毒素が体内に入って発症の原因となる）	・黄色ブドウ球菌 ・ボツリヌス菌 ・セレウス菌
② ウイルス性食中毒		・ノロウイルス ・その他のウイルス（サポウイルス，ロタウイルス，A 型肝炎ウイルス（HAV）など）
③ 化学物質による食中毒[†1]	化学物質 （有毒な化学物質の摂取による）	メタノール，ヒ素・鉛・カドミウム・銅・アンチモンなどの無機物，ヒ酸石灰などの無機化合物，有機水銀，ホルマリン，パラチオンなど有機リン製剤など
④ 自然毒による食中毒	自然毒 （動物性，植物性の毒素の摂取による）	植物性自然毒 　ジャガイモ芽毒成分（ソラニン），生ウメの有毒成分（アミグダリン），ヒガンバナ毒成分（リコリン），ドクウツギ成分（コリアミルチン，ツチン），チョウセンアサガオ毒成分（アトロピン，ヒヨスチアミン，スコポラミン），トリカブトおよびヤマトリカブトの毒成分（アコニチン），毒キノコの毒成分（ムスカリン，アマニチン，ファリン，ランプテロールなど），ヨウシュヤマゴボウの根毒成分（フィトラッカトキシン（サポニン類）），ヒルガオ科植物種子（ファルビチン），その他植物に自然に含まれる毒成分
		動物性自然毒 　フグ毒（テトロドトキシン），シガテラ毒，麻痺性貝毒（PSP），下痢性貝毒（DSP），テトラミン，神経性貝毒（NSP），ドウモイ酸，その他動物に自然に含まれる毒成分
⑤ アレルギー様食中毒[†1]	ヒスタミンなどによる．細菌の代謝産物による場合もある．	
⑥ 原虫類などが原因の食中毒	原虫（クリプトスポリジウム，サイクロスポラなど） 真菌，寄生虫（クドア，サルコシスティス，アニサキス，その他の寄生虫）	
⑦ その他	原因不明なもの	

HAV: hepatitis A virus（A 型肝炎ウイルス），PSP: paralytic shellfish poison（麻痺性貝毒），DSP: diarrheic shellfish poison（下痢性貝毒），NSP: neurotoxic shellfish poison（神経性貝毒）
†1　ヒスタミンによる食中毒を化学物質による食中毒に含める考え方もある．
†2　少量の菌でも発症する細菌．感染症法では 3 類感染症に分類．

■ 4・3　食中毒の発生状況

＊　食中毒の発生状況や発生事例については以下のホームページを参照すること.
●厚生労働省:
https://www.mhlw.go.jp/stf/seisakunitsuite/bunya/kenkou_iryou/shokuhin/syokuchu/index.html

食中毒の発生件数＊を把握するのは，非常に困難である．なぜなら，軽い下痢や嘔吐などの場合には医師の治療を受けることは少なく，家庭に常備された下痢止めや整腸薬などを飲んで治る場合が多いからである．毎年，厚生労働省から発表される食中毒統計は，食中毒を扱った医師が保健所長に届け出，届出のあった事例について保健所で調査，確認を行い，その結果が都道府県知事を通して厚生労働大臣に報告されたものだけである．このように，食中毒の症状には軽重があり，医師の診断を受けるとは限らないので，実際数を把握するのは，非常に困難であると考えられる．実数は，統計数の約 20〜100 倍と考えられることもある．

1990〜2023 年の食中毒発生の動向としては，発生件数 700〜3000件/年，患者数 7000〜47,000人/年，死者 0〜18人/年である（図 4・1）．以下に概要を述べる．

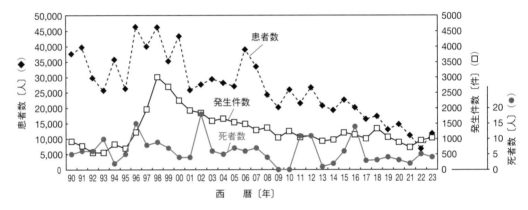

図 4・1　食中毒の発生件数，患者数，死者数の推移

4・3・1　年次別発生状況

1950 年代（昭和 30 年代）の食中毒発生件数は 2000 件前後であったが，これ以降は徐々に減少してきた（図 4・1）．しかし，1996 年は腸管出血性大腸菌 O157：H7 による集団食中毒のため，また，1997 年以降は患者数 1 人の事例と 2 人以上の事例を分けて報告することになり，1998 年以降はウイルス性食中毒も報告されるようになったため食中毒事件数が増加し，1998 年は 3000 件を超えた．患者数は過去には 40,000 人を超える年もあったが，徐々に減少してきており（1990〜2023 年），2023 年は 11,803 人であった．死者数は 1961 年までは毎年 200 人を超えていたが，1990〜2023 年はほとんどが 10 人以下である．ただし，1996 年および 2002 年は大腸菌 O157：H7 による食中毒発生のためそれぞれ 15 人および 18 人，2011 年は大腸菌 O157：H7 以外に O111 による食中毒のため 11 人と多かった．2012 年には浅漬けおよび 2016 年にはキュウリのゆかり和えを原因食とする O157：H7 食中毒でそれぞれ 8 人および 10 人が死亡している．

4・3・2 食中毒病因物質

2002 年以前は，食中毒の原因物質として，発生件数，患者数ともにサルモネラ属菌および腸炎ビブリオが多かった．2003 年以降は，発生件数ではカンピロバクターとノロウイルス*が多かったが，2017 年以降，寄生虫も増えてきた（図4・2，図4・3）．患者数ではノロウイルスが圧倒的に多いが，2020〜2022 年は細菌が多かった（図4・4）．

厚生労働省は，病因物質別発生状況の統計に，1998 年からウイルス，2000 年からコレラ菌，赤痢菌，チフス菌およびパラチフス A 菌，2013 年から寄生虫を加えた（表4・1）．

2000 年は低脂肪乳による大規模な食中毒事件発生のためブドウ球菌が，2020 年には海藻サラダや弁当などによる食中毒事件により病原大腸菌が，それぞれ患者数第 1 位となっている（図4・4）．

自然毒による食中毒は，発生件数，患者数ともに少ないが，数人の死者が毎年出ている．

* ノロウイルスについては，2004 年 4 月以前は**小型球形ウイルス（SRSV）**の名称で集計されている．

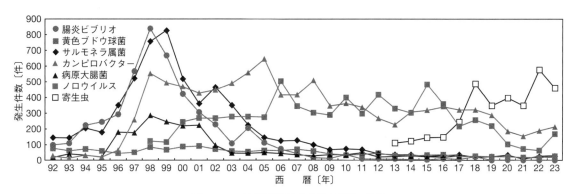

図 4・2　病因物質別食中毒発生件数の推移

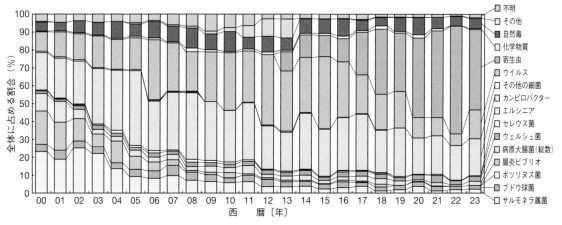

図 4・3　病因物質別食中毒発生件数の全体に対する割合の推移

4・3・3　月別発生状況

2005 年までは，食中毒は，1 年のうちでは 6 月から 10 月にかけて多発する傾

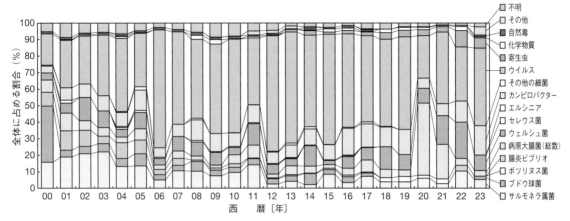

図 4・4　病因物質別食中毒患者数の全体に占める割合の推移

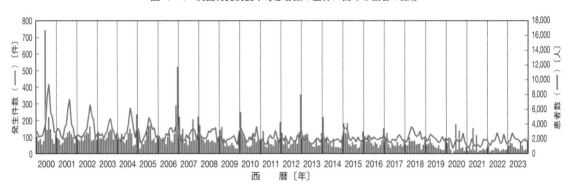

図 4・5　食中毒の月別発生件数と患者数

向にあり，特に 7 月から 9 月に集中していた（図 4・5）．これは，大部分の食中毒が細菌が原因で起こり，食中毒細菌の増殖に適した温度，湿度などの環境条件がこの時期と一致するためである．また，夏場は，暑さにより体力が低下している時期でもあり，これも食中毒が発生しやすい要因となっている．

　ところが近年，食中毒は一年を通して平均的に発生している．患者数は冬場に多い傾向があり，これはノロウイルスによる集団食中毒がこの時期に多く発生していることによる．2020 年 6 月には海藻サラダを，8 月は弁当などを原因食とした病原大腸菌食中毒のため，2021 年 4 月には弁当（ノロウイルス），6 月には牛乳（病原大腸菌）による食中毒事件のため患者数が増加した．

4・3・4　食中毒原因食品

　近年は発生件数および患者数ともに “その他” および “不明” が多く，いつの食事（朝食，昼食，夕食）かは特定できる場合もあるが，原因食品の特定が困難になっている（図 4・6）．

　これ以外については，発生件数では，寄生虫による食中毒増加のため魚介類が増えてきている．肉類とその加工品，複合調理食品，野菜類とその加工品との差は大きくない．患者数では，“その他” および複合調理食品が多い傾向にある．2000 年は乳類およびその加工品が患者数の 1 位であった．

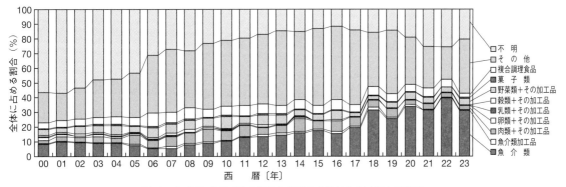

図 4・6 原因食品別食中毒発生件数の全体に占める割合の推移

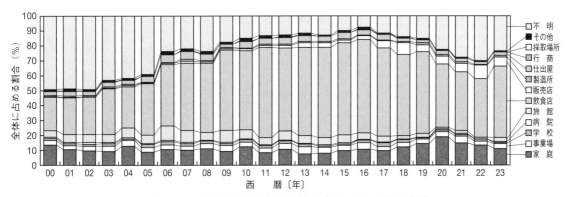

図 4・7 原因施設別食中毒発生件数の全体に占める割合の推移

4・3・5 食中毒の原因施設

食中毒発生の原因施設が判明したなかで，発生件数では飲食店が最も多く，ついで家庭が多い．近年，旅館での発生は減ったが，販売店での発生が増えてきた（図 4・7）．1997 年以降，不明の占める割合が増えたが，これは 1996 年の大腸菌 O157 食中毒事件を契機に食中毒発生の届出件数が急増したためと思われる．その後しだいに減ってきたが，原因食品が多様化し，特定が困難なことから近年増加傾向にある．

患者数では，例年，飲食店が 1 位で仕出屋と旅館がこれに続く．2000 年は，乳製品による大規模な食中毒事件のため，製造所が 1 位であった．

死者数は，集団食中毒発生時を除くとフグやキノコの素人料理が原因であるため，例年，家庭での発生が多い．家庭以外で死者数が多かったのは，2002 年は病院（老人保健施設，大腸菌 O157），2011 年は飲食店（焼き肉チェーン店，大腸菌 O157，O111），2012 年は，製造所（白菜の浅漬，大腸菌 O157），2016 年は事業場（老人ホーム，キュウリのゆかり和え，大腸菌 O157）であった．

4・3・6 マスターテーブル法

食中毒事件が発生した場合，患者の症状や発生人数などの患者調査のほか，原因施設や原因食品の調査が行われる．原因施設が特定できたとしても，患者が食べた食品（メニュー品）が多種類にわたる場合，どの食品（メニュー品）が食中

毒発生の原因食品であったかが容易に決定できないことも多い．そのような場合，同一食品群を食べた患者および非発症者に対し，一つひとつの食品についての喫食調査を実施し，それらを表にまとめたものを**マスターテーブル**という（表4・2）．このようなマスターテーブルを飲食されたすべての食品一つひとつについてまとめ，これらを統計学的に処理することで，原因食品として最も可能性（確率）が高い食品が明らかになることも多い．統計処理としては一般には χ^2（カイ二乗）検定が用いられる．

χ^2（**カイ二乗**）**検定**: 観測された分布が，理論的に予想した分布と一致しているかどうかを判断する方法．

表 4・2　マスターテーブルの例: 立食パーティーで出された食品 A についてのマスターテーブル

種　類	食べた	食べていない	合　計
発症者（患者）	56 人	3 人	59 人
非発症者	15 人	38 人	53 人
合　計	71 人	41 人	112 人

■ 4・4　細菌性食中毒

4・4・1　サルモネラ食中毒

サルモネラ属菌による食中毒は感染型で，近年，発生件数，患者数とも減少傾向にあるが，発生件数は第 3 位，患者数は第 2 位または第 3 位である．サルモネラ属菌のなかでは血清型 Enteritidis による食中毒が 1980 年後半から急増したが，1999 年以降は減少傾向である．

原因菌　サルモネラ属菌（*Salmonella*）

サルモネラ属菌は，1885 年，豚コレラ流行時に初めて分離された生物学的，免疫学的に類似した菌群の総称である．グラム陰性，桿菌，通性嫌気性，周毛性の鞭毛をもつ腸内細菌科の細菌である．食中毒の原因となるのは *Salmonella enterica* subsp. *enterica* である．

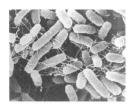

サルモネラ属菌（*S. Enteritidis*）〔写真提供: 東京都健康安全研究センター〕

生育最適 pH は 7〜8 で，生育最適温度は 37 ℃ であるが，食品中 6.5 ℃ でも徐々に増殖したとの報告もある．60 ℃，20 分の加熱で死滅する．血清学的な分類が研究され，菌種ではなく，血清型で分類されている．現在，2500 以上の血清型がある．このうち食中毒に関係のあるサルモネラ属菌は，*S. Enteritidis*（ゲルトネル菌），*S. Typhimurium*（ネズミチフス菌），*S. Infantis*，*S. Thompson*，*S. Newport*，*S. Chester*，*S. Oranienburg* など 20 種類ほどがある．*S. Typhi*（チフス菌），*S. Paratyphi A*（パラチフス A 菌）なども食品を原因とした感染では食中毒菌扱いとなる．サルモネラ属菌は細胞内侵入性（*inv* 遺伝子群）であり，腸管内で細胞内に侵入し，細胞内で増殖して細胞を破壊する．腸チフス，パラチフスについては §4・4・14（p.87）を参照．

イカ乾燥品による食中毒: 1998 年末から 1999 年 4 月にかけてサルモネラ食中毒が全国で発生し，1634 人の患者を出した．原因食品はある水産食品製造会社のイカ乾燥品で，食中毒の原因となった菌は *S. Oranienburg* と *S. Chester* であった（国立保健医療科学院ホームページ，https://www.niph.go.jp/h-crisis/archives/83292/）．

発症菌数と潜伏期間　サルモネラ属菌で汚染された食品を摂食して，通常 12〜24 時間以内に発症する．摂取菌数，血清型，患者の抵抗力により差がある．年少者ほど感受性が高い．発症菌数は一般に 10^5 個以上であるが感受性の高い小児や高齢者では 10〜数百個でも発症することがある*．

*　*S. Enteritidis* は 100 個程度でも発症することがある．

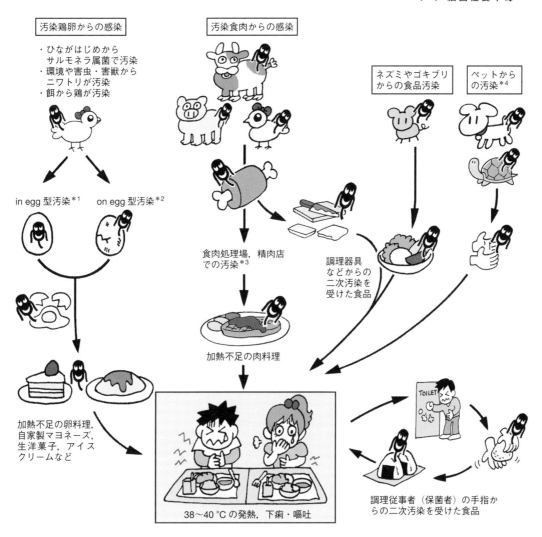

汚染鶏卵からの感染

・ひながはじめから
　サルモネラ属菌で汚染
・環境や害虫・害獣から
　ニワトリが汚染
・餌から鶏が汚染

汚染食肉からの感染

ネズミやゴキブリ
からの食品汚染

ペットから
の汚染*4

in egg 型汚染*1　　on egg 型汚染*2

食肉処理場, 精肉店
での汚染*3

調理器具
などからの
二次汚染を
受けた食品

加熱不足の肉料理

加熱不足の卵料理,
自家製マヨネーズ,
生洋菓子, アイス
クリームなど

TOILET

38～40 ℃ の発熱, 下痢・嘔吐

調理従事者（保菌者）の手指か
らの二次汚染を受けた食品

*1　in egg 型汚染: 卵の中がサルモネラ属菌で汚染.
*2　on egg 型汚染: 表面に付着した糞便から卵の中にサルモネラ属菌がひび割れなどを通って侵入.
*3　生肉の汚染: 10～60 % 程度の市販生肉は, 菌数は少ないがサルモネラ属菌で汚染されている.

図 4・8　サルモネラ属菌の汚染経路

*4　2013 年 8 月 12 日 "カメ
等のハ虫類を原因とするサ
ルモネラ症の発症にかかる
注意喚起について" が厚生
労働省から通知されている.

症状　急性胃腸炎症状で, 下痢, 腹痛, 嘔吐などを起こす. 下痢は必ず起こ
り, 水様便のことが多い. 急激な発熱（38～40 ℃）を伴う場合もあるが, 4～5
日で熱は治まる. 頭痛, 関節痛を伴うこともあり, 重症の場合は, 脳症状を伴
い, 意識混濁, 昏睡などを呈する. 一般に経過は短く, 主要症状は 2～3 日で治
まり, 1 週間以内に回復する. 一般に死亡例は少ないが, 2011 年には 3 人の死者
を出した.

原因食品と汚染経路　サルモネラ属菌はネズミ, ネコ, イヌ, 家畜, 鳥類, カ
メ*4 など, ほとんどすべての動物に広く濃厚に分布しており（図 4・8）, 動物の
保菌率は欄外表 4・3 のようになる. と殺処理後の獣肉では汚染率 2～40 % 程度,
鶏肉は 10～60 % 程度と高くなり, これはと殺場内での汚染によると考えられる.

**表 4・3　動物のサル
モネラ属菌保菌率**

動　物	保菌率
ウ　シ	0.1～5 %
ブ　タ	4～7 %
ネズミ	約 3 %
ニワトリ	約 50 %
ヒ　ト	約 0.03 %

＊ パック入り卵の殺菌:
各地の GP センター (grading and packing center) では, おおよそ以下のような工程で殺菌されている. 自動的に選別ラインに乗せられた卵は,
① 50〜60 ℃ のお湯で洗浄
② 50〜60 ℃ の次亜塩素酸ナトリウム (150〜200 ppm) で殺菌
③ 50〜60 ℃ のお湯で洗浄
④ 風乾工程で乾燥
⑤ 計量, ひびなどの検査
⑥ パック詰め
⑦ 出荷

卵の構造:
クチクラ層: おもにタンパク質の薄い膜でできており, 外からの微生物の侵入を防ぐ.
卵 殻: 卵を守る働きをしている. 炭酸カルシウムからできており, 白や赤, 緑などの色がある.
卵 黄: えさによって色が変わり, 白色卵と比べ, 一般に赤色卵の方が濃い色をしている.
胚: 成長してニワトリになる部分.
ラテブラ: 卵黄表面の胚盤まで細い管で連なっている. 加熱しても完全には凝固しない.
濃厚卵白: プリプリした卵白で卵が古くなると減少.
外水様卵白: サラサラした卵白. 卵が古くなると増加.
内水様卵白: サラサラした卵白. 卵が古くなると増加.
カラザ: 卵黄を卵の中央に保つ働きをする. 卵が古くなるとカラザが目立たなくなる. カラザの存在は品質のよい卵の証明.
気 室: 卵の尖っていない方にあり, 卵が古くなると大きくなる.

サルモネラ属菌の規制
　鶏肉を含めた畜肉に対するサルモネラ属菌の規制値は設けていないが, 非加熱食肉製品, 特定加熱食肉製品, 加熱食肉製品および殺菌液卵では, 陰性/25 g となっている.

さらに, と場汚水は 30〜80 ％ 程度, と場床は 20〜60 ％ のサルモネラ属菌汚染が検出されている. 現在, と畜場法の改正などにより, 食肉処理場は近代化が進みつつあり, サルモネラ属菌汚染率も低下してきている. なお, 鶏卵は殻つき卵可食部は 0.003〜0.03 ％, 未殺菌液卵で 5 ％ 程度汚染されている＊.

　サルモネラ食中毒の原因食品は, 動物性食品, 植物性食品など多岐にわたる. しかし, 上述の理由で食肉を中心とした食品が原因となる場合が多い. サルモネラ属菌による食品の汚染経路は二つに大別される. まず第一は, 正常な食品が摂取されるまでの過程でサルモネラ属菌に汚染される場合で, 一般のサルモネラ食中毒はこれに入る. 第二は, 食品の原材料となっている動物性食品が, すでにサルモネラ属菌で汚染されている場合である.

　卵の表面についたニワトリの糞を介した汚染, あるいはニワトリの卵巣内で, すでにサルモネラ属菌に感染している場合もあり, このような卵由来のサルモネラ属菌がマヨネーズ, サラダを汚染する. 液卵などもサルモネラ食中毒の原因となる. 過去にティラミス (卵を使った生洋菓子) やアイスクリームでも食中毒が発生している.

　卵の中を詳しく見ると, 卵黄と卵白だけではない (図 4・9). 卵殻の外側には, クチクラ層があり, 卵を洗うと, 汚れとともに細菌の侵入を防いでいるクチクラ層まで落ちてしまうために, 卵殻が露出して, 内部の水分, 二酸化炭素が卵の外に出て, 鮮度の低下が早くなる. このため微生物も侵入しやすくなる.

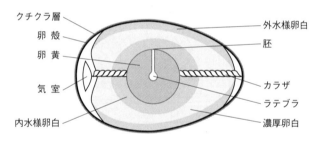

図 4・9 生卵の構造

　予防　サルモネラ食中毒の予防には, まず, サルモネラ汚染の防止が最も重要である. このためには, 感染源となるネズミ, ゴキブリ, ハエの駆除を十分に行う必要がある. 食肉の加熱調理では中心温度 75 ℃ 以上で 1 分以上の加熱が必

卵の鮮度判定法
　卵は生きていて, 殻の表面で呼吸をしている. このため古くなると卵の中の水分が発散して少なくなり, 軽く (水に対する比重が小さく) なって, 食塩水の中で浮いてしまう. 殻の厚さなどによっても比重が違うので一応の目安である (§9・2・2d 参照).

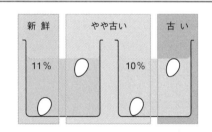

食塩水の調製　11 ％ 食塩水 = 食塩 11 g + 水 89 mL
　　　　　　　　10 ％ 食塩水 = 食塩 10 g + 水 90 mL

要である．さらに，サルモネラ食中毒の発症には一定の菌数が必要なため，食品中でのサルモネラ属菌の増殖を防ぐことも重要で，食品の低温貯蔵（4〜5℃），摂取直前の食品の再加熱は，サルモネラ食中毒の予防対策となる．

4・4・2 腸炎ビブリオ食中毒

腸炎ビブリオは，過去にはわが国での細菌性食中毒（感染型）原因菌の代表格で，死亡することもある怖い細菌である．近年は魚介類の流通における低温管理の徹底により食中毒発生件数および患者数ともに大きく減少している．

原因菌 腸炎ビブリオ（*Vibrio parahaemolyticus*）

1950年大阪市で発生したシラス干しによる食中毒の原因細菌として初めて検出され，1963年 *V. parahaemolyticus* と命名され，和名は腸炎ビブリオとなった．

グラム陰性・丸みを帯びた桿菌で，通常は単極毛性の鞭毛をもつが，周毛性の鞭毛をもつ場合もある．生育の最適温度は30〜37℃，最適pHは7.6〜8.0で，他の細菌に比べ増殖速度が速く，条件がよいと約10分で1回分裂する．また，好塩性で，食塩濃度0.5〜10％で生育するが，3％前後が最適な濃度である．10％以上では生育せず，また，塩分のない水道水中では死滅する．低温，高温にも弱く，10℃以下，45℃以上ではほとんど生育しないが，0℃でも完全に死滅するわけではない．耐熱性も低く，一般に60℃，10分の加熱で死滅する．種々の血清型の腸炎ビブリオが存在している．血清学的な分類では，菌体抗原（O抗原）により13種類に，莢膜抗原（K抗原）により71種類に分類されている．鞭毛抗原（H抗原）による分類もある．この"OとK"を組合わせたO:K血清型により食中毒の原因菌がどのようなタイプの菌か詳しく分類することができる[*1]．

病原性 ヒトに感染して下痢を起こさせる能力をもつか否かによって，病原株と非病原株に区別される．通常，食中毒患者から検出される腸炎ビブリオの90％以上が病原株だが，海水や魚介類などから検出される腸炎ビブリオの大部分が非病原株といわれている[*2]．両者は，下痢をひき起こす原因物質である**耐熱性溶血毒（TDH）**ならびに**耐熱性溶血毒類似毒（TRH）**というタンパク質毒素の産生能を調べることによって判別できる（p.73のコラム参照）．

発症菌数と潜伏期間 通常，健康なヒトが腸炎ビブリオ食中毒を発症するにはかなり大量（10^5個以上）の菌を摂取することが必要とされる．摂取菌量が少ない場合は胃液の酸によって大部分が死滅するため感染部位の小腸に腸炎ビブリオが到達できない．潜伏期間は通常11〜18時間だが2〜3時間で発症した例もある．摂取菌量，血清型，患者の抵抗力により差があり，年少者ほど感受性が高い．

症状 腹痛，下痢，嘔吐，発熱が主要症状で，下痢がひどいと脱水症状を起こす．発熱は少なく，一般に経過は短く，2〜3日で回復することが多い．

原因食品と汚染経路 腸炎ビブリオはもともと海水中に生息する海水細菌の一種で，その分布状態は海水温度と密接な相関がある．わが国の近海では，冬期の海水から腸炎ビブリオはほとんど検出されないが，海水温度が15℃以上に上昇する5月から10月にかけて常時検出されるようになる．これは，海底土中で越冬した腸炎ビブリオが海水温の上昇に伴って，プランクトンなどに付着して増殖

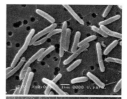
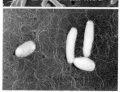

腸炎ビブリオの電子顕微鏡写真．単毛性（上）と周毛性（下）［出典：（上）内閣府食品安全委員会ホームページ，（下）国立感染症研究所ホームページ（https://www.niid.go.jp/niid/ja/kansenno-hanashi/438-vibrio-enteritis.html）］

[*1] 1995年以前に国内で発生した腸炎ビブリオ食中毒の原因菌は血清型O4:K8が多かったが1996年からはO3:K6が増えてきた．O3:K6が腸炎ビブリオの食中毒や感染症において重要な血清型となっている．

[*2] **生鮮魚介類の汚染率**
腸炎ビブリオ汚染率 75〜95％
tdh 遺伝子陽性腸炎ビブリオ汚染率 6〜13％

低塩分イカの塩辛が原因の食中毒：2007年，宮城県内の食品会社で製造された"イカの塩辛"により腸炎ビブリオ食中毒が発生した．これまでの高塩分熟成塩辛とは違い，塩分が低く（4％前後），腸炎ビブリオなどの食中毒菌の増殖抑制が期待できないにもかかわらず，原材料の衛生管理と製造施設の低温管理が不適切であった．低塩化のためには，徹底した温度管理や塩分に代わる添加物などの使用が必要である．

表 4・4　腸炎ビブリオ
食中毒事件の原因水産
食品と発生割合[a]

刺身（貝類含む）	27.3%
貝　類	25.6%
カニ調理・加工品	7.1%
魚調理・加工品	4.6%
イカ調理・加工品	4.6%
ウニ調理・加工品	3.8%
寿司（ちらし含む）	2.9%
その他魚介類	23.9%
合　計	100.0%

a)“食品健康影響評価
のためのリスクプロ
ファイル―生鮮魚介類
における腸炎ビブリオ
（改訂版）”, 食品安全委
員会（2012）より.

腸炎ビブリオの規制
■ 食品衛生法に基づく
　規格基準
煮かに（ゆでかに）・ゆ
でだこ: 陰性
生食用鮮魚介類加工品〔切
り身またはむき身にし
た鮮魚介類（生カキを
除く）であって, 生食
用のもの（凍結させた
ものを除く）に限る〕:
100/g 以下（最確数）
生食用カキ: 100/g 以下
（最確数）

これに加えて, 表示基準
（生食用である旨など）,
加工基準, 保存基準（10
℃以下で保存など）が
定められている.

**腸炎ビブリオ食中毒
予防のポイント**
■ 淡水に弱いので, 食品
をよく水洗いする.
■ 熱に弱い（60℃, 10分
で死滅）ので, 二次汚
染の防止には, 調理器
具の熱湯消毒が有効.
■ 酸にも弱いので, 酢を
使用しても死滅させる
ことができる.
■ 海産魚介類を直接さ
わった手指で別の食品
を調理したり, 盛りつ
けをしない.

を始め, 海水中の菌の密度が高くなるためと考えられている. 海水, 特に河口付近は, 夏期, 腸炎ビブリオに濃厚に汚染されているので, 沿岸部で漁獲された鮮魚類は, 腸炎ビブリオの汚染を受けている.

　水産食品が原因食品の上位（発生件数の 30%）を占め, 特に刺身, たたき, 寿司など, 魚介類の生食が原因である（図 4・10, 表 4・4）. 魚介類の加工品も原因となる場合がある. ほかに卵焼きや漬物といった海産物とは無縁の食品であることも少なくない. これはふきん, まな板や包丁などの調理器具を介した二次汚染が原因である. 夏期に腸炎ビブリオに汚染された食品は, 保存中の温度管理が悪いと腸炎ビブリオが急激に増殖して発症菌量に達する. このため, 気温の高い 6〜10 月に食中毒の発生が多い. 特にイカ, タコ, 貝類中での増殖が速い.

　予防　腸炎ビブリオは海水中に常在するので, 生の魚介類における腸炎ビブリオの一次汚染を避けることはできない. したがって本菌食中毒の予防には, 調理後の食品で腸炎ビブリオを増やさないことが最も重要である. また, 腸炎ビブリオは低温に弱く, 0〜2 ℃ では, 魚についた本菌は 24〜48 時間で死滅するので, 刺身などの魚介類は 4 ℃ 以下で保存する. 食品の低温保存は有効であるが, 冷凍した食品中でも腸炎ビブリオが生きて残っていることがあるので, 冷凍魚介類の解凍は, 他の食品を汚染しないように専用の容器の中で行う. さらに食品は長時間放置せず, 加熱調理食品もできるだけ早めに食べる. 厚生労働省は, 冷蔵保存されていた生食用の魚介類加工品の場合, 冷蔵庫から出して最大 2 時間以内に食べるように勧めている. また, 食中毒警報が出ているときは特に, 腸炎ビブリオをはじめとするすべての食中毒予防に格別の注意をはらう必要がある.

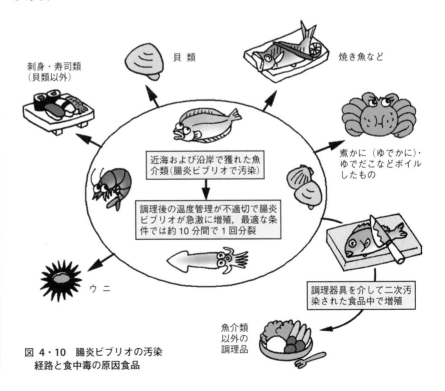

図 4・10　腸炎ビブリオの汚染
経路と食中毒の原因食品

耐熱性溶血毒と耐熱性溶血毒類似毒

　腸炎ビブリオには赤血球の膜に穴をあけて**溶血**させる（神奈川県の衛生研究所で発見されたため，この溶血現象を**神奈川現象**という）菌と溶血させない菌が存在することがわかっていた．この溶血作用の原因となるのが**耐熱性溶血毒**（**TDH**）であり，ヒトやマウスの細胞での実験からこの毒素には，1）細胞を変性・崩壊する働き，2）心筋細胞のリズミカルな動きを止めてしまう心臓毒としての活性（致死活性），3）腸の粘膜を破壊し粘血便を起こす働き，があることがわかっている．食中毒患者から検出される腸炎ビブリオは大多数がこの TDH をつくる菌（TDH 陽性菌）で，海産魚介類や海水から検出される腸炎ビブリオはほとんどが TDH をつくらない菌（TDH 陰性菌）である．この現象は TDH 陽性菌が食中毒の発生に強く関係していることを示し，おそらく海産魚などに付着している腸炎ビブリオのごく一部の TDH 陽性菌が，特定の条件下（高温，多湿など）で増殖し，これがヒトの体内に入ることで食中毒が発生すると思われる．10 万個以上の TDH 陽性菌が付着した食品を食べることにより食中毒を発症するといわれている．

　TDH は分子量約 42,000 の酸性タンパク質で，100 ℃，10 分間の加熱をしても失活しない耐熱性の毒素である．

　腸炎ビブリオは TDH 以外の毒素もつくり，1985 年にインド洋の島国モルディブから帰国した後に下痢を発症したヒトから，TDH をつくらない腸炎ビブリオが発見された．この菌は TDH とよく似た毒素である**耐熱性溶血毒類似毒**（**TRH**；TDH 類似毒）をつくり，この毒素をもつ菌も下痢症と関連している．TRH は 100 ℃ で失活する点で TDH とは異なる．

> **TDH**: thermostable direct hemolysin（耐熱性溶血毒）

> **TRH**: TDH related hemolysin（TDH 類似毒，耐熱性溶血毒類似毒）

4・4・3　ブドウ球菌食中毒

　食中毒のなかには，ある種の細菌が食品中や人体内で増殖することに伴い，毒素を産生し，その毒素によって中毒症状を起こすものがある．2000 年の夏，関西を中心にした大規模な乳飲料の食中毒事件は，殺菌工程で黄色ブドウ球菌は死滅したにもかかわらず，この細菌がつくった耐熱性の毒素がすでに製品に混入していたために起こったものであった（次ページ欄外の囲み参照）．

　ブドウ球菌〔スタフィロコッカス（*Staphylococcus*）属〕には，**黄色ブドウ球菌**（*S. aureus*；食中毒菌），表皮性ブドウ球菌（*S. epidermidis*）などが含まれる．黄色ブドウ球菌は，化膿巣形成から敗血症まで多彩な臨床症状をひき起こし，種々の感染症および毒素性ショック症候群などの起因菌となる．特に**メチシリン耐性黄色ブドウ球菌**（**MRSA**）は，院内感染や術後 MRSA 腸炎の原因となるので，重要な問題となっている．さらに，黄色ブドウ球菌は食品中で増殖すると，**エンテロトキシン**とよばれる毒素を産生し，ブドウ球菌食中毒の原因となる（次ページのコラム参照）．各種の哺乳動物，鳥類などに広く分布し，健康なヒトの本菌保有率は約 40 ％ で，鼻，咽頭，腸管などに分布している．

原因菌　黄色ブドウ球菌（*S. aureus*）

　グラム陽性の球菌（直径 0.8〜1 μm）で，ブドウの房状に連鎖して分裂増殖する．耐塩性が高く，食塩濃度 7.5 ％ でも生育できる．生育可能温度は 10〜45 ℃ であるが，最適温度は 37 ℃ 付近である．生育の最適 pH は 7.0〜7.5，**コアグラー**

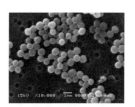

黄色ブドウ球菌（*S.aureus*）
［出典：内閣府食品安全委員会ホームページより］

MRSA

　多種類の抗生物質が効かない耐性黄色ブドウ球菌．MRSA は，methicillin resistant *Staphylococcus aureus* の略で，"マーサ"と読むこともあり，日本語ではメチシリン耐性黄色ブドウ球菌の略称である．MRSA は，病原性はヒトに常在している黄色ブドウ球菌と同じで，健康なヒトにとっては恐ろしい菌ではない．健康なヒトは，身体の中に菌が入ってきても自分の抵抗力で取除くので，病気になることはない．手指は菌がつく可能性が高く，最も多い感染の経路である．MRSA の感染を防ぐには，正しい手洗いとうがいが最も大事である．

エンテロトキシン

　食中毒の原因になる毒素のうち，下痢をひき起こすものを総称してエンテロトキシン（**腸管毒**または**腸毒素**）とよぶ．エンテロトキシンを産生する菌として，黄色ブドウ球菌，コレラ菌，ウェルシュ菌，セレウス菌などがあるが，それぞれの菌が産生するエンテロトキシンは菌名を冠して区別されており，黄色ブドウ球菌が産生するものを，黄色ブドウ球菌エンテロトキシンという．

ゼ（ウサギやヒトの血漿を凝固させる）を産生することが本菌の特徴で，このコアグラーゼの血清型（コアグラーゼ型別，10 種類）や本菌の菌体内に存在するファージの型（ファージ型別，1〜4 群）による分類が行われている．また，種々の溶血毒，壊死毒などの菌体外毒素を産生する．

　病原性　本菌食中毒の原因となる黄色ブドウ球菌のエンテロトキシンは分子量 27,000 前後のタンパク質で，抗原性の違いにより現在 A〜I 型および多数のエンテロトキシン様毒素が報告されている．食中毒事件中，最も発生件数の多いエンテロトキシン型は A 型である．一般にヒトでは，おおむね数百 ng〜数 µg（1 ng は 10 億分の 1 g）を摂取すると発症すると報告されている*．黄色ブドウ球菌エンテロトキシンをヒトが摂取すると胃や小腸上部で吸収され，その刺激が自律神経系を経て嘔吐中枢に伝わり，中枢神経を刺激して唾液が多くなり，吐き気，嘔吐などを起こす．また腸管にも作用して，腹痛，下痢などをひき起こす．

　この毒素は，熱に強く，食品中では 100 ℃，30 分の加熱でも毒性を失わない．また，胃酸やトリプシンなどのタンパク質分解酵素（消化酵素）によっても分解されない．

　潜伏期間　通常 1〜5 時間以内に発症する．平均 3 時間で，感染型に比べると潜伏期間が短い．摂取毒素量，患者の抵抗力により差がある．

　症状　初期には頭部の圧迫感，唾液の分泌増加がみられる．主要症状は，毒素の作用による吐き気，嘔吐，下痢である．重症のときは，下痢と嘔吐による脱水症状を呈する．一般に経過は短く，1〜3 日で回復し，重症でも 7 日で回復する．死亡することはほとんどない．2000 年に発生した患者数 14,000 人を超えるエンテロトキシンによる食中毒事件（欄外参照）では，原因食品が加工乳などのため，被害者が成人，子ども，高齢者，病人などさまざまで，その症状も吐き気，嘔吐，下痢のほかに，発熱，発疹など多彩であった．

　原因食品と汚染経路　世界的には，乳製品（牛乳，クリームなど），卵製品，畜産製品（肉，ハム，ソーセージ）が原因になることが多い．わが国では，穀類とその加工品，弁当，魚肉ねり製品（ちくわ，かまぼこなど），和洋生菓子が原因食品として報告されている．

　汚染源としては，ヒトの化膿巣が重要であり，食品取扱者のケガ（化膿性の疾

---

*　10 ng 程度での発症例も報告されており，黄色ブドウ球菌が食品中で増殖して 10^5〜10^9/g 程度になると，エンテロトキシン量がヒトの発症毒素量に達すると考えられている．

低脂肪乳などによる黄色ブドウ球菌エンテロトキシン A 型食中毒: 2000 年の"低脂肪乳"などを原因とする食中毒事件では，有症者数は 14,780 人に達した．その原因は使用された脱脂粉乳中の黄色ブドウ球菌エンテロトキシン A であった．この脱脂粉乳は同社北海道の工場で製造されたもので，製造過程において発生した停電の際に，生乳中または製造ラインに滞留した乳中で黄色ブドウ球菌が増殖してエンテロトキシン A 型を産生したと考えられている．

患），ヒトの鼻咽喉に存在する黄色ブドウ球菌がくしゃみや手指を介して食品を汚染する（図 4・11）．このため，本菌による食中毒は年間を通して発生するが，菌の増殖しやすい 5～10 月に 70～80％ が発生している．また，本菌は乳牛の乳房炎の原因菌であるため，生乳の汚染率も高い（60～90％）．食肉では，汚染菌量は低いが，食鳥肉の汚染率が高い（30～60％）．

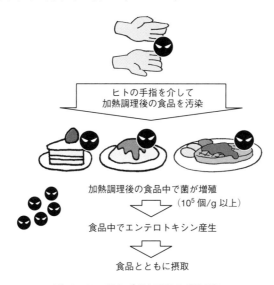

ヒトの手指を介して
加熱調理後の食品を汚染

加熱調理後の食品中で菌が増殖
（10^5 個/g 以上）

食品中でエンテロトキシン産生

食品とともに摂取

図 4・11　黄色ブドウ球菌の感染経路

黄色ブドウ球菌の規制
■食品衛生法に基づく規格基準
非加熱食肉製品・特定加熱食肉製品・加熱食肉製品（加熱殺菌後に容器包装）：1000/g 以下
■衛生規範に定められた指導基準
弁当および惣菜（加熱処理したもの）：陰性
生洋菓子：陰性
生めん類（生めん，ゆでめん，加熱処理した具）：陰性

予防　本菌の汚染源としてはヒトの化膿巣などが重要で，対策としては，1) ケガをした者は食品を扱わない，2) 食品加工従事者は，マスク，手袋を着用する，などの調理従事者の衛生管理が最も重要である〔正しい手の洗い方については図 9・3（p.183）参照〕．また，加熱調理により本菌自体は殺菌できるが，産生されたエンテロトキシンは不活化できないので，食品中での本菌の増殖と毒素の産生を防ぐために，3) 調理・加工後なるべく早く摂取する，あるいは本菌の増殖を防ぐために，4) 食品は低温（10 ℃ 以下）で保存する必要がある．

4・4・4　ボツリヌス食中毒 （乳児ボツリヌス症を含む）

ボツリヌス食中毒（食餌性ボツリヌス症）は，食品に付着した**ボツリヌス菌**が，増殖して**神経毒素**を産生し，これに汚染された食品を経口摂取することでひき起こされる毒素型の細菌性食中毒である．ボツリヌス毒素は，現存する毒素のなかで最も毒性が高く，細菌性食中毒のなかでは最も致死率が高いが，十分な呼吸管理と抗血清の開発により，近年は致死率が低下している．この食餌性ボツリヌス症のほかに，乳児ボツリヌス症，創傷性ボツリヌス症，未分類のボツリヌス症が知られている．ボツリヌス菌の毒素は猛毒なので，この毒素が，テロリストによって生物兵器として使われるのではないかと心配されている．

原因菌　ボツリヌス菌（*Clostridium botulinum*）
（クロストリジウム　ボツリナム）

ボツリヌス菌は毒素の血清型による分類で A～G 型に分類されており，ヒトに食中毒を起こすのは，A, B, E, F の 4 型である．グラム陽性，芽胞形成性，嫌気

腸詰めによる食中毒: 18 世紀の中ごろから，ドイツでは腸詰めによる食中毒が流行した．この食中毒はラテン語の腸詰め（botulus）から botulism（ボツリヌス食中毒）と命名された．1895 年の冬，塩漬けハムによる食中毒（死者 3 人，患者 39 人）の患者と原因食品から芽胞をもつ嫌気性の桿菌が分離され，培養液中に強力な毒素が産生されていることが発見された．

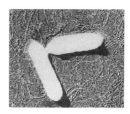

ボツリヌス菌（*C. botulinum*）［写真提供: 東京都健康安全研究センター］

ボツリヌス菌の毒素

タンパク質で，免疫学的にA, B, C(C1, C2), D, E, F, G に分類されている．熱に不安定である（A型毒素は80℃, 60秒，B型毒素は，80℃, 15分で失活）．

A型毒素は精製されており，分子量は90万前後である．分子量15万の神経毒と他のタンパク質成分との複合体として存在している．酸に安定，アルカリに不安定である．トリプシンによる処理で10〜100倍に活性化される．

ボツリヌス毒素のヒトの致死量は経口投与した場合0.1〜5μg/kgで，100gで8億人を殺すことができる猛毒である．毒素はコリン作動性の神経接合部に作用し，アセチルコリンの遊離を阻止して，神経伝達を阻止する．ボツリヌス菌（*Clostridium botulinum*）のほかにも，*C. baratii* と *C. butyricum* とがボツリヌス毒素を産生する．

表 4・5　ボツリヌス菌の性状による群別[a]

性　状	群　別			
	Ⅰ 群	Ⅱ 群	Ⅲ 群	Ⅳ 群
毒素型	A, B, F	B, E, F	C, D	G
タンパク質分解性	＋	－	＋または－	＋
芽胞の耐熱性	120℃, 4分	80℃, 6分	100℃, 15分	121℃, 1.5分
生育最適温度	37℃	30℃	40〜42℃	37℃
最低発育温度	10℃	3℃	15℃	10℃
増殖最低 pH	4.6	4.8	ND	ND
増殖最低 A_w	0.94	0.97	ND	ND

a) 食品安全委員会ファクトシート（https://www.fsc.go.jp/factsheets/index.data/20210330botulism.pdf）より
ND: データなし

性，桿菌，数本の鞭毛をもち運動性がある．大きさは 0.8〜1.2 μm×4〜6 μm，生育最適温度は37℃で，E型菌は特に3℃付近の低温でも増殖する．さらに本菌は表4・5に示すように生物学的，化学的性状によって，Ⅰ〜Ⅳ群に分類されている．本菌の食品中での生育を防ぐには重要な情報である．

潜伏期間と症状

● **ボツリヌス菌による食中毒**：ボツリヌス菌の毒素を含んだ食物を食べて，6時間から3日の間（大部分は8〜36時間）に症状が出る．おもに頭部に分布する脳神経の領域の麻痺が起こり，ついで運動神経が麻痺するため，ものが二重に見える，まぶたが下がる，うまく発音できなくなる，ものが飲込みにくい，力が入らなくなる，など運動を行う筋肉が動かなくなってしまう．これらの症状の前に，嘔吐・吐き気・腹痛・下痢などの胃腸症状がしばしば出る．呼吸に使われる肋間筋や横隔膜や腹筋などの筋肉が麻痺すると呼吸が止まり，人工呼吸器がなければ死んでしまう．以前は，致死率が高かった（約30%）が，抗毒素療法の導入により今日では4%程度である．A, B型で4〜8日，また，E型では48時間以内の死亡例が多い．

● **乳児ボツリヌス症**：生後1週間から12カ月の乳児にみられる．口から入ったボツリヌス菌の芽胞が大腸内で発芽・増殖して毒素を産生して起こる．潜伏期間は3〜30日と推定されている．乳児にハチミツを食べさせることが原因となる．最初に便秘がみられる場合が多く，あとは一般のボツリヌス菌による食中毒と同様な症状が出る．一般のボツリヌス菌による食中毒とは異なり，毒素の直接摂取ではなく，芽胞の摂取だけでも発症することが特徴である．

原因食品と汚染経路　ボツリヌス食中毒の原因食品としては，野菜，果物の自家製缶詰が多い．pH 4.6 以上で水分含量が高い（A_w 0.94 以上）食品は原因食品になりうる．ボツリヌス菌は本来土壌細菌で，芽胞の状態で世界中に広く分布しているので，食品原料が汚染を受けている．特に北海道周辺は，E型菌の汚染地

帯である．わが国では，ニシンのいずし（1951 年：北海道岩内市，E 型菌による）や，からしれんこん（1984 年：死者 12 人，患者 37 人．A 型菌による）などを原因とした食中毒が発生している．乳児ボツリヌス症では，ボツリヌス菌芽胞が混入した食品（ハチミツ，コーンシロップ，野菜ジュースなど）が原因食品となる．

［予防］　酸性化（pH 4.5 以下；自家製缶詰にはリン酸，クエン酸が通常用いられる）により，ボツリヌス菌による毒素の生産を抑制できる．また，毒素は熱に弱いので，摂取前の加熱が効果的である．E 型菌は 3 ℃ でも増殖するので，食品は 3 ℃ 未満で冷蔵することが予防対策となる．

離乳前の乳児には，芽胞が汚染している恐れのある上述の食品は避ける．1987 年 10 月，厚生省（当時）は "1 歳未満の乳児にハチミツを与えないように" 各都道府県に通知し，注意を促した．

4・4・5　病原大腸菌食中毒

大腸菌（*Escherichia coli* 略して *E. coli*）は，通性嫌気性のグラム陰性桿菌で環境中に広く存在するが，腸内細菌でもあり，温血動物（鳥類，哺乳類）の大腸に生息する．幅 0.5～1.5 μm，長さ 2～6 μm で周毛性の鞭毛をもつ．グルコース，ラクトース，マンニトール（マンニット）を分解し，酸とガスを産生する．

通常，大腸菌はヒトの常在菌であり，病原性はない．**病原大腸菌（下痢原性大腸菌）** とは，腸炎を起こす大腸菌で，腸管侵入性大腸菌，腸管毒素原性大腸菌，腸管病原性大腸菌，腸管凝集性大腸菌，分散接着性大腸菌*，腸管出血性大腸菌の 6 種類がある．いずれも食品や飲料水から経口感染する．

a．病原大腸菌の分類

1）**腸管侵入性大腸菌（EIEC）**：赤痢菌のように大腸粘膜細胞に侵入することで下痢症状を起こす．ヒトからヒトへ感染するが，他の動物には少ない．本菌食中毒は発熱，腹痛を主要症状とし，食品を介して大流行することもある．

2）**腸管毒素原性大腸菌（ETEC）**：本菌が粘膜上皮細胞付着因子（CFA）を介して腸管内に定着し，増殖するときにつぎの毒素をつくる．

・易熱性毒素（LT）：コレラ毒素に類似．60 ℃，30 分の加熱で失活する．

・耐熱性毒素（ST）：18～19 アミノ酸から成るペプチド．100 ℃，15 分の加熱でも失活しない．

これらの毒素は腸粘膜上皮細胞に作用し，腸管内に多量の水分の分泌を促す．したがって，本菌食中毒の主要症状は下痢（水様便）である．汚染され本菌の増殖した食品の摂取によって発症する．汚染源は患者，健康保菌者の大便である．

3）**腸管病原性大腸菌（EPEC）**：大量の経口感染により急性胃腸炎を起こす．生化学的性質は同じであるが，通常の大腸菌とは血清型により区別される．乳幼児に対する病原性が強い．サルモネラ食中毒に類似の急性胃腸炎症状を呈する．外膜タンパク質インチミンを介して腸管上皮細胞に結合し，これを破壊する．汚染源は患者，健康保菌者の大便である．

4）**腸管凝集性大腸菌（EAggEC）**：腸管凝集付着性大腸菌ともいう．腸管に付

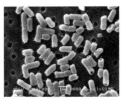

E.coli O157：H7 ［出典：内閣府食品安全委員会ホームページより］

*　分散接着性大腸菌は，主要な病原大腸菌に含めない場合もある．

EIEC：enteroinvasive *E. coli*（腸管侵入性大腸菌）

ETEC：enterotoxigenic *E. coli*（腸管毒素原性大腸菌）

CFA：colonization factor antigen（粘膜上皮細胞付着因子）

LT：heat-labile enterotoxin（易熱性毒素）

ST：heat-stable enterotoxin（耐熱性毒素）

EPEC：enteropathogenic *E. coli*（腸管病原性大腸菌）

EAggEC：enteroaggregative *E. coli*（腸管凝集性大腸菌）

着性を示し，耐熱性エンテロトキシン (EAST1) を産生して下痢をひき起こすと考えられている．2011 年，ドイツを中心にヨーロッパで 52 人が死亡した食中毒事件の原因菌 *E.coli* O104：H4 は，腸管出血性大腸菌のベロ毒素を産生する EAggEC であった．

5) **分散接着性大腸菌（DAEC）**：HeLa 細胞や HEp-2 細胞などの培養細胞に分散接着する大腸菌で，水様性の下痢を発症する．

6) **腸管出血性大腸菌（EHEC）**：腸管病原性大腸菌と同様にインチミンを介して腸管内に定着し，出血性大腸炎をひき起こす．赤痢菌の産生する志賀毒素と類似の毒素（**ベロ毒素**，コラム参照）を腸管内で産生する．腹痛，出血を伴う水様性の下痢などを発症する．感染症法では 3 類感染症に分類される．

DAEC: diffusely adherent *E. coli*（分散接着性大腸菌）

EHEC: enterohemorrhagic *E. coli*（腸管出血性大腸菌）．ベロ毒素（志賀毒素）を産生するので，VTEC (Verotoxin-producing *E. coli*) または STEC(Shiga toxin-producing *E. coli*) ともよばれる．

ベロ毒素（志賀毒素）[*1]

　培養細胞の一種であるベロ細胞（アフリカミドリザルの腎臓由来）にごく微量で致死的に働くことから，ベロ毒素と名づけられた．赤痢菌のつくる志賀毒素（p.87 欄外参照）と同一の毒素活性があり，感染したヒトの細胞のタンパク質合成を阻害して毒性を示す．この毒素が集まりやすい腎臓や脳に障害をきたし，乳幼児や高齢者では重症化することがある．ベロ毒素はさらに，二つの型に分けられる．

　・1 型（VT1 または Stx1）：志賀毒素とまったく同じ構造で毒性も同じ．
　・2 型（VT2 または Stx2）：志賀毒素とは構造が異なり，1 型よりも強い毒性をもつ．

　O157 には，1 型毒素のみを産生するタイプと 1 型毒素と 2 型毒素の両方とも産生するタイプがある．さらにさまざまな遺伝子型のベロ毒素が報告されている．

---

*1 世界的にはベロ毒素を**志賀毒素**（Shiga toxin) ということが多い．**志賀毒素群毒素**ともいう．

b. 腸管出血性大腸菌 O157 による食中毒　　本菌のなかで最も重要なものがベロ毒素産生性大腸菌 O157：H7 である．

血清型別　　細菌は菌体表面の鞭毛成分（遊走集落を形成する，**H 抗原**）と鞭毛を除く菌体表面成分（鞭毛がないため遊走集落を形成できない，**O 抗原**），菌体の最外部の莢膜成分（**K 抗原**）の違いから血清学的に多種類の亜型に分類されており，大腸菌では H 抗原 55 種類，O 抗原 188 種類がある[*2]（図 4・12）．ベロ毒素産生菌は，O157：H7 以外にも O26，O103，O111，O121，O145 など約 20 種の菌型が報告されている．

H 抗原：ドイツ語の Hauchbildung（くもりを生じる；遊走集落を形成する）にちなむ．鞭毛を示す．

O 抗原：ドイツ語の ohne Hauchbildung（くもりを生じない；鞭毛がなく遊走集落を形成できない）にちなむ．外膜タンパク質やリポ多糖類など，鞭毛や莢膜以外の成分により抗原性（O 抗原）が決まる．

K 抗原：ドイツ語の Kapsel（莢膜）にちなむ．

*2 2020 年 3 月現在の数．O 抗原には 6 種の欠番が含まれる．

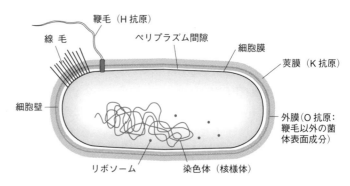

図 4・12　グラム陰性菌（大腸菌など）の構造と抗原部位（図 3・4，表 3・1 も参照）

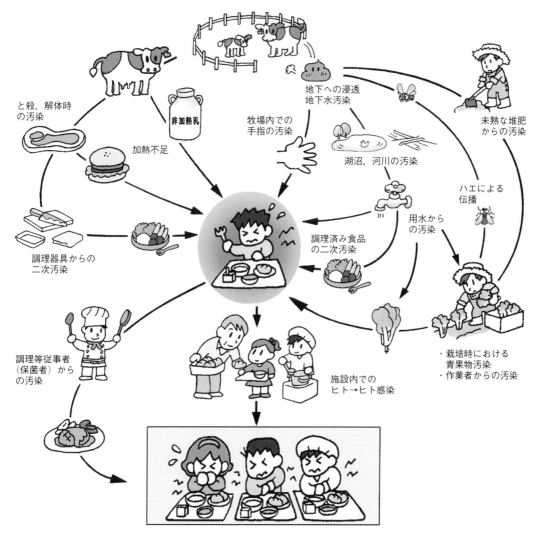

図 4・13　腸管出血性大腸菌の汚染経路

【発生状況】　大腸菌 O157 は，1982 年，米国オレゴン州とミシガン州で起こっ
たハンバーガーによる集団食中毒事件で，患者の糞便から原因菌として見つかっ
たのが最初で，その後世界各地で発見された.

　わが国においては，1996 年，堺市で 5727 人にのぼる集団発生をはじめとして
1 都 1 道 2 府 41 県で大腸菌 O157 による食中毒が発生し，この集団事例による
1996 年の有症者は累計 9451 人，死者 12 名に及んだ. 2012 年 8 月に札幌市など
で発生した浅漬 “白菜きりづけ” による大腸菌 O157 による食中毒事件は，患者
数 169 名，死者 8 名を数え，患者発生場所の多くは高齢者施設であった.

【発症菌数と潜伏期間】　O157 は感染が成立する菌量が約 100 個程度と食中毒菌の
なかで最少で，感染後 4〜8 日の潜伏期の後，発症する.

【症　状】　はじめは腹痛や水様性の下痢で，下痢は後に出血性となる. 下痢が始
まってから平均 1 週間後，溶血性尿毒症症候群（HUS）を発症することがある.

HUS: hemolytic uremic
syndrome（溶血性尿毒症
症候群）. 1）腎臓の機能が
急速に障害される急性腎不
全（尿の量が減り血尿やタ
ンパク尿が出る），2）止血
に関係する血液中の血小板
の異常減少，3）赤血球が
急速に破壊（貧血），の三
つの症状を特徴とする.
O157 に感染しても，症状
が治まった後 15 日程度経
過すれば HUS の発生の危
険は，ほぼなくなるといわ
れている.

O157 に感染しても健常な成人では無症状であったり, 単なる下痢のことがほとんどであるが, 乳幼児, 小児や基礎疾患のある高齢者は, 重症に至る場合もある.

原因食品と汚染経路   O157 は, ウシ, ヒツジ, ブタなどの家畜やヒトの腸管内に存在し, 家畜の解体処理時に腸管を傷つけた場合, 腸管内容物が食肉に付着する, または, ヒトや家畜の糞便が水を汚染することなどが感染の原因である (図 4・13).

1) 動物における分布: ウシを中心として家畜に O157 が保菌されている. ウシの O157 保菌率は, 日本: 0.2〜3.4％, 米国: 0.2〜6.8％, カナダ: 3％, 英国: 1％ などとなっている. O157 はウシ以外にも, ヒツジ, ヤギ, イヌ, ネコ, シカからも検出されている. さらに, ブタ, ヤギ, ニワトリなどからは O157 以外の血清型の腸管出血性大腸菌が検出されている.

2) 原因食品: わが国で発生した腸管出血性大腸菌食中毒のなかでは, 井戸水, ポテトサラダ, 焼肉店の食事, ウシの生レバー, シカ肉, カイワレダイコン, メロン, 浅漬けなどがある. これに対して, 米国, カナダ, 英国, ドイツなどの集団事例では, 牛ひき肉 (ハンバーガー), ローストビーフ, サンドイッチ, ホウレンソウ, アップルジュース, 芽物野菜などが原因食品となっている. 感染経路は, 1) 経口感染〔本菌を保有する家畜, 保菌者の糞便中の本菌に汚染された食品や水 (井戸水など) による〕, 2) ヒトからヒトへの感染〔食品の不衛生な取扱いなどによる〕, などである. わが国において原因が判明した事件のうち, 埼玉県の事例では, 汚水の混入した井戸水が原因と判明している.

予防   O157 は熱には弱く, 75 ℃ 以上で 1 分以上の加熱で死滅する. しかし, 低温条件には強く, 家庭の冷凍庫で保存中は食品中で生残している. また, 酸性条件にも強く, pH 3.5 でも生きていることがある. 水中では相当長期間生存することもわかっている. 逆性石けんや塩素剤などの通常の消毒剤による処理では容易に死滅するが, 大腸菌 O157 に消毒剤を十分に接触させる必要がある*.

4・4・6 ウェルシュ菌食中毒

ウェルシュ菌は下水, 河川, 海, 耕地などの土壌に広く分布するヒトや動物の大腸内常在菌である. 食中毒のほかに, ヒトの感染症としては, ガス壊疽, 化膿性感染症などが知られている. 食品中で大量に増殖したエンテロトキシン産生性ウェルシュ菌 (下痢原性ウェルシュ菌) が, 腸管内で増殖・芽胞を形成する際に産生されたエンテロトキシンによる感染型食中毒である. 集団事例が多いため食中毒事件 1 件当たりの患者数が多い.

原因菌   ウェルシュ菌 (*Clostridium perfringens, C. welchii*)
（クロストリジウム　パーフリンジェンス　ウェルチ）

グラム陽性の嫌気性 (それほど厳密ではない), 非運動性の大型桿菌 (長さ 3〜9 μm, 幅 0.9〜1.3 μm) で芽胞を形成する. 生育最適温度は 43〜47 ℃, 分裂時間も 45 ℃ で約 10 分間と短い. 毒素を産生 (37 ℃ で最も多く, 30 ℃ 以下, 45 ℃ 以上では少ない) する. 産生する 12 種の毒素や酵素によって A〜E の五つの型に分類されており, ヒトに食中毒を起こすのはおもに A 型菌である. C 型菌の一種もドイツで出血性腸炎症状を起こしたという報告がある.

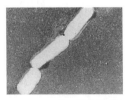

ウェルシュ菌の電子顕微鏡写真 [写真提供: 東京都健康安全研究センター]

発症菌数と潜伏期間　　ウェルシュ菌が 1 g 当たり 10 万個以上に増殖した食品を食べることにより食中毒を起こす．通常 6〜18 時間，平均 10 時間で，食べた後 24 時間以降に発病するものはほとんどない．

症状　　主要症状は腹痛と下痢で，おもに水様便と軟便である．嘔吐や発熱などの症状はきわめて少なく，一般的に症状は軽く 1〜2 日で回復する．

原因食品と汚染経路　　本菌食中毒の原因施設は，大量の食事を取扱う給食施設や仕出弁当屋，旅館などである．おもな原因食品は，カレー，スープ，肉団子，野菜の煮物であり，以下の特徴がある．

① 食肉あるいは魚介類などを使った調理品：食肉や魚介類のウェルシュ菌汚染率[*1]が高く，食肉などにはグルタチオンなどの還元物質が多いので，調理後は嫌気状態になりやすくウェルシュ菌が増殖しやすい．

② 大量に加熱調理後，そのまま室温に放置されている食品：加熱調理後の食品中では，芽胞をつくらない細菌は死滅しているが，ウェルシュ菌芽胞は生き残る．生残したウェルシュ菌芽胞は，食品が冷却していく間に発芽増殖する．

このように食肉と魚介類およびその加工品，シチューなどの煮込み食品はウェルシュ菌汚染率が高い．

予防　　最も重要な点は食品中での菌の増殖防止である．すなわち，加熱調理食品は急速に冷却し，10 ℃ 以下の低温に保存するか 55 ℃ 以上で保温し，前日調理，室温放置は避けるべきである．近年の大規模調理の増加，流通形態の変化，肉食中心への食生活の変化などにより，本食中毒は増加してきた．摂取直前の再加熱も重要である．

*1 ウェルシュ菌汚染率
食 肉：数%〜50%
食肉加工品：数%〜30%

4・4・7　セレウス菌食中毒

ヨーロッパでは 1950 年代に下痢型食中毒の発生が報告されている．1970 年代，英国で炒飯の喫食による嘔吐型の**セレウス菌食中毒**が報告され，その後欧米で同様の食中毒が発生した．わが国でも 1960 年代以降セレウス菌食中毒が報告され，ほとんどが嘔吐型である．厚生省（当時）は 1982 年 3 月に食中毒の原因菌として新たに追加指定した．

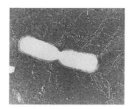

セレウス菌（*B. cereus*）
［写真提供：東京都健康安全研究センター］

原因菌　　セレウス菌（*Bacillus cereus*）

グラム陽性の周毛性の鞭毛をもつ大型の桿菌で，芽胞を形成する．約 10〜50 ℃ で増殖するが，生育最適温度は 28〜35 ℃ である．酸性では増殖しにくい．土壌，空気，水中など自然界に広く分布しており，野菜や穀物などの農産物を汚染している．セレウス菌は溶血毒をはじめ，いくつかの毒素を産生するが，食中毒に関係するのは下痢毒と嘔吐毒である．同じバチルス属の細菌では，枯草菌（*B. subtilis*），*B. licheniformis* も食中毒原因菌として分離されたことがある[*2]．

原因食品と汚染経路　　食中毒症状から下痢型と嘔吐型に分けられる（表 4・6）．嘔吐型の原因食品は，炒飯，ピラフ，スパゲッティー，にぎりめしなど穀類を原材料としたものである．これらの食品では調理後，保存中に菌が増殖して，毒素を産生する．下痢型の原因食品は，食肉，野菜，スープ，乳製品などである．

*2 セレウス菌は *B. anthracis*, *B. thuringiensis* とコロニー形状や細胞の形態もよく似ており，さらに遺伝学的にも区別が困難であることから，これらは *B. cereus* グループとして再分類されている．本グループには *B. cereus sensu stricto*（従来の *B. cereus*），*B. anthracis*, *B. thuringiensis* のほか，*B. pseudomycoides*, *B. mycoides*, *B. weihenstephanensis*, *B. cytotoxicus*, *B. toyonensis* などが含まれている．

2000年に発生した乳業会社の製造した低脂肪乳による集団食中毒では, 黄色ブドウ球菌が発見された製造工程のバルブなど2箇所からセレウス菌も検出されており, 生乳からも検出されることの多い菌である.

表 4・6 セレウス菌食中毒の分類

	下 痢 型	嘔 吐 型
潜伏期間	通常 8~16時間	0.5~6時間
症 状	腹痛, 下痢が主症状	吐き気, 嘔吐
病因物質	複数の下痢原性毒素 分子量 3.8万~5.7万 56℃, 5分で失活 ペプシンやトリプシンといった酵素や, 60℃以上の加熱, pH4以下の酸性条件などによって失活する	嘔吐毒 (セレウリド) 分子量 1191.64 の環状ペプチド HEp-2細胞[†]に空胞化を起こす. 菌の増殖に伴って産生される. 消化酵素や酸・アルカリにも安定 耐熱性 (食品中では 126℃で90分間の加熱でも失活しない)

† HEp-2細胞: ヒト喉頭がん由来の培養細胞.

【予防】 嘔吐型, 下痢型とも食品中で本菌芽胞が発芽増殖することが発生要因である. したがって, 調理から喫食までの時間と温度管理が最も重要である.

① 炒飯用のご飯, 炒飯やスパゲッティーなどの調理済み食品は常温では2時間以上放置しない (耐熱性の嘔吐毒ができると再加熱しても失活しない).

② 保存する場合は調理後速やかに低温保存 (4℃以下) するか, 55℃以上で温蔵する.

③ 下ごしらえ用の半調理品は低温 (4℃以下) で保存する[*1].

4・4・8 カンピロバクター食中毒

カンピロバクターはニワトリやウシなどの腸内常在菌で, 食品や飲料水を介してヒトに感染する. 少量で感染し, ヒトからヒトへ直接感染したり, ペットから接触感染する例もある. 鶏肉や牛肉がこの菌に汚染され[*2], 不十分に加熱されて調理されたものが原因になる. かつては分離培養が困難であったが1970年代後半になって J. P. Butzler, M. B. Skirrow が分離用培地を改良することによってヒト下痢症の原因菌であることが確立した. 発展途上国では, 最も頻繁に分離される下痢原因菌である.

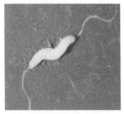

カンピロバクター [写真提供: 東京都健康安全研究センター]

【原因菌】 *Campylobacter jejuni, C. coli*
（カンピロバクター ジェジュニ コリ）

グラム陰性の1~数回らせんを描いている幅 0.2~0.5μm, 長さ 1.5~5μm の桿菌で, 一端または両端に鞭毛をもつ. 生育に二酸化炭素が必要で, 5~15%酸素存在下でのみ生育可能な微好気性で, 好気および絶対嫌気条件下では増殖しない. 増殖可能温度は 30~45℃で, 最適温度は 43℃である. 増殖可能 pH は 5~8 だが, 微好気性であるため通常の食品中では増殖しにくい. 低温には強く, 10℃以下では20日以上生残するが, 乾燥や加熱には弱い. また−20℃以下の凍結や, 真空パックおよびガス置換パックした包装生肉では1カ月以上も生残する.

【潜伏期間】 1~7日と長い. 平均3.2日である.

【症状】 頭痛, 倦怠感, 不快感, 時に発熱 (38~39℃) などの前駆症状の後,

吐き気, 腹痛, 下痢〔大半は水様性下痢であるが, 腐敗臭のある下痢や, 粘液性, 血液が混入する下痢もある (特に乳幼児)〕が突発する. 感染部位は空腸, 回腸で, 下痢は 1 日数回から数十回に及ぶ. カンピロバクターは組織侵入性で, 小腸や大腸の上皮細胞を傷害し, 下痢をひき起こすと考えられている. 1 週間程度で回復することが多い.

原因食品と汚染経路　食中毒事件で, 2 人以上の事例で原因食品が判明したものは, 焼き肉 (焼き鳥), とりわさ, 白レバー, 鳥刺し, とりたたき, さび焼きなど, ほとんどが鶏肉に関連しており, 生もしくは加熱不十分なものである. これ以外に, 学校給食や焼き肉, 飲料水, 生野菜, 牛乳などが報告されている (図4・14). 潜伏期間が長いので, 判明しないことも多い. 本菌は人獣共通感染症菌で, ブタ, ニワトリ, イヌ, ネコ, 鳥類など動物の腸内に常在しており, これらの糞便から食品や飲料水が汚染される. ペットの糞便を処理したときに手や指に菌が付着して感染する可能性もある. 学校給食が原因となることが多く, 患者は5〜14 歳の児童・生徒に集中するが, 成人でも職場の給食, 旅館, ホテルの食事での発生など集団感染例が多い. 発症菌量は数百個程度ともいわれている.

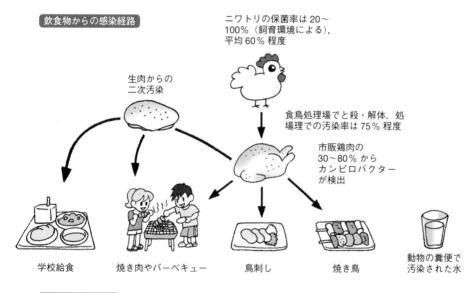

飲食物からの感染経路

ニワトリの保菌率は 20〜100 %（飼育環境による）, 平均 60 % 程度

生肉からの二次汚染

食鳥処理場でと殺・解体. 処理場での汚染率は 75 % 程度

市販鶏肉の30〜80 % からカンピロバクターが検出

学校給食　　焼き肉やバーベキュー　　鳥刺し　　焼き鳥　　動物の糞便で汚染された水

その他の感染経路　イヌ, ネコ, 小鳥などペットからの感染

図 4・14　カンピロバクター食中毒の感染経路

予防　本菌食中毒の予防には以下に注意する.

① 鶏肉は, 徹底的に加熱する. 肉汁が出なくなるまで加熱した方がよい.
② 生の肉を扱う前後には石けんで手をよく洗い, 生肉を扱った後は, まな板や包丁などを洗剤でよく洗う.
③ 生の牛乳や生水は飲まない. 井戸水は必ず消毒して使用する.
④ ペットの糞を扱った後は, 石けんで手を洗う.

なお, 胃腸炎の発症後に, 敗血症や関節炎, まれに**ギラン・バレー症候群**, **ミラー・フィッシャー症候群**を発症する場合がある.

ギラン・バレー症候群: 急性突発性の多発性根神経炎で, 多くは筋力が低下した下肢の弛緩性運動麻痺から始まる.

ミラー・フィッシャー症候群: 急性の外眼筋麻痺, 運動失調, 腱反射消失を症状とする特異な免疫介在性末梢神経障害.

4・4・9　エルシニア食中毒

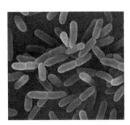

エルシニア（*Y. entero-colitica*）［写真提供: 東京都健康安全研究センター］

ペスト菌（*Yersinia pestis*）を原因菌とする感染症は"ペスト"とよばれる. これ以外の**エルシニア属細菌** *Y. enterocolitica* と *Y. pseudotuberculosis* による感染症を**エルシニア感染症**といい, 食中毒の原因になるのは *Y. enterocolitica* である. *Y. enterocolitica* は, わが国では 1971 年に下痢症など胃腸炎症状の患者から検出されている. これに続いて食中毒の集団発生が報告され, 1982 年食中毒原因菌として指定された. ペストとの違いは経口的に感染して腸炎症状を主徴とすることである. 小学校・中学校などの集団給食で発生した事例では患者数は 100 人を超し, 時には 1000 人を超える発生例もある.

原因菌　エルシニア　エンテロコリチカ　*Yersinia enterocolitica*

腸内細菌科に属するグラム陰性の桿菌で, 芽胞はつくらない. 幅 0.5〜1 µm×長さ 1〜2 µm と菌体は小さい. 通性嫌気性で, 1〜44 ℃ で生育できるが, 28〜30 ℃ が生育最適温度である. 5 ℃ 以下の低温, 特に 0 ℃ でも増殖するものもある. この菌は本来人獣共通感染症菌で, 多くの菌株は周毛性の鞭毛をもち, 運動性を示す. 起因菌のほとんどが血清型 O3, 生物型 4（わが国における特徴）である.

症状　潜伏期間は 0.5〜6 日で, 症状は下痢や腹痛を伴う発熱疾患から敗血症まで多様である. 症状のなかで最も多いのが腹痛で, 頭痛, 咳, 咽頭痛などのかぜ様症状を伴うことが多い. 発疹, 紅斑などの症状を示すこともある. 感染例の多い乳幼児では下痢が主体で, 年齢が高くなるにしたがって関節炎などが加わる.

原因食品と汚染経路　健康保菌獣の糞便とともに排出された菌が感染源となり, 汚染飼料を感受性動物が摂取し, 発症し, これが自然に繰返される. 保菌動物としてはブタ, イヌ, ネコ, ネズミが重要で, 保菌率はブタで通常十数％であるが, 38％と高率なこともある. ヒトの感染様式も動物と同じで, 保菌獣から直接に, あるいは飲食物を介して経口的に感染する.

原因食品としては食肉が主で, 低温貯蔵中に菌が増える. 特に豚肉においては枝肉で 0.3％, ひき肉で 0.8％の検出率である. このほかに, 乳製品, サンドイッチ, 野菜ジュース, 井戸水も原因食品として報告されている.

予防　本菌は芽胞をつくらないので, 65 ℃ 以上の加熱で容易に死滅する. したがって, 十分な加熱調理は本菌の中毒予防に有効である.

4・4・10　ナグビブリオ食中毒

ヒトに病原性のあるビブリオ（*Vibrio*）は, 以前は, コレラ菌と腸炎ビブリオの 2 菌種と考えられていたが, 他の数種類のビブリオの病原性が明らかにされてきた. 1982 年に食中毒細菌とされたナグビブリオは, *V. cholerae* non-O1, および *V. mimicus* の 2 菌種であった. ナグビブリオによる下痢症は, わが国においては, インド, バングラデシュや東南アジアなどへの海外渡航者に認められていたが, 1984 年には, 高知県の学校給食で 132 人（摂食者 395 人, 発症率 33.4％）の患者を伴う集団食中毒が発生した. また, 2013 年 9 月大分県において, 敬老

エルシニア食中毒予防のポイント

■ 食肉店舗や飲食店における食肉を介する二次汚染防止.

■ 食肉製品の製造や食肉の加熱調理は, 中心温度が 70 ℃ 以上になるようにする.

■ 食肉の低温流通を徹底する. 10 ℃ 付近では本菌はよく増殖する. 冷蔵庫（5〜10 ℃）中での生肉類の保存は短時間に限り, 長期間保存するときは冷凍する.

会で提供された仕出し弁当を食べた846人中396人が腹痛・下痢を訴える集団食中毒が発生した．食材のニシ貝がナグビブリオ（おもな血清型はO144）に汚染されていた．ナグビブリオのすべてが食中毒の原因となるかどうかについては，現在のところ明確ではないが，本菌は海産魚介類を広く汚染しており，冷凍や冷蔵でも死滅しないので，生鮮魚介類ならびに冷凍魚介類の取扱いには注意が必要である．

原因菌　ナグビブリオ

コレラ菌と同じ生化学的性状のビブリオ属菌は多数の血清型に分けられ，コレラ菌は血清型O1およびO139に該当する．これ以外の血清型の菌，コレラ毒素をつくらないコレラ菌，および *V. nimicus* は"ナグ（NAG）ビブリオ"とよばれる．ナグビブリオはコレラ菌の抗血清（O1）に凝集しない．ナグビブリオはコレラ菌のつくるコレラ毒素とよく似た激しい下痢を起こす毒素をつくり，この毒素を産生する菌がヒトに食中毒を起こすと考えられている．コレラ毒素をつくる血清型のO1とO139はコレラ菌として感染症法では3類感染症に分類される．衛生状態の悪いところでは種々の食品を介しての感染が起こる．

症状　本菌に汚染された水や食物の経口摂取により発症するが，摂取後数時間から72時間以内に腹部不快感があり，腹痛，嘔吐，下痢などの症状が出る．下痢はコレラ様の水様性から軟便までさまざまで，血便や発熱（38℃程度）もある．

原因食品と汚染経路　刺身，だし巻き卵，エビ焼き物が原因食品となっている．輸入冷凍食品からの検出率はエビ17％，イカ37％，タコ19％，貝40％と高いが[*1]，汚染菌数は低く，10個/g以下であることが多い．本菌はキチンを分解するキチナーゼをもっているので動物プランクトン，エビ，カニなどの表面の殻を汚染しており，魚介類が汚染源となる．

予防　魚介類や飲料水が本菌食中毒の原因となるので，① 海産食品の生食とそれから二次汚染した調理済み食品の飲食，② 加熱殺菌や消毒をしていない井戸水などの飲用および生野菜の洗浄など，には注意が必要である．したがって，食中毒の予防には，1）生食用の魚介類は新鮮なものを購入し，すぐに食べる，2）食品，特に魚介類は低温保存（4～8℃以下）が必要，3）汚染の疑われる魚介類は加熱調理が必要，である．

4・4・11　エロモナス・ハイドロフィラ/ソブリア食中毒

1800年代の末期にはカエルの感染症の病原菌として認識されていたが，本菌によるヒト感染症へのかかわりは1950年代中ごろから報告されている．わが国では1982年にエロモナスのうち *Aeromonas hydrophila* および *A. sobria* が食中毒菌に指定された．

原因菌　*A. hydrophila* および *A. sobria*

グラム陰性の通性嫌気性桿菌で，一端に単毛の鞭毛をもつ．生育最適温度が30～35℃の中温細菌[*2]で，淡水域の常在菌であるため，河川，湖沼，その周辺の土壌および魚介類などに広く分布している．沿岸海水からもよく分離される．

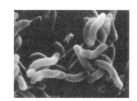

ナグビブリオの走査型電子顕微鏡写真［写真提供：大阪府立公衆衛生研究所］

NAG: non-agglutinable（凝集しない）

*1　"食中毒性微生物"，総合食品安全事典編集員会編，p.233，産調出版（1998）．

*2　生育可能温度：
　　−2℃～45℃
　発育pH：4.5～7.2
　死滅条件（D値）：
　　51℃で2.3分
　　45℃で29.5分
（食品安全委員会ホームページ：https://www.fsc.go.jp/sonota/hazard/H22_15.pdf）

エロモナスは細胞毒, コレラ毒素関連物質, 溶血毒, プロテアーゼなど下痢原性物質になりうる種々の物質をつくることが報告されているが, これらによる下痢発症機序についてはよくわかっていない.

症状　平均 12 時間の潜伏期の後, 軽症の水様性下痢や腹痛が起こる. 発熱するが軽度で, 1〜3 日で回復することが多い. まれにコレラ様の水様性下痢を起こすことがあり, 血便, 腹痛および発熱を伴うこともある. わが国では明らかなエロモナス集団下痢症の事例はない. 小児や 50 歳以上の成人に多く発生する. 本菌は腸管外感染症の原因ともなり, その部位はほぼ全身の組織で, 特に皮膚や筋肉などの軟組織への感染が報告されている.

原因食品　カキ, シイラの刺身, サバ切り身などが本菌食中毒の原因食品として報告されている. 汚染菌量は, 水や畜産食品 (ソーセージ, 豚肉, 鶏レバー) で 10^2〜10^5 個/g 程度, レタス, パセリ, ホウレンソウなど野菜では 10^2〜10^4 個/g である. 海外では, 汚染水で洗浄した生野菜や氷冷カットフルーツも感染源となっている.

予防　本菌感染症の予防法は, 一般の細菌性食中毒の予防法と同様であるが, 特に, 給水施設の衛生管理が不十分な水を飲用しない. 本菌による汚染が考えられる水, 魚介類からの食品の二次汚染防止を心がける. また, 魚介類は加熱調理して食べる. 本菌は低温 (4〜7 ℃) でも増殖するので冷蔵庫を過信しない. 発展途上国への旅行者および滞在者は, 生水を摂取しない, などが重要である.

4・4・12　リステリア食中毒

リステリア・モノサイトゲネス (*Listeria monocytogenes*) によってひき起こされる感染症を**リステリア症**といい, 米国では毎年約 1600 人がリステリア症となり, 約 250 人が死亡していると米国疾病管理予防センター (CDC) は推定している. わが国の発症数は毎年約 80 例と推定されている. リステリア症は, 種々の動物にも認められる人獣共通感染症である. 1980 年代に欧米で生乳, サラダ, ナチュラルチーズが原因となったリステリア症が報告された. 本菌は動植物をはじめ自然界に広く分布している.

原因菌　*L. monocytogenes*

グラム陽性, 通性嫌気性, 両端鈍円の短桿菌で, 単在あるいは短連鎖状で自然界に広く存在する. 生育温度域は 0〜45 ℃ と広く, 生育可能 pH は 4.4〜9.4 である. 他の細菌に比べて熱, 塩, 酸に強く, 4 ℃ 以下でもゆっくり増殖できる. 10 % の食塩水の中でも増殖し, 30 % の食塩水にも耐える. わが国の健康なヒトの保菌率は, 1972 年に 0.5 %, 1989 年に 1.3 %, 2004 年に 0.9 % (岡山, ヒト糞便) と報告されている.

症状　典型的な急性胃腸炎症状は通常示さない. 潜伏期間は平均して 3 週間と推定され, 化膿性髄膜炎および敗血症をひき起こす. 38〜39 ℃ の発熱, 頭痛, 嘔吐などの症状が出るが, 健康な成人では無症状のまま経過することが多い. 妊婦から子宮内の胎児に垂直感染し, 妊婦は発熱, 悪寒, 背部痛を主徴とし, 胎児

リステリアの規制

日本: 非加熱食肉食品 (生ハムなど) およびナチュラルチーズは 1 g 当たりリステリアが 100 以下でなければならない.

米国: すべての調理済み食品から検出されてはならない.

EU: 食品を複数の群に分類し, それぞれについて, 一定菌量までは許容した異なる基準を設定.

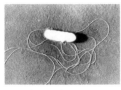

リステリア (*L. monocytogenes*) [写真提供: 東京都健康安全研究センター]

リステリア感染症予防のポイント

- リステリアは 63 ℃, 30 分間の加熱で死滅するので, 牛肉, 豚肉, 鶏肉, シチメンチョウの肉などはよく加熱する.
- 生野菜はよく洗う.
- 加熱していない肉は, 野菜や調理済みの食品から離しておく.
- 加熱していない肉を盛っていた皿をそのまま食事に使わない.
- 殺菌していない生の牛乳, あるいは生の牛乳でつくった食品は食べない.
- 生の食品を扱った後は, 手, 包丁, まな板をよく洗う.

は出生後短時日のうちに死亡することが多い．乳幼児および高齢者の致死率は，20％程度と高い．

【原因食品と汚染経路】 本菌食中毒の原因食品は多彩で，特に乳製品および食肉加工品，調理済みで低温保存する食品が原因となる．食品の低温流通が進み，食品を長期間保存することが可能になったことが，本菌食中毒が食品媒介感染症として注目されるようになった要因の一つである．牛乳，チーズ，野菜，果物，食肉などの食品を原因とした集団事例がある[*1]．

2000年夏に，輸入された生ハムからリステリアが検出され，業者により自主回収された．ほかにもゴーダチーズから検出されている．わが国でも生食肉の20～40％，鮮魚介類および加工品の1～20％から本菌が検出されている．

【予防】 予防のポイントは，前ページ欄外のとおりである．さらに，リステリア症になりやすい妊娠中の女性は，ソフトチーズ（フェタチーズ，ブリーチーズ，カマンベールチーズ，ロックフォールチーズ，メキシカンスタイルチーズなど）は避ける．特に未殺菌乳を原料としたナチュラルチーズなどの摂取を避ける．

4・4・13 細菌性赤痢

細菌性赤痢は感染症法では3類感染症であるが，食品を原因とした感染症は，食中毒として扱われる．おもな感染源はヒトで，患者や保菌者の糞便に汚染された手指，食品，水，ハエを介して直接あるいは間接的に感染し，水系感染は大規模な集団感染を起こす．感染菌量は10～100個ときわめて少なく，家族内で二次感染することが多い．わが国の赤痢患者数は，2010～2021年の平均が164人/年であった[*2]．1996年以降おもにアジア地域からの輸入例が半数以上である（欄外の囲み参照）．

【原因菌】 赤痢菌

赤痢菌（*Shigella* 属）には4菌種（*S. dysenteriae*, *S. flexneri*, *S. boydii*, *S. sonnei*）が含まれる．グラム陰性の短桿菌で鞭毛はない．大腸粘膜上皮細胞に侵入して増殖する．わが国で検出される赤痢菌としては *Shigella sonnei* が70～80％ と多い．テトラサイクリン，ストレプトマイシンなど種々の抗生物質に対して耐性を示す株が国内例，輸入例ともに検出され，今後増加が危惧されている．**志賀毒素**を産生する．

【症状】 潜伏期間は1～3日で，全身の倦怠感，悪寒を伴う急激な発熱，水様性下痢を伴う．発熱は1～2日続き，腹痛，膿粘血便など赤痢症状を呈する．近年の例では無症状や数回の下痢や軽度の発熱ですむことが多い．

【予防】 予防の基本は，感染経路の遮断である．個人の衛生観念の向上，特に手洗いの励行が重要である．海外での感染が大半を占めるので，海外では生もの，生水，氷などの飲食に注意する．

4・4・14 腸チフス，パラチフス

チフス菌（*Salmonella* Typhi），**パラチフス A 菌**（*S.* Paratyphi A）の感染により発症する．感染症法では，**腸チフス，パラチフス**は3類感染症に指定されてい

[*1] 2011年に米国においてメロン（カンタロープ）が媒介した食中毒で33名が死亡した（死亡者の平均年齢84歳）．

フェタチーズ: ヤギ乳のチーズ．

ブリーチーズ: 白カビをつけたソフトチーズの一種．

ロックフォールチーズ: 表面に青カビをつけた羊乳ソフトチーズ．

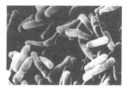

赤痢菌の電子顕微鏡写真〔出典: 国立感染症研究所ホームページ（https://idsc.niid.go.jp/idwr/kanja/idwr/99-39widwr.pdf）〕

[*2] 国立感染症研究所，"細菌性赤痢2010～2021年"（IASR 2022年2月25日）．

赤痢の傾向

- 1996年以降アジア地区での国外感染事例が70～80％
- 患者の70～80％ は青年層
- 保育園，ホテル，施設での集団事例: 1998年の長崎市の大学および付属高校で患者数821人を出した，井戸水を原因とする大規模事例

志賀毒素（Shiga toxin）: 赤痢菌がつくる毒素．分子量68,000のタンパク質で，毒素の一次作用は，タンパク質合成阻害である．ベロ細胞毒性，マウスに対する致死活性，ウサギ腸管毒性を示す．

*1 国立感染症研究所，"3類感染症に位置づけられる主な腸管細菌感染症の発生動向"（IASR 2016 年 10 月 18 日）.

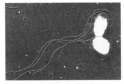

チフス菌の電子顕微鏡写真〔出典: 国立感染症研究所ホームページ (https://idsc.niid.go.jp/idwr/kanja/idwr/99-38widwr.pdf)〕

稽留熱: 体温の日内変動が 1 ℃ 以内の高熱（38 ℃ 以上）が続いているもの.

弛張熱: 体温の日内変動が 1 ℃ 以上ある発熱.

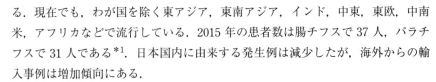

る．現在でも，わが国を除く東アジア，東南アジア，インド，中東，東欧，中南米，アフリカなどで流行している．2015 年の患者数は腸チフスで 37 人，パラチフスで 31 人である*1．日本国内に由来する発生例は減少したが，海外からの輸入事例は増加傾向にある．

（原因菌）　**チフス菌，パラチフス A 菌**

　グラム陰性桿菌で周毛性鞭毛をもち，運動性である．ヒトにのみ感染する．ヒトの糞便で汚染された食物や水が感染の原因となる．衛生水準の向上とともに発生頻度は減少してきた．

（症状）　通常 10～14 日の潜伏期の後に以下の症状を起こす．第 1 病期: 段階的に体温が上昇し 39～40 ℃ に達する．三主徴である比較的徐脈，バラ疹，脾腫が出現．第 2 病期: 40 ℃ 台の稽留熱，下痢または便秘を呈する．重症な場合では，意識障害を起こす．第 3 病期: 弛張熱を経て徐々に解熱に向かう．腸出血後に 2～3 % の患者に腸穿孔が起こることがある．第 4 病期: 解熱し，回復に向かう．パラチフスは腸チフスに比べて症状は軽い．

（予防）　原因となりやすいカキなどの生食を避ける．国外での感染を防ぐには，生水，果物などの生ものの飲食を避ける．

4・4・15　コ レ ラ

コレラ菌〔写真提供: 岩永正明氏〕

*2 世界では，毎年，130万人から 400 万人のコレラ患者が発生し，21,000 人から 143,000 人が死亡と推定されている〔コレラについて（ファクトシート），2017 年 12 月，WHO.https://www.forth.go.jp/moreinfo/topics/2018/01111338.html より〕.

　コレラ菌（*Vibrio cholerae* O1 および O139 のうちコレラ毒素産生菌）で汚染された水や食物の摂取によって感染する．感染症法では 3 類感染症に指定されている．摂取後，胃の酸で死滅しなかった本菌が，小腸下部に定着・増殖して産生した**コレラ毒素**が細胞内に侵入して発症する．わが国における**コレラ**は，最近は輸入感染症として発見されており，熱帯・亜熱帯のコレラ流行地域への旅行者が現地で感染する*2．国内での感染例もあるが，輸入魚介類などの汚染が原因と推定される．流行もここ数年は報告されていない．2015 年は 7 例*1 が報告されており，輸入感染症例では，O1 エルトール型コレラ菌が原因となっている．

（原因菌）　*Vibrio cholerae*（ビブリオ　コレレ）

　グラム陰性，一端一毛性の，菌体がやや湾曲した中等大桿菌である．同じビブリオ属でも腸炎ビブリオとは異なり，食塩がない条件でも発育できる．したがって，沿岸海水だけではなく下水，河川水や汚泥（底土中では 1 年間くらいは生存できる）からも検出される．わが国の河川にも存在している．食塩濃度 1～1.5 % でよく増殖するので，海水より低塩分濃度の下水や河川水が流入する沿岸汽水域に生息しており，水温の上昇する夏期には汚染菌数が増える．菌体表面の O 抗原（リポ多糖体）の違いによって 200 種類以上に分類され，コレラを起こすのは O1 および O139 血清型のみである．コレラの典型的な症状を起こす原因はコレラ毒素であるので，厳密にいうと，コレラの原因菌はコレラ毒素を産生する *V. cholerae* O1 および O139 である．

（症状）　1 日以内の潜伏期の後，下痢を主症状として発症する．軽症の場合に

は軟便の場合が多く，下痢が起こっても回数が1日数回程度である．重症の場合には，腹部の不快感に続いて，突然下痢と嘔吐が始まる．下痢は"米のとぎ汁様"（白色または灰白色の水様便）で，下痢便の量は1日10Lないし数十Lに及ぶ．

予防　コレラ流行地で生水（氷も含む），アイスクリーム，生ものを飲食しないこと．

4・4・16　ビブリオ・フルビアリス，ビブリオ・ファーニシイによる食中毒

Vibrio fluvialis, *V. furnissii* はグラム陰性，通性嫌気性，1〜3% の塩分を好む低度好塩性のビブリオ属細菌である．鞭毛をもち，運動性である．近海魚の15〜30% から分離される．易熱性毒素（腸管病原活性をもつ）やコレラ毒素様の溶血毒をつくるものもある．近海産の魚介類が原因食品となるが，低温（10℃ 以下）で保存すれば発症菌数には達しない．症状としては，下痢（水様便），嘔吐，腹痛である．魚介類の生食に注意する．

4・4・17　プレシオモナス・シゲロイデスによる食中毒

Plesiomonas shigelloides はグラム陰性，通性嫌気性，腸内細菌科の短桿菌である．河川や湖沼など淡水中に広く存在し，淡水魚や貝類に付着している．1992年に"コイのあらい"を原因食品として22人の患者が出た．潜伏期間は10〜20時間で，腹痛，下痢などの症状が出る．夏場の淡水魚の生食には注意が必要である．

4・4・18　食中毒を起こしたことのあるその他の細菌

1）　腸球菌

ヒトや動物の腸内，下水中に存在しており，通常，ヒトの常在菌であり，病原性はない．腸球菌のなかでも連鎖球菌（D 群）*Enterococcus faecalis* による食中毒事例がある．本菌は耐熱性が高く，60℃，30 分の加熱後も生存している．10〜45℃ で増殖する．本菌食中毒では，潜伏期間 5〜10 時間で，下痢や腹痛などの症状が出る．

2）　*Providencia alcalifaciens*（PA）

グラム陰性，好気性，桿菌である．ニワトリの腸に比較的多い．病原性が非常に弱いことから食中毒の原因菌にならないと考えられていた．

1996 年に福井市で起こった集団食中毒の原因菌として，大阪大学微生物病研究所と福井県衛生研究所による研究の結果，食中毒を起こさないとされていた細菌 *P. alcalifaciens* が発見された．本菌が集団食中毒をひき起こすことを証明したのは世界初である．菌は 65℃ で 5 分加熱すれば死滅する．

> *P. alcalifaciens* による食中毒：1996 年 11 月 22 日に発生した集団食中毒で，幼稚園 2 園，高校 1 校の園児や生徒ら計 270 人が下痢や腹痛，発熱などを訴えた．患者は同月 18 日に同じパンを食べていたが，原因は不明だった．保存されていた発症者の便から PA を検出し，菌の遺伝子型も一致した．動物実験でも検出 PA が腸に炎症を起こすことが確認されたことから PA が原因菌と特定された．

4・5 ウイルス性食中毒

　ウイルスが原因で起こる**ウイルス性食中毒**は，細菌感染とはいくつか異なる点がある．1) ウイルスは食品中では増殖しない，2) 食品原材料中には病原ウイルスは通常存在しない（例外として，生鮮二枚貝，エビなどには存在している），3) 食品中の微量汚染ウイルスを検出するよい方法がない．

　そこでウイルス性食中毒が疑われる場合には，1) 患者糞便中からのウイルス検出あるいは PCR，RT–PCR によるウイルス遺伝子の検出，2) 患者血清中のウイルス特異的抗体反応，によってウイルス感染を推定できる．

　ウイルス性嘔吐下痢症は患者の吐物も伝染の媒介となるので二次感染としてヒトからヒトへの感染も多い．また，不顕性感染も多い．下痢原性ウイルスとしてはつぎのようなものがある．

不顕性感染: 病原体による感染が成立していても，下痢や嘔吐などの症状を示さない感染様式のこと．

ノロウイルス食中毒予防のポイント

■加熱処理: 食品の中心温度 85〜90 ℃ で 90 秒以上の加熱を行えば，感染力はなくなる．

■手洗いの徹底: 調理を行う前（特に飲食業を行っている場合は食事を提供する前も），食事の前，トイレに行った後，下痢などの患者の汚物処理やオムツ交換などを行った後（手袋をして直接触れないようにしていても）には必ず手を洗う．

■器具類の殺菌: 調理器具などを洗剤などを使用し十分に洗浄した後，次亜塩素酸ナトリウム（有効塩素濃度 200 mg/kg）で浸すように拭くとウイルスは失活する．

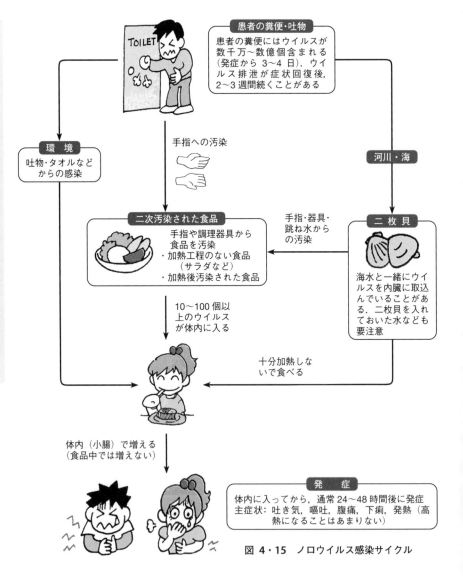

図 4・15　ノロウイルス感染サイクル

4・5・1　ノロウイルス

　ノロウイルスは胃腸炎患者の糞便から検出される小型のウイルス粒子の属名
で，カリシウイルス科に含まれる．ノロウイルス属には**ノーウォークウイルス**
1種だけが含まれるので一般的にはノロウイルスとよばれている．直径約 30〜40
nm の正二十面体ウイルス粒子は，1種の構造タンパク質でできたキャプシドで
覆われた構造で，遺伝子として一本鎖 RNA を含んでいる．ほかにヒトの胃腸炎
の原因となる小型のウイルスには，カリシウイルス科のサポウイルス属**サポウイ
ルス**，アストロウイルス科の**アストロウイルス**などがある．これらのウイルスに
よる肝炎性胃腸炎は五類感染症に指定されている．

　ノロウイルス食中毒は，飲食物またはヒトからヒトを介して流行する（図 4・
15）．以前は生カキなどの二枚貝の摂食による集団発生の報告が多かった．ノロ
ウイルスは感染力が非常に強く，近年の患者数の増加は，ヒトからヒト，あるい
はヒトから飲食物を介してヒトへの感染によりひき起こされている．潜伏期間は
感染量によって異なるが 1〜2 日，臨床症状は激しい下痢と嘔吐が主で，倦怠感，
腹痛，発熱，吐き気を伴う．2〜3 日で回復し，予後は一般に良好である．発症
してもかぜのような症状の場合もある．しかし，老人養護施設での感染例では多
数の死者が出ており，高齢者など高リスクグループでは注意が必要である．

4・5・2　サポウイルス

　直径約 38 nm，二十面体構造，分子量 62,000 の 1 種類の構造タンパク質ででき
ており，遺伝子は一本鎖 RNA である．潜伏期間は 1〜2 日，乳幼児から年長
児にみられる胃腸炎の原因ウイルスである．

4・5・3　アストロウイルス

　大きさ 28〜30 nm，3 種類の構造タンパク質からできており，遺伝子は一本鎖
RNA である．潜伏期間は 1〜4 日，おもに乳幼児に急性胃腸炎を起こすが，軽症
で嘔吐や発熱が少ない．

4・5・4　ロタウイルス

　ロタウイルスはヒトおよび動物から分離され，世界中に分布している．ロタウ
イルスによる胃腸炎の年間の患者数は約 80 万人，入院者数は 7〜8 万人と推計
されている．レオウイルス科に属し，エンベロープをもたない．二重車輪状の正
十二面体タンパク質キャプシドをもつ球形粒子であり，完全粒子は二重殻で感染
性をもつ．直径 80〜100 nm の正二十面体構造で，二本鎖 RNA をもつ．A〜I 群
に分類され，ヒトに感染するのは A, B, C 群である．予防には，食品の十分な加
熱，手洗いの励行，下水道の整備が重要である．感染力が強く，感染者の排泄物
が乾燥することでウイルスを含むエアロゾルが浮遊するため，予防にはマスクの
着用も重要である．

1)　**A群ロタウイルス**

　乳幼児下痢症の最も重要な原因ウイルスである．わが国では，毎年おもに 11

ノロウイルス（*Norovirus*）：
2003 年 8 月以前は小型球
形ウイルス（SRSV; small
round structured virus）と
よばれていた．

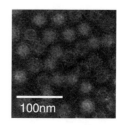

ノロウイルス（小さくて栗
のいがのような棘のある球
形が特徴）〔写真提供: 神
奈川県衛生研究所〕

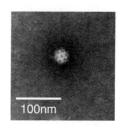

サポウイルス（三角形が重
なり合ったダビデの星とよ
ばれる星の模様が特徴）
〔写真提供: 神奈川県衛生
研究所〕

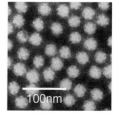

アストロウイルス（5 また
は 6 個の頂点をもつ星が特
徴）〔写真提供: 神奈川県
衛生研究所〕

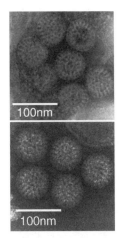

A群ロタウイルス（上）と
C群ロタウイルス（下）
（二重構造の大きなウイル
スで，車輪状に見えるのが
特徴）［写真提供: 神奈川
県衛生研究所］

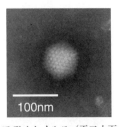

アデノウイルス（正二十面
体の大きなウイルスで，正
三角形が見えるのが特徴）
［写真提供: 神奈川県衛生
研究所］

HAV: hepatitis A virus（A
型肝炎ウイルス）

HEV: hepatitis E virus（E
型肝炎ウイルス）

月〜3月に流行する．経口感染し，潜伏期間は48時間以内で，嘔吐，下痢，発熱，腹痛，脱水症状を呈する．

2）B群ロタウイルス

B群ロタウイルスは中国で数百〜数千人の大規模な流行をひき起こしている．成人に激しい下痢を起こすので成人性下痢症ロタウイルスとよばれている．水系感染し，ヒトからヒトへの感染も流行の大きな要因である．潜伏期間2〜3日で，主症状は激しい水様性下痢であり，ほとんど回復する．季節変動はない．

3）C群ロタウイルス

C群ロタウイルスによる感染症は世界各地で散発的に発生している．幼児から成人まで感染し，潜伏期間は2〜3日で，水様性下痢，腹痛，嘔吐を伴う．

4・5・5 アデノウイルス

アデノウイルスは急性気道感染症をはじめとしたさまざまな疾患の病因となる．**腸管アデノウイルス**はアデノウイルス科（Adenoviridae）マストアデノウイルス属，直径70〜85 nm，正二十面体（欄外図参照）の二本鎖DNAをもつ．わが国では年間を通して乳幼児急性胃腸炎の患者から検出されている．潜伏期間は3〜10日で，主症状は下痢である．広範囲のpHで安定で，常温ではかなり長期間安定であるが，56℃で不活化される．エンベロープをもたず，アルコール消毒剤や界面活性剤に耐性である．感染予防には，患者に接触した後の手洗いやマスク着用が重要となる．

4・5・6 肝炎ウイルス

おもな肝炎ウイルスとしては5種類が報告されており，A型およびE型肝炎ウイルスが，経口感染する．

1）A型肝炎ウイルス（HAV）

直径27 nmの球形粒子で一本鎖RNAをもつ．耐熱性（60℃，1時間）で，酸，アルコールにも抵抗性である．A型肝炎は冬から春にかけて流行的に発生する．潜伏期間は平均4週間（2〜7週間）で発熱，強い全身倦怠感，食欲不振，黄疸など急性肝炎症状を呈する．通常1〜2カ月で回復する．ヒトからヒトへの接触感染，飲料水，二枚貝，サラダ，果物，その他の生の食品による感染例があるが，潜伏期間が長いため原因食品の特定は困難である．予防には，飲食物の十分な加熱調理，衛生環境の改善，手洗いの励行，ワクチン接種が有効である．

2）E型肝炎ウイルス（HEV）

ウイルス粒子は直径32〜34 nmで一本鎖RNAをもつ．E型肝炎は流行性，汚染飲食物により伝達され，ヒトからヒトへの伝播も起こりうる．潜伏期間はA型より長く平均6週間で，症状はA型と同様であるが感染しても発症しないことが多い．妊婦は重症となることが多く，妊娠8〜9カ月では死亡率10〜20％である．ブタ，イノシシ，シカの感染率が高く，これらの肉は十分な加熱調理（中心温度が75℃で1分以上）が必要である．

4・6　化学物質による食中毒

　化学物質による食中毒は非常にまれであるが，いったん発生すると大規模なものになる．たとえば，以下のような食中毒がこれまでに起こっている．

・1955 年夏: ヒ素ミルク事件（中国，四国，九州，近畿，中部，関東で
　12,000 人以上の患者を出し，130 人以上が死亡）
・1953〜1959 年: 水俣病（有機水銀による）
・1968 年: 油症（PCB 中毒）事件

　これらの起こった原因を分類すると，

1）不許可の有毒・有害物質を食品添加物として "故意" にまたは "誤認して"
　使用
2）加工，製造中に有毒・有害物質が混入
3）器具，容器，包装材料から有毒・有害物質が溶出
4）農薬などの有毒・有害物質が体内に取込まれて残留，蓄積

のようになる．

　このような化学物質による食中毒の原因物質としては，メタノール，ヒ素，鉛，カドミウム，銅，有機水銀，ホルマリン，パラチオンなどがある．以下に，これまで化学性食中毒の原因となった添加物および化学物質について説明する．なお，上記の "3) 器具，容器，包装材料から溶出する有害物質"，"4) 農薬などの有害物質" および水銀，ヒ素，PCB については，第 5 章（有害物質による食品汚染）で詳しく述べる．

ホルマリン: ホルムアルデヒドの 37% 水溶液.

4・6・1　不許可の有毒・有害物質の故意・誤認による使用

　不許可の物質が添加物として不正に使用されたり，毒性物質が故意・誤認により使用されることにより，食中毒事件を起こしたことがある．

a. 甘味料・調味料

1）パラニトロオルトトルイジン

　甘味があり，火薬，染料の原料として使われているが，血液毒，神経毒である．以前にサッカリン，ズルチンと詐称して甘味の目的で使用され，食中毒を起こした．死亡例もある．

2）ジエチレングリコール

　体内で酸化されてシュウ酸となり，その塩類が脳や腎臓に析出し，神経障害などを起こす．致死量は 100 mL で，1985 年にジエチレングリコールがオーストラリア，西ドイツのワインに混入した有毒ワイン事件がある．ジエチレングリコールは独特の甘味があるため，糖度の高い高級ワインに見せかけるため，故意に混入された．

3）指定を取消された甘味料の使用による食中毒

・ズルチン: 砂糖（スクロース）の約 250 倍の甘味があり，ラットに肝臓腺腫を起こすため，1968 年に食品添加物としての指定が取消された．

・シクラミン酸ナトリウム（チクロ）, シクラミン酸カルシウム：砂糖の40倍の甘味があり，体内で分解されて，シクロヘキシルアミンになり，これが膀胱がんの発生を促進するため，1969年に取消された．

4) その他：食塩と間違って 亜硝酸ナトリウム を使用して食中毒事件が発生した事例がある．

b. 着色料   以下の有毒な人工タール色素が使用された事例がある．

1) オーラミン

塩基性黄色色素で，たくあんの着色料として以前は使用されていたが，毒性が強いことがわかり使用禁止となった．食後20〜30分で皮膚に黒紫色斑点を生じ，頭痛，脈拍減少，意識不明などが起こる．

2) ローダミンB

桃赤色の塩基性色素で，菓子，紅ショウガ，梅ぼし，でんぶなどに使用されていた．これの摂取により全身着色，腎炎が起こる．

c. 保存料および殺菌料

1) ホウ酸

2〜3%で静菌作用がある程度で防腐効果は弱い．以前，食肉製品，乳製品，魚肉ねり製品に添加されたが，現在は使用禁止となっている．体内に蓄積し，消化酵素の作用を妨害する．

2) フッ素化合物

食用脂肪，牛乳，アルコール飲料に添加された事例がある．腸，膀胱の粘膜を冒すことで食中毒様の症状を呈する．

3) ホルマリン（ホルムアルデヒド）および アルデヒド化合物

5万倍希釈でも静菌作用があり，防腐効果が強いため，酒，食肉製品，乳製品に不正使用された事例がある．頭痛，めまい，消化器を害して嘔吐を起こす．

4) ウロトロピン

米飯，ピーナッツクリーム，清酒に使用された事例がある．

5) 塩化水銀

以前は消毒剤として使用されていたため，食品の防腐剤として悪用された事件がある．

6) 2-ナフトール

カビの発生を抑制するため醤油に使用されていたが，毒性が強く現在は使用禁止となっている．

7) ロダン酢酸エチルエステル

醤油のカビ発生防止のために使用されていたが，毒性が強く使用禁止となった．

d. 漂白剤

ロンガリット

強力な漂白剤で布地の抜染剤として使用されているが，食品に使用するとホルムアルデヒド，亜硫酸が残留する．ホルムアルデヒドによる障害は，c.の3) 参照．

ウロトロピン：ヘキサメチレンテトラミンの商標名．白色の粉末で可溶性．尿路消毒剤として膀胱炎，尿路感染症，腎盂腎炎の治療に用いられる．EUでは保存料としてチーズに添加されることがあるが，日本では承認されていない．急性毒性として胃腸障害，大量摂取では腎臓の尿細管や腎盂の炎症が報告されている．

2-ナフトール：経口摂取すると，吐き気，嘔吐，腹痛，下痢を起こす．

e. 着 香 料

クマリンとその誘導体

サクラ，モモの葉の香気成分であり，バニラフレーバーとして使用されていたが，現在は添加物から削除されている（1971 年 2 月に削除）．

f. 故意，不注意で使用された毒性物質

1）メタノール（メチルアルコール）

第二次世界大戦後，メタノール入り酒類が横行した．メタノールは飲用すると体内でホルムアルデヒドやギ酸に代謝されて，中枢神経の抑圧，頭痛，めまい，腹痛などの中毒症状を示し，視神経の炎症や両眼を失明することもある．5〜10 mL で中毒症状が出る．

2）ヒ素含有物

亜ヒ酸（As_2O_3）とその塩類を用いた農業用殺虫剤や殺そ剤の誤飲による事故が起こった．急性中毒は約 50 mg で，食道の収縮，激烈な胃痛，下痢をひき起こす．本品は核酸と結合し，組織（肝，腎，胃）中に沈着する．

3）洗浄剤，除菌剤，漂白剤など

飲食店などの多くは，洗浄剤，除菌剤，漂白剤などを使いやすいよう容器に小分けにして使用している例があり，容器に内容物の表示をしていない場合や，容器として飲用や調味料の空きボトルを使用していた場合に誤使用や誤提供が生じている．

4・6・2　加工，製造中の不純物，有毒・有害物質の混入

1）ヒ素ミルク事件

1955 年，人工栄養児に発熱，下痢，肝臓障害などの症状が出る事件が発生した．原因となった粉乳から亜ヒ酸として 30〜34 ppm の ヒ素 が検出された．これは加工工程中に添加されたリン酸水素二ナトリウム中に不純物としてヒ素が含まれていたために起こった事件であった〔§5・2・3（p.121）参照〕．

2）油症事件

1968 年，福岡県を中心に西日本一帯で，色素沈着，発疹などの症状を主徴とする 14,000 人以上の患者が発生した．このうち，1969 年までに 1001 人が油症患者と認定され，2024 年 3 月現在，累計認定患者数は 2377 人となった．これは，米ぬか油の脱臭工程で加熱媒体として使用されていた ポリ塩素化ビフェニル（PCB）が微細な穴から漏れて，製品中に混入したために起こった事件である〔§5・1・2（p.114）参照〕．

4・7　自然毒による食中毒

厚生労働省食中毒統計資料（2014〜2023 年）を集計すると，この 10 年間に病因物質が判明した食中毒事件の発生総数は 10,102 件（患者数 149,705 人，死者 46 人）である．内訳を見ると，発生件数では細菌によるものが 36.9 %，患者数ではウイルスによるものが 52.0 % と最多であるが，死者数については**自然毒**に

よる食中毒が全死者数の56.5%（26人）を占めており，致死性の高い食中毒として，食品衛生上重要である．

　天然動植物に含まれる有毒物質によりひき起こされる食中毒で，ほかの無害なものと誤認して摂取したり，調理法を誤った場合に食中毒を起こす場合が多い．

4・7・1　動物性自然毒

　地球上にはクモ，ヘビ，ハチなど毒をもつ動物が多数生息しているが，食中毒として食品衛生上問題となる動物は魚介類（水産動物）に限られる．したがって，本節では動物性自然毒食中毒の原因となる魚介類の自然毒（**マリントキシン**）について説明する．

　a. マリントキシンの特徴　　マリントキシンに関するおもな特徴を，よく知られた**フグ毒**や**貝毒**を例にあげて説明する．
① 魚種，生息地域により毒力に差がある．
　日本近海には約30種のフグが生息しており，フグの種類や生息場所によって毒力に差がある．岩手県越喜来湾，釜石湾および宮城県雄勝湾のコモンフグやヒガンフグは，筋肉の毒力が強く，食用にはできない．
② 器官ごとに毒力が異なる．
　フグは，器官ごとに毒力に差があり，肝臓，卵巣などの内臓は毒性が強く，すべての種で食用が禁止されている*．筋肉（骨を含む）については22種，皮（ヒレを含む）は11種，精巣は18種のフグに限って食用できる．
③ 毒は耐熱性のものが多い．
　フグ毒，下痢性貝毒（DSP），麻痺性貝毒（PSP）などは耐熱性である．通常の加熱調理では失活しない．
④ 食物連鎖により毒化する．
　魚介類が毒化する原因は，細菌や有毒鞭毛藻類のプランクトンであることが多く，シガテラや下痢性貝毒，麻痺性貝毒はプランクトンが生産したものとされている．巻貝のバイ貝の毒はコリネ型細菌が毒化の原因とされ，フグ毒も，細菌によりつくられるという報告も数多い．

　b. 症　状　　毒の種類によって臨床症状は異なるが，胃腸障害，神経症状，皮膚症状などがおもで，複数の毒が存在するシガテラの場合は症状も複雑となる（次ページの **e. 各論**参照）．

　c. 治　療　　一般に胃の洗浄が効果的で，フグ中毒の場合には，胃の洗浄に加えて，利尿薬の投与や人工呼吸が行われる．

　d. 予　防　　フグ中毒は，素人調理による有毒部位の摂食や，魚介類販売店・飲食店が客の求めに応じて肝臓などを提供することが原因で，行政指導が必要である．貝類については，生産地において毒化の調査を行うなど，毒化したものが出荷されないよう対策が必要である．また，輸入魚介類の種類と量がともに増加傾向にあり，これら輸入食品の監視強化も必要である．

---

*　例外として，卵巣を2年以上塩蔵し，製品ロットごとの毒性検査により毒力が10MU（マウスユニット）/g以下となったものについては食用が可能である（フグ毒の場合1MUは体重20gのマウスを30分で死亡させる毒量）．石川県，新潟県（佐渡島），福井県の一部で伝統的な郷土料理として製造されている．

DSP: diarrheic shellfish poison（下痢性貝毒）

PSP: paralytic shellfish poison（麻痺性貝毒）

e. 各　論

1）フグ中毒

動物性自然毒による食中毒発生件数としてはフグ毒によるものが最多（年間10〜30件程度）であり，死亡事例も出ている[*1]．食中毒の原因はフグの素人料理によるものがほとんどである．食用フグは22種である．毒の本体は**テトロドトキシン**（**TTX**, 下図）で，各臓器の毒性は，種により異なる．卵巣，肝臓は特に毒性が強い．フグによる食中毒防止のために，1983年12月，“フグの衛生確保について”（厚生省環境衛生局長通知）により取締りが全国統一された．その内容は，以下のものである．

テトロドトキシン

シガトキシン

① 無毒[*2]のフグ種名と可食部位，漁獲海域を明示．これ以外は食用できない．
② 各都道府県が条例や要綱等で定めたフグ調理師等の資格をもつ者だけが調理できる．
③ 加工品に原料フグの種類などを明示する[*3]．

テトロドトキシンは電位依存性ナトリウムチャネルに作用する強力な神経毒であり，活動電位の発生・伝導を阻害することで中毒症状を起こす．ヒトにおける致死量は1万MUと推定されており，10 g程度のマフグの肝臓の喫食により落命する可能性がある（MUについてはp.96欄外参照）．なお，テトロドトキシンは海洋中の細菌によって産生されることが明らかになっており，フグは食物連鎖により毒化すると考えられているが，毒化機構は解明されていない．

症状　一般に食後20分から3時間程度で中毒症状が現れ，重症の場合，呼吸困難で死亡することがある．症状は，口唇部・舌端・指先のしびれ，頭痛や腹痛，ふらつきなどから始まり，つづいて不完全運動麻痺が起こり，知覚麻痺，言語障害が顕著になり，全身の完全麻痺，血圧の著しい低下，意識の消失，そして呼吸停止へと進む．テトロドトキシンの解毒排泄は通常8〜9時間とされるので，発症から8時間ほど経過すれば回復に向かい，後遺症はないとされている．

治療　胃の洗浄（胃内にある毒成分の除去），輸液，利尿薬の投与（尿への毒成分の排出促進）などの対症療法が行われる．呼吸困難に対しては気管内挿管による人工呼吸管理が有効であり，適切に処置されれば延命できる．

2）シガテラ

シガテラは，熱帯・亜熱帯の有毒魚類による中毒の総称である．原因となる魚類は，バラハタ，イッテンフエダイ，イシガキダイ，オニカマス，バラフエダ

*1 フグ毒は非水溶性であるにもかかわらず，“大量の水で洗うと毒が消える”とか，“秘伝の調理法がある”などという迷信があるが，とんでもない誤りである．

テトロドトキシン（tetrodotoxin, TTX）：フグ毒の本体である．水に不溶のグアニジン基をもつ塩基性物質で，100 ℃，30分の加熱で20％が分解する．光に安定であるが，強酸，アルカリに弱い．毒素の蓄積量はフグの個体差が大きい．養殖フグには毒がないか，あっても非常に弱い．細菌（シュードモナス属，ビブリオ属），貝類，カエルなどでもテトロドトキシンが検出されている．食物連鎖によりフグ体内に蓄積すると思われる．

*2 ここでいう無毒とは，“人の健康を損なうおそれがないと認められる”ことを意味する．

*3 2009年9月に食品表示に関する業務が消費者庁へ移管されたことから，フグ加工品の表示事項については“フグ加工品等の表示について”（2010年9月10日付　消食表第326号消費者庁次長通知）により規定されている．

＊　わが国では沖縄県で恒常的に発生しており，2013〜2022年の10年間に98人の中毒患者が報告されている．

シガトキシン（ciguatoxin）：代表的なポリエーテル系のマリントキシンである．近年，マイトトキシンという水溶性の毒素も発見された．有毒渦鞭毛藻（*Gambierdiscus toxicus*）から検出されており，渦鞭毛藻 → 藻食魚 → 大型肉食魚と食物連鎖により蓄積すると思われる．赤痢菌のつくる志賀毒素（Shiga toxin，p.87 欄外参照）とはまったく異なるので注意する．

イ，ドクウツボ，サザナミハギなどである．世界中では年間の患者数は5万人以上と推定され，世界最大規模の自然毒食中毒の一つである＊．中毒の原因になる毒素は**シガトキシン**（前ページ図）および類縁化合物である．シガトキシン，**マイトトキシン**（欄外参照）ともに神経毒であり，それぞれ電位依存性のナトリウムチャネル，カルシウムチャネルに作用し，神経伝達に異常をもたらす．致死率は低く，日本では死亡例がない．また，近年，南方海域だけでなく本州でも中毒事例が発生しているので注意が必要である．厚生労働省は食品衛生法第6条第2号違反として，シガテラ毒を含む可能性のある魚種のうちオニカマスを販売禁止に，輸入魚についてはオニカマスを含む10種を輸入禁止に，8種を条件付きで輸入許可，その他の魚種については個別に判断するとしている．また，輸入食品監視指導計画において，漁獲海域の確認や魚種鑑別を行うことでシガテラ毒魚が混入しないよう対策をとっている．国内では一部の自治体で，対象魚を定めて販売自粛の指導やシガテラ毒魚の情報提供などが行われている．一般的な調理加熱では毒素は分解しない．

症状　一般に，食後1〜8時間ほどで中毒症状が現れる．症状としては下痢，吐き気，嘔吐，腹痛などの消化器系症状，血圧や心拍数の低下などの循環器系症状，めまい，頭痛，関節痛，筋肉痛，しびれ，掻痒，温度感覚異常などの神経系症状などがある．温度感覚異常はドライアイスセンセーションとよばれ，シガテラに特徴的な症状であり，水や冷たい飲み物を口に含んだ際に強い炭酸を飲んだときのようなピリピリ感を感じたり，冷たいものに触れるとビリビリする痛みを感じるというものある．神経系症状は，軽症の場合1週間程度で回復するが，長時間持続することが多く，回復に数カ月から1年以上要することもある．

3）パリトキシン様中毒

日本で原因となった魚種として，アオブダイ，ブダイ，ハコフグ，ウミスズメ，ハタ科マハタ属の魚類が報告されている．1953年から2020年にかけて，少なくとも46件の中毒の記録があり，患者総数は145人で，そのうち8人が死亡している．中毒の原因となる毒の本体はパリトキシンの類縁化合物であると考えられているが明らかになっていない．一般的な調理加熱では毒素は分解しない．

症状　食後12時間から24時間で発症し，激しい筋肉痛（**横紋筋融解症**）が主症状で，しばしば黒褐色の排尿（ミオグロビン尿症）を伴う．また，患者は呼吸困難，歩行困難，胸部の圧迫，麻痺，痙攣などを呈することもあり，重篤な場合には死に至る．回復には数日から数週間かかり，また致死時間は十数時間から数日間と広範囲である．

4）麻痺性貝中毒

有毒渦鞭毛藻が産生する麻痺性貝毒をプランクトン捕食者である二枚貝が中腸腺に蓄積し，それら二枚貝をヒトが食することにより中毒を発症する．毒化する二枚貝はアサリ，ホタテガイ，ムラサキイガイ，カキ，アカザラガイなどであるが，麻痺性貝毒を有する藻類，アレキサンドリウム（*Alexandrium*）属やギムノディニウム（*Gymnodinium*）属など，が発生している水域では，それらを餌に

する動物はすべて毒化する可能性がある．二枚貝のほか，マボヤ，オウギガニ科
カニ類，マルオカブドガニの卵，ロブスターの肝膵臓，肉食性・藻食性巻貝，熱
帯，亜熱帯の淡水産フグなどからも麻痺性貝毒が検出されることがある．渦鞭毛
藻以外に数種の淡水産藍藻も麻痺性貝毒を産生することが知られている．中毒の
原因になる毒素は**サキシトキシン**，**ネオサキシトキシン**，**ゴニオトキシン**および
それらの類縁体である（欄外図参照）．一般的な調理加熱では毒素は分解しない．
わが国では後述する貝毒監視体制が確立しており，近年，市場に流通する二枚貝
による麻痺性貝中毒はほとんど発生していない．

　症状　食後30分程度で発症し，フグ中毒に似た手足のしびれ，麻痺症状が
出る．麻痺はしだいに遂行し，重症の場合には呼吸が止まり死に至る場合もあ
る．一般には1〜4日間で回復する．

5）下痢性貝中毒

　麻痺性貝毒と同様に，有毒渦鞭毛藻，ジノフィシス（*Dinophysis*）属などが産
生する下痢性貝毒をプランクトン捕食者である二枚貝が中腸腺に蓄積し，それら
二枚貝をヒトが食することにより中毒を発症する．毒化する二枚貝としてムラサ
キイガイ，ホタテ，アカザラガイ，アサリ，イガイ，イタヤガイ，コタマガイ，
チョウセンハマグリ，マガキなどが報告されている．中毒の原因になる毒素は**オ
カダ酸**とその同族体の**ジノフィシストキシン群**である．一般的な調理加熱では毒
素は分解しない．わが国では後述する貝毒監視体制が確立しており，近年，市場
に流通する二枚貝による麻痺性貝中毒は発生していない．

　症状　食後30分〜4時間以内に，下痢，吐き気，嘔吐，腹痛などの消化器
症状が発生する．通常は3日以内に回復する．現在までに後遺症や死亡例の報告
はない．

　麻痺性・下痢性貝毒については各都道府県で，生産海域におけるこれまでの貝
毒の発生状況等を踏まえ，漁業，養殖業，遊漁の対象となっている二枚貝等を監
視の対象種として選定し，定期的に貝毒検査を実施して食品としての安全性の確
保に努めている．可食部1g当たりの毒量が一定量を超えた場合は二枚貝の採捕
を自主規制することになり，毒素産生プランクトンの発生動向を注視するととも
に，貝毒量が規制値（欄外参照）以下になるまで監視が続けられる*．

6）その他の貝中毒

　日本では中毒例はないが，記憶喪失性貝毒，アザスピロ酸，神経性貝毒による
貝中毒が知られている．毒素はいずれも一般的な調理加熱では分解しない．麻痺
性・下痢性貝毒同様，プランクトンを餌とする二枚貝などが毒化する．記憶喪失
性貝毒の原因毒素はある種の珪藻が産生するドウモイ酸である．ムラサキイガ
イ，イガイ，ホタテガイ，マテガイなどの毒化が報告されている．食後，食後数
時間以内に吐き気，嘔吐，腹痛，頭痛，下痢が起こり，重症の場合は記憶喪失，
混乱，平衡感覚の喪失，痙攣がみられ，昏睡により死亡する場合もある．アザス
ピロ酸は有毒渦鞭毛藻が産生し，ムラサキイガイやホタテガイ，アサリ，マガキ

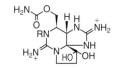

R=H: サキシトキシン
R=OH:
　　ネオサキシトキシン

貝毒に対する規制
1980年7月の厚生省通
知により規制値が定めら
れた．
　麻痺性貝毒: 4 MU
　下痢性貝毒: 0.05 MU
1 MU（マウスユニット）
は体重20gのマウスを
麻痺性貝毒では15分，下
痢性貝毒では24時間で
死亡させる毒量．
　下痢性貝毒について
は，2015年3月6日よ
り機器分析法が導入さ
れ，可食部1kg当たり
の毒量が0.16 mgオカダ
酸当量に規制値が変更さ
れた．なお，当面の間，
上記マウス試験法による
試験も認められている．

＊　これら貝毒のリスク管
理体制が奏効し，市場に流
通する二枚貝による貝毒中
毒は近年ほとんど発生して
いない．ただし，貝毒自体
は毎年発生しており，潮干
狩りや磯遊びなどで二枚貝
を個人採取する場合は，自
治体などから発せられる貝
毒情報に注意する必要があ
る．

で毒化が報告されている．中毒症状は下痢性貝類によく似ており，吐き気，嘔吐，腹痛，激しい下痢を起こす．症状は3～18時間続くが通常数日以内に回復する．神経性貝毒の原因毒素は有毒渦鞭毛藻が産生するブレベトキシンで，ミドリイガイやマガキなどが毒化する．食後1～3時間で痺れ，掻痒，知覚異常，温度感覚異常，倦怠感，頭痛，筋肉痛などの神経症状が起こる．また，吐き気，腹痛，下痢，嘔吐などの消化器症状を伴うこともある．症状はシガテラ魚中毒と類似するが，通常1～2日で回復する．なお，わが国では，記憶喪失性貝毒（ドウモイ酸），アザスピロ酸，神経性貝毒（ブレベトキシン）に対する規制値は定められていないが，二枚貝等を輸出する場合には相手国の規制値に従う必要がある．

7）イシナギ中毒

イシナギの肝臓の摂食による中毒で，頭痛，吐き気，皮膚の剥離などが起こる．マグロ，サワラなどの肝臓でも起こるが，原因はこれらの魚の肝臓中に含まれる**多量のビタミンA**摂取によるものである．肝臓が除去されていないイシナギの販売は，厚生労働省により食品衛生法第6条第2号違反として禁止されている．

8）巻貝中毒

巻貝のバイ貝中に含まれる有毒成分**プロスルガトキシン**または**ネオスルガトキシン**で発症する．バイ貝を食べ，視力減退・瞳孔散大・口渇・便秘などの症状を示す．1957年に新潟で中毒死例が記録されている．テトロドトキシンによるバイ貝の毒化例もある．また，バイ貝やホラ貝の唾液腺を除去せずに食べたことによる**テトラミン中毒**も報告されている*．

9）毒カニ中毒

沖縄産のスベスベマンジュウガニ，ウモレオウギガニなどで起こる．**サキシトキシン**あるいはテトロドトキシンが中毒の原因である．

10）その他

バラムツやアブラソコムツなどワックスを多量に含む魚を摂取したことによる腹痛，下痢などの発症例が報告されている．バラムツとアブラソコムツは，厚生労働省により食品衛生法第6条第2号違反として，販売が禁止されている．北日本で漁獲されるナガヅカとタウエガジの卵巣を食べると腹痛，嘔吐，下痢などが起こる（魚卵毒）．毒成分はディノグネリンとその類縁化合物である．

f. マリントキシンの起源と分布　　貝毒は貝の中の中腸腺に含まれていて，熱に対しても強く調理のときに加熱しても無毒にならない．毒量が規制値を超えるものは，中腸腺を除去し，可食部毒量が規制値以下となる場合は販売が許可されている．しかし，毎年中毒例が報告されているので，出所を注意する必要がある．

貝毒やフグ毒などはその動物固有のものではなく，微生物がつくっているということがわかってきた．テトロドトキシンはイモリやカエルももっていることがきっかけで，軟体動物（ボウシュウボラ，バイ貝，ヒョウモンダコ），棘皮動物（トゲモミジガイ，モミジガイ），節足動物（ウモレオウギガニ，スベスベマンジュウガニ），紐形動物（ミドリヒモムシ），扁形動物（オオツノヒラムシ）などの

*　テトラミンは，ツブ貝と通称され食用として流通するエゾボラ属・エゾバイ属巻貝の唾液腺に局在しており，加熱調理では毒性は失われない．食後30分～1時間で発症し，頭痛，めまい，酩酊感，吐き気などがみられる．体外への排泄が早いので通常数時間で回復し，死亡することはないが，毎年数件の食中毒が発生しており，注意が必要である．

各種動物から検出されている．また，カニやフグから分離した細菌〔アルテロモナス（*Alteromonas*）属やビブリオ属細菌〕がテトロドトキシンを産生することがわかってきた．神経性の中毒を起こすバイ貝の毒性には地域差があるが，これはバイ貝の毒をつくるコリネ型細菌の分布が異なることによる．

4・7・2　植物性自然毒

　植物性自然毒による中毒は，キノコ[*1]，観賞植物，山野草などの有毒種を誤って食べてしまうことにより発生している．2014～2023 年の 10 年間の食中毒統計データでは中毒事件 460 件中の半数強，中毒患者 1463 人中の半数弱がキノコによるものであった．キノコ以外では観賞植物のスイセンやイヌサフラン（コルチカム）の誤食による中毒が多く，特にイヌサフランに起因する中毒は死亡率が高いので注意が必要である（この 10 年間で 27 人中 13 人が亡くなっている）．キノコには猛毒を有するものがあるが，この 10 年間ではキノコによる中毒死者が 3 人であるのに対し，観賞植物の摂食による死者は 16 人（イヌサフラン 13 人，グロリオサ 2 人，スイセン 1 人）に達している．観賞植物はそもそも食用ではないので，一見食べられそうではあっても，安易に食べてはいけない．有毒植物による食中毒を症状別に大まかに分けると次のようになる．

　① 下痢や嘔吐を起こすもの
　ヨウシュヤマゴボウの根，ルイヨウハボタンの果実などの誤食による中毒の原因物質は，**サポニン**[*2] である．摂取されたサポニンが加水分解され，トリテルペン化合物になって胃に作用する．摂取後 2～3 時間で発症し，症状は長時間続く嘔吐と下痢である．
　② 摂取後，時間が経ってから胃腸炎を起こすもの
　この型の中毒は，クロッカス，イヌサフランの葉，種子，球根，花の摂取によって起こる．原因物質は**コルヒチン**である．ヒマの種子やトウアズキの成分**トキシアルブミン**による中毒や，ナス科の植物やホオズキの果実に含まれている**ステロイド**による中毒などがある．

　このほか，痙攣を起こすドクゼリの**シクトキシン**，心臓や血管系に作用するジギタリスやキョウチクトウの葉や種子などに含まれている配糖体**ジギトキシン**などが知られている．
　a. 毒キノコ　　わが国の気候，風土がキノコの生育に適しているので，キノコの種類は約 1000 種存在する．このうち，食用になるのは約 100 種である．キノコは秋に多く発生するため，キノコによる中毒発生のピークは 9～11 月にある．近年患者数は年間数十～百人程度，死者 0～1 人程度である．
　原因毒キノコ　　毒キノコとして 30 種程度知られているが，中毒件数の多いキノコは**ツキヨタケ，クサウラベニタケ**である．件数はそれほど多くはないが，猛毒で死亡例のあるキノコとしては**ドクツルタケやニセクロハツ**があげられる．これらの中毒をひき起こすキノコの毒成分は，1) 脳神経を冒し，幻覚を起こす，神経を麻痺させるもの，2) 消化器系を冒し，腹痛や下痢を起こすもの，に大別される．以下に，中毒の原因となるキノコと毒成分，症状などについて説明する．

[*1]　キノコは植物ではなく菌類であるが，厚生労働省の食中毒統計資料には植物性自然毒として分類されており，本書でも植物性自然毒として取扱う．

[*2]　ヨウシュヤマゴボウの根毒フィトラッカトキシンの主成分はフィトラッカサポニンである．

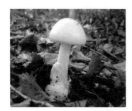

ドクツルタケ（猛毒）［写真提供: 東京都健康安全研究センター］

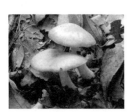

クサウラベニタケ（毒）［写真提供: 東京都健康安全研究センター］

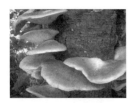

ツキヨタケ（毒）［写真提供: 東京都健康安全研究センター］

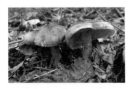

カキシメジ（毒）［写真提供: 東京都健康安全研究センター］

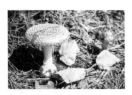

ベニテングタケ（毒）［写真提供: 横山和正氏．"毒きのこデータベース"（https://toadstool.jimdofree.com）］

1) ドクツルタケ （猛毒）

毒成分としてインドール環を含む環状ペプチド（**アマトキシン**や**ファロトキシン**など）が知られている．中毒症状は食後 6〜24 時間後に激しいコレラ様の下痢と腹痛，嘔吐などが現われ，その後さらに肝・腎の機能障害が起こり，重症の場合は死に至る．わが国のキノコ中毒による死者はほとんどがこのグループのキノコによる．キノコの種類にもよるが，タマゴダケモドキ，シロタマゴテングタケなどのドクツルタケと同じ毒成分を含むキノコでは 1〜2 本が致死量と思われる．

2) ニセクロハツ （猛毒）

色は灰色から黒褐色で，成熟すると中央がくぼんだじょうご型になる．食後 30 分から数時間程度で嘔吐，下痢などの消化器症状を示す．その後，**横紋筋融解症状**（全身筋肉痛，ミオグロビン尿症，呼吸困難など）を示し，重症の場合には死に至る．複数の毒成分を有し，特にシクロプロペンカルボン酸が横紋筋融解症の原因となることが報告されている．

3) クサウラベニタケ （毒）

ひだがはじめ白色，後成熟するとピンク色になる．柄は細く，中空で折れやすい．かさは淡褐色でやや肉色を帯びる．**コリン，ムスカリジン**および**ムスカリン**が嘔吐誘発物質として知られている．下痢を起こす成分として，分子量約 4 万のタンパク質性の物質が抽出されている．ムスカリン群には副交感神経末梢の興奮作用があり，食後 1.5〜2 時間で，流涎，発汗，脈拍緩徐，涙液・膵液などの分泌増進，気管支輪状筋収縮による呼吸困難，胃腸の痙攣，嘔吐，下痢などを起こす．食用のウラボシホテイシメジに似ている．

4) ツキヨタケ （毒）

主として山地のブナ林の倒木に生え，かさの色はシイタケに似ているが，柄の中心部に紫黒色のしみがあるので区別できる．また，ひだは発光し，においもシイタケとは異なる．毒成分としての**イルジン S**（ランプテロール）は制がん作用があり，マウスに毒性を示すが，ツキヨタケ中毒症状のすべてを説明することはできないといわれている．食後 30 分〜3 時間ほどで腹痛と下痢・嘔吐を起こす．食用のヒラタケ，シイタケ，ムキタケに似ている．

5) カキシメジ （毒）

雑木林に群生し，かさは茶色，ひだは白で密である．ひだなどを傷つけると茶褐色に変色する．食後 30 分くらいから激しい嘔吐，腹痛，下痢の症状を呈する．食用のチャナメツムタケ，マツタケモドキ，クリフウセンタケなどと似ている．

6) ベニテングタケ （毒）

本キノコの毒はおもに中枢神経系に作用する毒で，毒成分として**イボテン酸**とその脱炭酸生成物**ムッシモール**を含む．食べて 15〜30 分して発症し，酒に酔ったような興奮状態になり，精神錯乱，幻覚，視力障害などを起こす．ベニテングタケや テングタケ による中毒はイボテン酸のほかに**ムスカリン**を含むため筋肉の激しい痙攣や精神錯乱症状が強く出るが，嘔吐するので死亡することは少な

キノコの見分け方のウソ

キノコの見分け方として多くの迷信がある.

1) 柄が縦に裂けるものは食べられる？
　　ウソ！　多くのキノコの柄は縦に裂け，ほとんどの毒キノコの柄も縦に裂ける.
2) 地味な色をしたキノコは食べられる？
　　ウソ！　毒キノコのほとんどは地味な色.特に，キノコ中毒の発生が多いクサウラ
　　　　　ベニタケ，ツキヨタケ，カキシメジなどは地味な色でいかにもおいしそ
　　　　　う.タマゴタケのように色が鮮やかでも食べられるキノコもある.
3) 虫が食べているキノコは食べられる？
　　ウソ！　毒キノコでも虫は食べる.
4) ナスと一緒に料理すれば食べられる？
　　ウソ！　ナスと一緒に料理して中毒した事例は数多い.
5) 干して乾燥すれば食べられる？
　　ウソ！　乾燥しても毒成分は分解されない.
6) 塩漬けにし，水洗いすると食べられる？
　　ウソ！　ほとんどの毒キノコでは効果なし.
7) かさの裏がスポンジ状のキノコ（イグチ類）は食べられる？
　　ウソ！　イグチ類のキノコには毒キノコはないと信じられていた時代もあったが，
　　　　　現在では，ドクヤマドリ など毒キノコが見つかっている.

東京都福祉保健局ホームページ "食品衛生の窓" より

い.食用になるタマゴタケに似ている.

7) ヒカゲシビレタケ（毒）

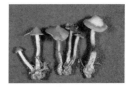

ヒカゲシビレタケによる中毒では，不快な酩酊感やしびれなどの身体症状，視覚性の変化を示し，昏迷状態や錯乱状態になることがある.シビレタケ属のキノコは，メキシコ先住民の儀式の際の幻覚剤として使用された.毒の本体は，**シロシン，シロシビン**のトリプタミン誘導体で，本キノコに多く含まれるシロシビンによる中毒では，幻覚などの症状のほかに，しびれや瞳孔反射がなくなるといった症状が出る.中毒状態は 4～6 時間続くが，死亡することはまずない.食用のナメコやナラタケに似ている.ヒカゲシビレタケは麻薬原料植物および麻薬として，麻薬及び向精神薬取締法で規制されており，**使用・所持ともに違法**である.

ヒカゲシビレタケ（毒）
[写真提供：横山和正氏.
"毒きのこデータベース"
(https://toadstool.jimdofree.com)]

治療　多量に食べ中毒した場合は，まず，吐かせる.数時間以内なら胃内洗浄し，患者を注意深く見守り，必要に応じて鎮静剤を投与する.

予防　毒キノコで中毒を起こさないため次のことに注意する必要がある＊.

① 確実に鑑定された食用キノコ以外は絶対に食べない.
② さまざまな "言い伝え" は迷信であり，信じない（上のコラム参照）.
③ 自分で採取したキノコを図鑑の写真や絵にあてはめ，勝手に鑑定しない.
④ 食用キノコでも生で食べたり，一度に大量に食べたりしないようにする.

＊　道の駅，直売所やスーパーで，毒キノコのクサウラベニタケが混入したウラベニホテイシメジやシイタケなど，誤販売事件が起きている.

マツタケなど高価なキノコでも傷がついて変色したものは食べない.中毒を起こした場合は医師の診察を受けることが大切で，原因キノコが残っている場合は，持参して治療の参考にする.

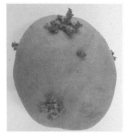

発芽したジャガイモ

ジャガイモによる食中毒: 2006 年 7 月，東京都の小学校で理科実習用に校内で栽培していたジャガイモをゆでて食べた児童ら 77 人が嘔吐や下痢の食中毒症状を呈した．発症者のソラニン類（ソラニンとチャコニン）摂取量は平均で 43 mg，残品のゆでジャガイモのソラニン類は平均で 0.71 mg/g であった．不適切な栽培によって緑変した未熟なジャガイモを皮をむかずに調理して食べたために発生した事故である．

b. ジャガイモ　　発芽部と芽の付け根および光が当たって表面が緑色に変色した部分にソラニン類（**ソラニン**と**チャコニン**）という毒性物質が蓄積する．この部分の除去が不十分であると食中毒を起こす．ソラニンは，ソラニジン（ステロイド系アルカロイド）にグルコース，ガラクトース，ラムノースが結合してできた配糖体である．熱に比較的安定で，貯蔵中に増加し，食中毒発症の目安の 1 人当たり 0.2〜0.4 g（子供は 20 mg 程度）を超えることがある．摂取後数時間で，腹痛，胃腸障害，虚脱，めまい，軽度の意識障害を起こす．学校などの集団給食で多く発生する．大量のジャガイモを扱った際に，有毒部分の除去が不十分なことが原因である．

c. スイセン　　葉はニラやノビルと非常によく似ており，鱗茎（球根）はアサツキに似ているため，誤食されることがある．近年，食中毒の発生件数，患者数ともに多く，死者も出ており，注意が必要である．食後 30 分以内に吐き気，嘔吐，下痢，頭痛などの症状を呈し，死に至る場合もある．毒成分はリコリンやタゼチンなどのアルカロイドである．

d. バイケイソウ，コバイケイソウ　　山地の林内や湿地に群生する多年草である．山菜のギボウシ類とよく似ており，誤食されることがある．食後 30 分〜1 時間で，吐き気，嘔吐，手足のしびれ，呼吸困難，めまいなどの症状を呈する．毒成分はプロトベラトリン，ジェルビン，シクロパミン，ベラトラミンなどのアルカロイドである．ほぼ毎年，中毒事例が発生しており，死者も出ている．

e. イヌサフラン　　コルチカムという名で観賞用に栽培されており，葉は山菜のギョウジャニンニクやギボウシ類と，球根はジャガイモや玉ねぎと似ており，誤食されることがある．毒成分はコルヒチンで，中毒症状は嘔吐，下痢，皮膚の知覚減退，呼吸困難などであり，近年，毎年のように死亡事例が発生している．

f. クワズイモ　　四国，九州などに自生しており，観賞用としても栽培されている．葉や葉柄がサトイモと非常によく似ているため，茎やイモをサトイモと誤食され中毒が起こる．毒成分はシュウ酸カルシウムであり，摂食後まもなく唇のしびれ，口腔内の浮腫，悪心，嘔吐，下痢などの症状が出る．毎年のように中毒事例が発生している．

g. グロリオサ　　ユリ科の球根植物で，一般の家庭で観賞用に栽培されている．全草に有毒アルカロイドのコルヒチンを含有し，特に球根に多く含まれる．球根がヤマイモなどの食用のイモ類と似ており，誤食すると数時間以降に，口腔・咽頭灼熱感，発熱，嘔吐，下痢，背部疼痛などを発症し，臓器の機能不全などにより死亡することもある．

h. 生ウメ　　アミグダリンという青酸（シアン）配糖体が含まれる．アミグダリンは未熟果実の種子中に含まれる．酵素により分解され青酸（シアン化水素：致死量 0.06 g）を生じる．中毒症状は，頭痛，瞳孔拡大，呼吸困難，痙攣などであるが，生ウメを生食すると消化不良などを起こすこともある．

i. ビルマ豆　　ミャンマー（ビルマ），米国から輸入される扁平な赤，白，黒などの五色豆には，**ファゼオルナチン**という青酸配糖体が含まれている．

j. その他の食中毒を起こす有毒植物　表4・7にその他の食中毒の要因となる有毒植物をまとめて示す.

表 4・7　食中毒の要因となる有毒植物

有毒な植物	似ている食用植物	毒成分	症状
チョウセンアサガオ	ゴボウ（根茎），ゴマ（種子），オクラ（つぼみ）	アルカロイド（スコポラミン，ヒヨスチアミン，アトロピン）	嘔吐，しびれ，痙攣，狂騒状態
ヨウシュヤマゴボウ	モリアザミの根（ヤマゴボウ）	フィトラッカトキシン（サポニン類）	吐き気，嘔吐，腹痛，下痢
ハシリドコロ	ヤマイモ，山菜（若芽），フキノトウ	アルカロイド（スコポラミン，ヒヨスチアミン，アトロピン）	嘔吐，しびれ，痙攣，狂騒状態
ドクゼリ	セリ（根茎）	シクトキシン	胃痛，嘔吐，痙攣
トリカブト	山菜（若芽），ヤマゴボウ（根茎）	アコニチン	舌，四肢の麻痺，呼吸麻痺から死に至ることもある.
ドクウツギ	クワの実（果実，種子）	コリアミルチン，ツチン	嘔吐，痙攣，呼吸麻痺
ジギタリス	コンフリー（葉）[*1]	ジギトキシン	下痢，嘔吐，心臓障害
ヒメザゼンソウ	オオバギボウシ	シュウ酸カルシウム	口のしびれ，悪心，嘔吐，下痢，皮膚炎

4・8　アレルギー様食中毒

　食品中のアミノ酸の微生物による脱炭酸反応により，さまざまなアミン類が生じる. アミン類のなかには強い生理活性作用を示すものがあり，過剰に存在すると食中毒をひき起こす. 特に問題となるアミンはヒスタミンであり，ヒスタミンによる食中毒の症状がアレルギー症状とよく似ていることから**アレルギー様食中毒**とよばれる（**ヒスタミン食中毒**ともよばれる）. ヒスタミンはアミノ酸の一種であるヒスチジンから微生物の酵素作用によって生成する[*2]ので，遊離ヒスチジン含量の高いイワシ，サンマ，カツオ，サバ，アジ，ブリなどの赤身魚を鮮度の低下しやすい環境下（ヒスタミン生成細菌が増殖しやすく酵素が作用しやすい環境下）に置くことにより，遊離ヒスチジンからヒスタミンが多量に生成される. アレルギー様食中毒の主要な原因は，ヒスタミン含量の高いこれら魚やその加工食品（干物，練り製品，缶詰など）を食べることによる. アレルギー様食中毒は毎年発生しており，保育園や学校などの給食を原因とする大規模な食中毒も頻発している.

　ヒスタミンの生成に関係する微生物で最も重要なものは，*Morganella morganii* というヒスタミン生産細菌で，ヒスタミン生成能が他の菌より高い. 日本では現在，食品中に含まれるヒスタミン量に関する基準値は設定されていないが，欧州食品安全機関では，健康な大人一人当たりの無毒性量（NOAEL[*3]）および急性参照用量（ARfD[*4]）を，50 mg としている. また，WHO/FAO 合同専門家会議でもヒスタミンの無毒性量を同様に 50 mg としている. これより，魚類・水産

*1 シンフィツム（いわゆるコンフリー）およびこれを含む食品の取扱い: コンフリーが原因と思われるヒトの肝静脈閉塞性疾患などの健康被害例が海外において多数報告されていることから厚生労働省は，2004年6月18日，食品としての販売を禁止した.

*2 ヒスタミン生成経路については，図9・4（p.189）参照.

*3 NOAEL については p.143 欄外参照.

*4 ARfD については p.112 欄外参照.

加工食品の1食当たりの最大摂取量を250gとし，ヒスタミン最大許容濃度を算出すると200 mg/kg 食品となる．なお，ヒスタミンは上述の魚やその加工品のほか，ワインやチーズなどの発酵食品にも含まれていることが報告されている．

アレルギー様食中毒の中毒症状は，食後10～60分くらいの潜伏期間の後，ヒスタミンの薬理作用によりアレルギーに似た症状が発症し，顔面，上半身あるいは全身に紅斑が生じたり，じんま疹が出る．発熱，頭痛，吐き気を伴うこともある．一般に，1日で回復する．

食中毒の予防としては，ヒスタミン生成菌が増殖しないよう低温管理を徹底し，ヒスタミンが生成する前に早めに食べることが肝要である．また，一度生成したヒスタミンは調理加熱では分解しないこと，ヒスタミンが生成しても外観の変化や悪臭を伴わないので，ヒスタミンによる汚染を感知することは困難であることに留意すべきである*．

* ヒスタミンを高濃度に含む食品を口に入れたときには唇や舌先にピリピリした異常な刺激を感じることがある．この場合，食べずに処分すべきである．
（消費者庁ホームページ，ヒスタミン食中毒. https://www.caa.go.jp/policies/policy/consumer_safety/food_safety/food_safety_portal/other/contents_001）

重要な語句

アレルギー様食中毒	黄色ブドウ球菌	人獣共通感染症	テトラミン
イシナギ	貝毒	青酸配糖体	テトロドトキシン
ウェルシュ菌	カキシメジ	セレウス菌	毒素型食中毒
ウシ海綿状脳症（BSE）	感染型食中毒	潜伏期	ナグビブリオ
エルシニア	カンピロバクター	ソラニン	ノロウイルス
エンテロトキシン	クサウラベニタケ	腸炎ビブリオ	ヒスタミン
O157	サルモネラ属菌	腸管出血性大腸菌	ボツリヌス菌
	シガテラ	ツキヨタケ	ロタウイルス

5 有害物質による食品汚染

1 どのような食品でも食べ過ぎは身体に悪いといわれるように，たとえ栄養素であっても，過剰量の摂取により身体は悪影響を受ける．

2 定められた使用基準を無視した農薬等の使用は，使用された食品を通じて消費者に健康被害を発生させる原因になりうる．

3 過去に健康被害の原因となったポリ塩素化ビフェニル（PCB）や重金属（水銀，カドミウム，ヒ素など）およびその他の有害物質の特性を理解する．

4 アフラトキシンなどのカビ毒（マイコトキシン），動物用医薬品，肥料，飼料について理解を深める．

5 多くの人にとっては有用でも，一部の人には深刻なアレルギー症状をひき起こす食品成分がある．食物アレルギーを理解し，その表示制度を遵守することが必要である．

6 食品中の発がん性物質の種類や特徴を理解する．

7 原子力発電所の事故によるフードチェーンの汚染問題を忘れてはならない．放射性物質の種類と生体への影響を理解し，食品中の放射性物質の規制を遵守する必要がある．

8 食品に直接，あるいは接触して使用される洗浄剤や器具および容器包装の特性と安全性を理解する．

　科学技術の発展により多くの化学物質が大量に合成され，われわれは，これらを有効に利用してきた．これらのなかには農作物の病害虫防除，雑草防除，農作物の生理作用の促進や抑制に用いられる**農薬**も含まれる．農薬は，現代農業には必要であるが，一部はヒトや動物の体内に蓄積したり，使用法を誤れば毒性を示すこともある．化学工業で使用される化学物質にはヒトや他の動植物に対して有毒有害な物質も含まれ，その一部は廃棄物として適切な処理が行われないまま廃棄され，環境を汚染するようになった．これらの化学物質で土壌や河川，海水が汚染されると，われわれが食べる農，水，畜産物は生産段階で有害な物質に汚染されることになる．わが国では，1950 年代に有害な**重金属**による水質や土壌汚染が原因で，**水俣病**や**イタイイタイ病**などが発生している．2011 年には東日本大震災に伴う原子力発電所の事故により，**放射性物質**による食品などの汚染も発生している．また，ゴミ焼却の過程で発生し，環境中から直接あるいは間接的に動物の体に入ってくる**ダイオキシン類**は，非常に強い毒性をもつ．

　食品はまた，流通段階でも有毒物質の汚染を受ける．これには，**カビ毒**による汚染などのほかに，食品の製造加工段階で有毒・有害物質が食品に混入したり，

食品容器包装から有害化学物質が溶出して食品を汚染し，中毒を起こす場合もある．1968 年には食用油の脱臭工程で熱媒体として使用された**ポリ塩素化ビフェニル（PCB）**が製品中に混入して健康被害が発生した．

一般には有害ではないが，食品中に本来含まれている成分が感受性の高いヒトに対して過剰な免疫反応をひき起こし，発熱，皮膚炎，ショック症状などのアレルギー症状を発症させることもある．食品成分を原因とするアレルギーは，死亡例もあることから，特定のアレルギー体質をもつヒトの健康危害の発生を防止するため，**食物アレルギー**をひき起こすことが明らかな食品のうち，発症数が多く，重篤な症状をひき起こす食品，すなわち，エビ，カニ，クルミ，小麦，そば，卵，乳，落花生（"特定原材料"という）の 8 品目については表示が義務づけられている．

本章では，食品中に本来存在したり，食品を汚染しているこれらの有害物質について解説する．

■ 5・1　化 学 物 質

5・1・1　農　　薬

病害虫や雑草の防除，または農作物の生理機能の増進，抑制に用いられる薬剤を**農薬**という．"**農薬取締法**"で管理されているものが"農薬"であり，これ以外は"農薬"には入らない．農作物などの病害虫の防除以外（衛生害虫[*1]を防除するための家庭用薬剤・産業用化学品など）に使用されるものは"医薬品，医療機器等の品質，有効性及び安全性の確保等に関する法律（医薬品医療機器等法）"あるいは"化学物質の審査及び製造等の規制に関する法律（化審法）"で管理され，区別されている．

わが国の農薬使用量は多く，農薬取締法に基づき登録されている農薬の有効成分は現在 600 種類を超えており，単位面積当たりの農薬使用量は世界有数である．また，農作物の輸入量が増加してきたが，使用される農薬は国によっても異なり，輸入野菜の残留農薬問題や国内での無登録農薬の使用が大きな社会問題となった．従来の制度（ネガティブリスト制度）は，残留基準が設定されている農薬等[*2]を含有する食品に対して規制を行う制度であったため，残留基準が設定されていない農薬等を含む食品の規制が困難であった．これに対応するため，2006 年 5 月に"**残留農薬等のポジティブリスト制度**"が導入・施行された．ポジティブリスト制度は，原則としてすべての農薬等の残留を禁止したうえで，例外として，食品中に残留することが認められる量として残留基準（暫定基準を含む）と一律基準を設定し，基準を超える農薬等の残留する食品の流通を原則禁止とする制度である．一律基準は残留基準の設定されていない農薬等に適用され，ヒトの健康を損なう恐れのない量として一律に 0.01 ppm（0.01 mg/kg）と設定されている．この制度の導入により，従前では規制のできなかった無登録農薬等を規制することが可能になった．

a. 農薬の種類　　農薬はその用途別に，表 5・1 のような種類があり，病

*1　衛生害虫については，§8・4（p.167）を参照．

*2　以降，農薬，飼料添加物および動物用医薬品を"農薬等"とする．

農薬の代謝
　適切に使用されていれば，農作物への農薬の残留は少ない．体内に摂取されても以下のように排泄，代謝，分解されるのが一般的である．
① 吸収後，腎臓から尿とともに排泄．
② 腸管を素通りして便とともに排泄．
③ 肝臓で代謝・分解．
④ 腸管から吸収され血中に入り，肝臓 → 心臓 → 全身に拡散・希釈．

表 5・1　農薬の用途別分類[a]

	種　類	作　　用	具　体　例
化学農薬	殺虫剤	農作物の有害昆虫（害虫）の防除	
		昆虫，ダニなどが摂取し，作用する．	有機フッ素剤，有機塩素剤，有機リン剤，ヒ酸鉛など
		体表面から吸収され，効果を発揮する．	有機塩素剤，有機リン剤など
		気化して呼吸器から吸収され，作用する．	臭化メチル，シアン化水素など
		植物に吸収され，植物自体が殺虫効果をもつ．	ネオニコチノイド剤など
	殺ダニ剤	作物に寄生するダニ類の防除	
	殺線虫剤	根の表面，組織内に寄生増殖する線虫類の防除	
	殺菌剤	農作物を植物病原菌（糸状菌および細菌）から守る．	ボルドー液，抗生物質，有機塩素剤，有機リン剤など
	除草剤	農作物に有害作用を及ぼす雑草類の防除	2,4-ジクロロフェノキシ酢酸（2,4-D）[†]，グリホサートカリウム塩など
	殺虫殺菌剤	殺虫成分と殺菌成分とを混合して，害虫，病原菌を同時に防除	カルバメート剤など
	殺そ剤	農作物を食べるネズミの防除	リン化亜鉛，クマリン誘導体など
	消毒剤	種まき前に種子の病原菌を殺す．	チウラム，ベノミル，チオファネートメチルなど
		種まき前や苗の移動前に土壌にまく．	クロロピクリン，臭化メチル
	植物成長調整剤	農作物の品質を向上させるため，植物の生理機能を調整する．	
	忌避剤	動物の嫌いな臭い，味を利用し，農作物を鳥獣の害から守る．	
	誘引剤	動物，昆虫が特定の臭気などの刺激で誘引される性質を利用し，有害動物などを誘い集める．	
	展着剤	農薬を希釈して散布するとき，薬剤が害虫の体や作物の表面によく付着するように添加する．	
生物農薬	天敵昆虫	捕食性昆虫（捕食性ダニを含む）が餌となる昆虫を探して食べる．	捕食性昆虫：テントウムシ，ハナカメムシ，ショクガバエ，カブリダニ
		寄主昆虫内で孵化した寄生性幼虫が寄主昆虫を餌にして成長し，寄主昆虫を殺す．	寄生性昆虫：ハチやハエ
	天敵線虫	害虫の体内に侵入した天敵線虫が毒素をつくる腸内の共生細菌を放出して害虫を殺す．	昆虫寄生性線虫，微生物捕食性線虫など
	微生物農薬	殺虫剤（微生物のつくる毒素）で害虫を殺す．	殺虫剤：*Bacillus thuringiensis*（BT菌）
		殺菌剤（競合する細菌）により病原菌は生育に十分な栄養が得られないため定着できず，植物が病原菌から保護される．	殺菌剤：*B. subtilis*（野菜などの灰色かび病やうどんこ病の防除剤など）
		ウイルス剤（昆虫に感染するウイルス）で害虫を殺す．	ウイルス剤：核多角体病ウイルス，顆粒病ウイルスなど

a)　日本農薬(株) ホームページより改変．　　†　2024 年 4 月現在登録失効のもの．

害虫を防除するために用いる天敵も農薬（**生物農薬**）である．また，化学農薬は有効成分から表 5・2 のように分類される．

表 5・2　化学農薬の有効成分による分類

分 類	農 薬	作 用	用 途・毒 性
有機リン剤	パラチオン†, マラチオン, フェニトロチオン	コリンエステラーゼ阻害	殺虫剤として使用. 殺虫力が強く, 適用害虫の範囲も広い. 体内で代謝分解しやすく蓄積性は低いが, ヒトに対する毒性は強い. 頭痛, 寒け, 呼吸困難, 肺水腫などを起こす.
有機塩素剤	DDT†, BHC†, クロルデン†, ディルドリン†, キャプタン	殺虫作用	広範な殺虫力があり, 持続性が高い. 毒性は低いが, 蓄積し, 中枢神経障害, 染色体異常を起こさせる.
カルバメート剤	カルバリル, フェノブカルブ, チラム, ジネブ	コリンエステラーゼ阻害	おもに殺虫殺菌剤として使用. 有機リン剤よりも毒性は弱い. ヒトでの中毒症状は嘔吐, 協調運動失調, 痙攣
有機フッ素剤	モノフルオロ酢酸ナトリウム†, フッ化スルフリル	クエン酸回路の阻害	殺そ剤, 殺菌剤, 殺虫剤, 除草剤として使用. モノフルオロ酢酸ナトリウムは毒性の強い殺そ剤である. ヒトに対しては嘔吐, 意識障害, 痙攣, 呼吸麻痺を起こす.
有機水銀剤†	酢酸フェニル水銀†, アルキル水銀†	SH酵素阻害	殺菌剤として使用されていたが現在は使用禁止. ヒトでは, 手足のしびれ, 視野狭窄, 聴覚障害, 精神症状などの中毒症状が出る.

†　2024年4月現在登録失効のもの. 水銀剤は1973年に登録失効となり, それ以前に流通していたものも2003年に使用禁止となった.
DDT: p, p'-dichlorodiphenyltrichloroethane（p, p'-ジクロロジフェニルトリクロロエタン）
BHC: benzene hexachloride（ベンゼンヘキサクロリド. 化学名は1,2,3,4,5,6-ヘキサクロロシクロヘキサン）

b. 毒性および毒性試験と安全性　　農薬を登録する際には, 農薬の薬効, 薬害, 毒性, 残留性などについて検査を行い, 品質および安全性が確保されたものが登録されている*. 毒性試験には表5・3のようなものがある. ヒト以外の生物に対しての安全性も表5・4のような試験で調べられている. これらに高い毒性が認められても農薬として認められる場合もあるが, 農薬取締法に定められている使用基準に基づいて適正に使用すれば, 安全性が確保される（農薬残留基準

*　農薬の登録数
有効登録件数: 4065件
有効成分数: 565成分
　　（2024年4月末現在）
　農薬は随時, 登録・削除されるので, 最新の情報は下記のホームページなどを参照すること.
●農林水産消費安全技術センター: https://www.acis.famic.go.jp/

表 5・3　農薬の毒性試験

毒 性	試 験 方 法
急性毒性	農薬を口に入れたり, 吸い込んだりした際に短い時間で現れる毒性で, 経口, 経皮, 吸入の三つを調べる. また, 目, 皮膚に対する刺激性も調べる.
亜急性毒性	少量の農薬でも, 連続して摂取すると蓄積して急性毒性を示す濃度に達して毒性を示す. 通常数日〜数カ月程度で毒性が出る場合をいう. 経口, 経皮, 吸入について調べる. 21, 28および90日間などの反復投与試験を行う.
慢性毒性	亜急性毒性を示さない量でも, 長期間摂取し続けると身体に障害が出る場合がある. 各種内臓や器官への障害をラットで2年間とイヌで1年間の両方の試験を行って調べる.
催奇形性	生まれてくる子どもに奇形が出ることを催奇形性という. ラットとウサギを用いて妊娠中にさまざまなタイミングで農薬を摂取させて調べる. 催奇形性が認められる農薬は登録できない.
繁殖毒性	農薬を摂取した両親から生まれた子どもに健康障害が出たり, 繁殖が行われなかったりするかどうかを調べる試験で, 3世代にわたってラットに摂取させ, 各世代への影響を調べる. 解剖して臓器などへの影響を調べる.
発がん性	ラットとマウスそれぞれに一生涯（1年半〜2年）摂取させてがん発生の有無を調べる. 急性毒性や慢性毒性を示さない最高の濃度で発がん性が認められれば農薬として使用できない.
変異原性	染色体に異常が生じるとがんや奇形などさまざまな異常が起こる. 微生物を用いて染色体に異常を生じないか調べる. 小核試験とよばれるラットを用いた試験も行われている.

農薬の毒性試験: 一つの薬剤について800匹前後のラットを供試し, 顕微鏡などで検査する項目は1匹について約50程度なので, 1試験では約40,000項目の検査となる. 試験開始から最終結果がまとまるまで3年以上必要である.

を超えない）ように措置されている．農薬による食中毒事件としては冷凍ギョウザへの意図的な農薬の混入や農薬の誤食・誤飲によるものが報告されている．

表 5・4　農薬の安全性試験

試 験 名	概 要
代謝試験	動・植物の生体内や土壌での変化を調べる．
一般薬理試験	中毒の治療法などを知るため，生体の機能に及ぼす影響を調べる．
残留試験	農作物および栽培される土壌などへの残留性を調べる．
魚毒性試験	水生動物に対する毒性を調べる試験で，魚への急性毒性をコイで調べる．水田の多い日本では特に重視されている．
甲殻類に対する試験	エビやミジンコを使って影響を調べる．
蚕毒性試験	農薬がクワにかかった際，そのクワを使って育てているカイコに影響が出ないか調べる．
天敵に対する影響	ハチやクモなど害虫の天敵に影響が出ないか調べる．
後作物への影響	栽培中の作物に対してだけではなく，その田畑をつぎに使うとき（後作）に影響が出ないか調べる．

c. アレルギーとの関連　　アレルギーの原因物質を**アレルゲン**という．化学物質のなかにはアレルギー（薬物アレルギーやアレルギー性接触皮膚炎）を誘発するものが知られており，化学物質である化学農薬もアレルギーを誘発する可能性はゼロではない．一般に化学物質はそれ自体にアレルゲン性（アレルゲンとなる性質）はないが，生体内タンパク質と結合するなど特定の状況がそろった場合には，ごくまれにアレルゲン性をもつようになる場合がある．アレルゲン性に関連する試験としては皮膚感作性試験があり，農薬の性状によっては皮膚感作性試験を実施し，その試験成績を農薬登録申請時に提出して審査を受けることで安全性を担保している．ただし，アレルギー症状が出るか否かは必ずしも化学物質に固有のものではなく，個々人の体質にも依存する．

d. 生物濃縮性　　環境中では薄い濃度でも食物連鎖により，水 → 微生物 → 魚 → 鳥やヒトといった具合に生物濃縮され，ついには毒性を示す量に達する可能性がある．生物濃縮性が大きいものは実用化できない．

e. 農薬の残留　　食品衛生法は，飲食に起因する衛生上のリスクの発生を防止することを目的としており，前述（p.108）のとおり，**ポジティブリスト制度**による食品の農薬残留値もこの法律で規制されている[*1]．ポジティブリスト制度導入時に暫定的[*2]な残留基準が設定された農薬等に関しては，計画的に残留基準の見直しが行われており，食品安全委員会のリスク評価結果をふまえて最終的な残留基準が設定されることになる．食品に残留する農薬，動物用医薬品および飼料添加物（以降“農薬等”とする）の限度量一覧表では 700 以上の化合物の基準値が示されている[*3]．また，発がん性・遺伝毒性などの懸念により**一日摂取許容量（ADI）**を設定できない農薬等 24 物質については，食品において“不検出”という基準が設定されており[*3]，ヒトの健康を損なう恐れのないものとして79 物質が規制の対象外に指定されている[*4]．

　農薬等の残留基準の設定方法は食品添加物の安全性・使用基準と同様の考え方

[*1]　付録 6（p.218）を参照．

[*2]　暫定基準（農薬等の暫定的な残留基準）は，Codex 基準や国際基準，農薬取締法における登録保留基準などを参考にして定められた．

[*3]　2024 年 1 月末現在 774化合物．農薬の残留基準値については，下記のホームページなどを参照．
●厚生労働省：
https://www.mhlw.go.jp/stf/seisakunitsuite/bunya/kenkou_iryou/shokuhin/zanryu/index.html
●日本食品化学研究振興財団：https://db.ffcr.or.jp

一日摂取許容量（acceptable daily intake；ADI）：ヒトがある物質（農薬）を毎日一生涯にわたって摂取し続けても，健康に悪影響を示さないと推定される 1 日当たりの最大摂取量で mg/（kg 体重）/日で表す．許容一日摂取量ともいう．

[*4]　物質数は，いずれも2024 年 4 月末現在．

表 5・5 農薬と食品添加物の違い

	農　薬	食 品 添 加 物
使用目的	農作物を病害虫や雑草から守るため，農作物などの生理機能を増進または抑制するために用いられる．	食品の製造過程において食品の加工もしくは保存の目的で，食品に添加，混和，浸潤その他の方法によって使用する．
登　録および指定要件	農林水産大臣の登録を受けて販売できる．登録申請には，有効成分，適用病害，使用方法や毒性および残留性などに関する試験成績などが必要．農薬使用時の安全使用基準も決められている．	ヒトの健康を損なう恐れのない場合，内閣総理大臣が食品衛生基準審議会の答申により食品添加物として指定．食品添加物そのものの規格を定め，使用にも基準を設定．

急性参照用量（acute reference dose; ARfD）：ヒトがある物質（農薬）を 24 時間またはそれより短い時間経口摂取した場合に健康に悪影響を示さないと推定される 1 日当たりの最大摂取量．mg/（kg体重）/日で表す．

ARfD の設定には動物を用いた毒性試験を実施し，おもに単回投与試験や短期毒性試験の投与初期に示される症状から無毒性量（p.136 欄外参照）を求め，通常 1/100〔1/10（種間差）×1/10（個人差）〕の安全係数を乗じた値を ARfD とする．

* ポストハーベスト農薬は，防カビ剤などの食品添加物として指定されている．こういう分け方をしているのは日本だけで，米国などでは他の農薬と特に区別していない．

に基づいている（§6・4〜§6・5 参照）．ただし農薬等は大気や水など食品以外からも摂取する可能性があるため，残留基準は ADI の 80% 以内になるように設定される．なお同じ食品を一度に大量に摂食した場合，残留する農薬等を短期間に通常より多く摂取することになるので，ADI に基づく慢性的な評価（長期間摂取に対する評価）による残留基準だけではなく，短期間摂取による有害性を回避するための仕組みも必要となる．そのため 2014 年度より，急性毒性の指標である**急性参照用量**（**ARfD**）を考慮した残留農薬等基準の設定が順次行われている．

f. ポストハーベスト農薬（収穫後処理農薬）　収穫後の農作物に害虫やカビが発生したり，病原菌が増殖したり，貯蔵中に発芽するのを防止するために収穫後に用いる殺菌剤，殺虫剤，防カビ剤などのことをいう．欧米ではポストハーベスト農薬は一般化されており，収穫前に使用する農薬に比べて，食品中への残留性は高くなるので検査体制の強化が必要である．

i）農薬と食品添加物の違い

わが国では収穫前にまく薬剤が農薬として分類されており，収穫後に作物にまくのは，食品に添加する薬剤と考えられ，保存料などと同じ扱いになる*．食品衛生法による規制を受けるため認可の手続きも農薬とは異なる（表5・5）．

ii）防カビ剤

カビが発生しやすいオレンジ，グレープフルーツ，レモンなどは，多くが輸入品である．輸送・貯蔵中にカビの発生・繁殖を防ぐために使用される食品添加物を**防カビ剤**（または，防ばい剤）という．果実に直接噴霧したり，防カビ剤を浸した紙を果実の入った段ボール箱に入れて使用するが，食品添加物としての表示が必要となる．"防カビ剤（OPP：オルトフェニルフェノール，TBZ：チアベンダゾール）を使用してあります．"などと表示される．2024 年 4 月末現在，防カビ剤として使用が認められているのは 9 種類で，防カビ剤を使用してよい食品（対象食品），使用した場合の残存量などの基準が設定されている（表5・6）．

iii）輸入かんきつ類の検査体制

輸入かんきつ類は全国の港や空港にある検疫所で，市内を流通するかんきつ類は，中央卸売市場の食品衛生検査所と衛生研究所で検査している．

iv）防虫剤

食品添加物として指定されている防虫剤は，ピペロニルブトキシド 1 品目で，穀類に限って 0.024 g/kg 以下で使用が認められている．

g. 農薬の除去　農薬の残留を考える場合，つぎの可能性がある．

物 質 名[†1]	使 用 基 準[†2]		備　考
	対 象 食 品	残存量〔mg/kg〕	
ジフェニル（別名ビフェニル，簡略名 DP）	グレープフルーツ レモン オレンジ類	70 以下（紙片に浸して使用）	最近では耐性菌も出現し，あまり使用されていない．
オルトフェニルフェノール（簡略名 OPP） オルトフェニルフェノールナトリウム（簡略名 OPP-Na）	かんきつ類	オルトフェニルフェノールとして 10 以下	欧米ではかんきつ類のほかに，キュウリ，ニンジン，リンゴ，メロンなどにも使用されている．
チアベンダゾール（簡略名 TBZ）	かんきつ類 バナナ バナナ（果肉）	10 以下 3 以下 0.4 以下	かんきつ類に発生する軸腐れ病，緑カビ病およびバナナの軸腐れ病によりひき起こされる腐敗の防止に効果がある．
イマザリル	かんきつ類（ミカンを除く） バナナ	5 以下 2 以下	従来の防カビ剤に対する耐性菌のため，かんきつ類とバナナに使用が認められた．
フルジオキソニル	キウィー，パイナップル(冠芽を除く) かんきつ類（ミカンを除く） ばれいしょ アボカド（種子を除く），アンズ（種子を除く），黄桃（種子を除く），ザクロ，スモモ（種子を除く），西洋ナシ，ネクタリン（種子を除く），パパイヤ，ビワ，マルメロ，マンゴー（種子を除く），モモ（種子を除く），リンゴ	20 以下 10 以下 6 以下 5 以下	糸状菌に対し広い抗菌スペクトルをもち，胞子発芽，発芽管伸長および菌糸の生育阻害を示すことから，収穫後の果実の防カビ目的にも有効である．農薬（殺菌料）として他の作物にも使用される．
アゾキシストロビン	かんきつ類（ミカンを除く） ばれいしょ	10 以下 7 以下	ストロビルリン系殺菌剤で，ミトコンドリアの電子伝達系を阻害し，菌の呼吸を阻害する．
ピリメタニル	アンズ，黄桃，かんきつ類（ミカンを除く），スモモ，モモ 西洋ナシ，マルメロ，リンゴ	10 以下 14 以下	アニリノピリミジン系化合物で灰色カビ病菌に対する活性が高く，黒星病菌，うどんこ病菌類および青カビ/緑カビなどにも活性を示す．従来の防カビ剤耐性菌に対しても有効である．
プロピコナゾール	かんきつ類（ミカンを除く） アンズ（種子を除く），ネクタリン（種子を除く），モモ(種子を除く)，黄桃（果梗および種子を除く） スモモ（種子を除く）	8 以下 4 以下 0.6 以下	トリアゾール系殺菌剤で，糸状菌の細胞膜のエルゴステロール生合成阻害により，殺菌効果を示す．
ジフェノコナゾール	ばれいしょ	4 以下	ばれいしょの乾腐病，銀か病に対して有効である．

表 5・6　防カビ剤の種類

†1　DP: diphenyl（ジフェニル），OPP: *o*-phenylphenol（オルトフェニルフェノール），TBZ: thiabendazole（チアベンダゾール）
†2　使用基準は 2024 年 4 月末現在．

① 作物に付着した農薬は自然に分解して，しだいに消失する．
② 散布量が多かったり，収穫直前に散布されると残留する．
③ 土壌に散布する農薬は，根から吸収され他の部位へ移動する．
④ 代謝・分解されずに残留する．

　農薬の除去方法としては，対象農作物の形態，特性，農薬の性質（水溶性，脂溶性など）により除去率が異なるが，洗浄や皮をむくことなどが効果的である．
　農薬の効果的な除去法としては，表 5・7 のようなものがある．

表 5・7　農薬の除去法

除 去 方 法	対 象 食 品
① 流水中でのふり洗い	葉菜類，イチゴ，ブドウなど
② 流水中でこすり洗い	リンゴ，ナシ，トマトなど
③ ティッシュペーパーなどによるふき取り	リンゴ，カキなど
④ 皮をむく	モモ，ビワ，カボチャ，バナナ，リンゴなど
⑤ ゆでる	葉菜類，アスパラガス，ブロッコリーなど

5・1・2　ポリ塩素化ビフェニル（PCB）

ポリ塩素化ビフェニル（**PCB**）はビフェニルに塩素が結合したものの総称で，塩素の数によってその性質が異なる．無色無臭透明，不揮発性，不燃性，高い電気絶縁性，脂溶性の化合物で，熱や化学薬品に対して安定であるため熱媒体，トランス（変圧器），コンデンサーなどの絶縁体，塗料，ノーカーボン紙などに広く使用された．これらを使用した製品の廃棄により環境が汚染され，地球上全域から検出されるようになった．食物連鎖による生物濃縮の結果，ヒトにも汚染が認められるようになった．PCB は分解されにくく，動物の脂肪組織に蓄積されやすい．調査が進むにつれて海水や海底の泥，魚介類，牛乳や母乳にまで汚染が広がっていることが確認された．PCB の環境汚染防止のため 1972 年に製造と使用が禁止された*．また，同年，厚生省（現厚生労働省）は，食品中に残留する PCB の暫定的規制値を設定した．1968 年には PCB が原因の健康被害が起こっている（下記コラム参照）．

a. PCB の 毒 性　PCB は人体に入ると血液を介しておもに脂肪組織に蓄積し，つぎのような症状が出る．

・急性毒性：頭痛，しびれ，発熱，皮膚障害など
・慢性毒性：皮膚の黒褐色化，肝臓肥大，肝機能障害，免疫抑制など

b. 食品の汚染　継続調査の結果，PCB による食品の汚染は減少傾向にあることがわかってきた．食品の PCB 規制値は表 5・8 のように決められている．2022 年度の東京都の汚染実態調査結果とともに示す．この結果では暫定的規制値を超えたものはなかった．

PCB: polychlorinated biphenyl（ポリ塩素化ビフェニル）

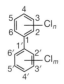

＊　PCB 廃棄物の処理: PCB 廃棄物は，従来から "廃棄物の処理及び清掃に関する法律（廃棄物処理法）" により適正保管などの規制があった．2001 年 6 月には "ポリ塩素化ビフェニル廃棄物の適正な処理の推進に関する特別措置法（PCB 廃棄物特別措置法）" が制定され，PCB 廃棄物保管事業者に対して，一定期間内（2016 年 7 月まで）に処分することが義務付けられた．しかし，微量の PCB を含む電気製品が大量に存在するため，2027 年 3 月 31 日まで延長された（環廃産発 121212330 号，2012 年 12 月 12 日）．

油 症 事 件

1968 年，九州，関西を中心とした西日本各地で起こった最大の食品公害事件．食用米ぬか油による中毒事件で，患者は顔や首などに黒い発疹ができ，頭痛や手足のしびれなどさまざまな症状を訴えた．初期の認定患者は約 1900 人とされるが，届出患者数は 1 万人以上であった．被害者から生まれた 13 人の新生児のうち 2 人が死産，10 人は全身が褐色だった．原因は，脱臭工程で油を加熱する際の熱媒体として使用された PCB 製品がパイプにできた小さな穴から漏れ出して米ぬか油に混入したため，とされた．患者の健康被害が通常の PCB 被害に比べ長期間にわたったことから，その後の調査・研究で PCB に含まれていたポリ塩素化ジベンゾフラン（PCDF）とコプラナー PCB という "ダイオキシン類" が主要な原因物質であることがわかった．

表 5・8　食品などの PCB 汚染実態調査結果[a] (2022 年度 東京都)

	品　目	規制値 (ppm)	検体数	検出 検体数	検出値 (ppm)[†3]		
					最大	最小	平均
魚介類	遠洋沖合魚介類[†1]	0.5	62	16	0.3	ND	0.07
	内海内湾魚介類[†2]	3.0	246	87	0.28	ND	0.04
	小　計	—	308	103			
牛 乳		0.1	8	0	ND	ND	—
乳製品 (チーズ・ヨーグルト類)		1.0	5	0	ND	ND	—
育児用粉乳		0.2	5	0	ND	ND	—
食 肉	牛 肉	0.5	4	0	ND	ND	—
	豚 肉	0.5	4	0	ND	ND	—
	鶏 肉	0.5	8	0	ND	ND	—
	牛肝臓	0.5	4	0	ND	ND	—
	豚肝臓	0.5	4	0	ND	ND	—
	鶏肝臓など	0.5	0	0	ND	ND	—
	小　計	—	24	0			
卵 類		0.2	16	0	ND	ND	—
器具・容器包装		5.0	10	1	0.02	ND	0.02
その他	魚介類加工品など	—	60	7	0.03	ND	0.02
	食用油脂類	—	14	0	ND	ND	—
	ベビーフードなど	—	2	0	ND	ND	—
	合　計	—	452	111			

a) 令和 4 年度 食品等の PCB 汚染調査結果 (“令和 5 年度版 食品衛生関係事業報告”, 東京都福祉保健局) より.
†1　遠洋沖合魚介類: カツオ, クロマグロ, ヒラメ, マサバ, ナガスクジラなど.
†2　内海内湾魚介類: アイナメ, アカガイ, アサリ, スズキ, ブリ, ホタテガイ, マダイなど.
†3　ND: 定量下限値 (0.01 ppm) 未満, 平均: 検出した検体の平均値.

5・1・3　低沸点有機ハロゲン化合物

　トリクロロエチレン (トリクロロエテン), テトラクロロエチレン (テトラクロロエテン), トリクロロエタン, 四塩化炭素, トリハロメタンなど揮発性が高く塩素や臭素などハロゲン元素を含む低分子の化合物をさす. これらのうちで, トリクロロエチレン, トリハロメタンが地下水の汚染物質として問題となる.

　a. トリクロロエチレン, テトラクロロエチレン　　ドライクリーニングの溶剤, 電子部品の洗浄剤として使われる, 分解されにくい化合物である. ヒトや動物の体には蓄積しにくいが, 肝臓や腎臓に害を及ぼす. 動物実験の結果ではがんを誘発した. “水質汚濁防止法” で有害物質に指定され, 排水基準が定められ, これを含む汚水や廃液を地下に浸透させることも禁止されている. また, “有害物質を含有する家庭用品の規制に関する法律” によって対象家庭用品への含有量規制が行われている (表 5・9).

　b. トリハロメタン　　トリハロメタンとは欄外の有機塩素化合物の総称で, それぞれ毒性が指摘されている. 水道水は塩素殺菌されているが, 水の殺菌に使われた次亜塩素酸ナトリウムの塩素と水中に含まれている有機化合物 (アンモニア性窒素, フミン質) が反応してトリハロメタンができる. 家庭でも次亜塩素酸ナトリウムが入っている水を煮沸すると発生し, トリハロメタン濃度は蛇口濃度

トリハロメタンの毒性
- クロロホルム:
  発がん性, 中枢機能低下, 肝臓毒性, 腎臓毒性, 催奇形性
- ジブロモクロロメタン:
  催奇形性
- ブロモジクロロメタン:
  発がん性
- ブロモホルム:
  催奇形性

	表 5・9　トリクロロエチレンとテトラクロロエチレン	
名称・構造	用　途・毒　性	規　制
トリクロロエチレン （構造式）	脱脂力が強く，不燃性で適度の揮発性もあるので，工業用として一般溶剤，塗料，金属機械部品の洗浄剤として使われている． 急性毒性では強い毒性を示さないが，反復投与で強い毒性を示す．特にヒトに強い毒性を示す．中毒症状としては肝臓障害，腎臓障害，中枢神経障害，皮膚障害などがある．	基準値: 0.1 % 以下 対象家庭用品: 　家庭用エアゾル製品 　家庭用洗浄剤
テトラクロロエチレン （構造式）	トリクロロエチレンより揮発性がやや低く，一般溶剤として使用される． 毒性，中毒症状はトリクロロエチレンと同じ．	基準値: 0.1 % 以下 対象家庭用品: 　家庭用エアゾル製品 　家庭用洗浄剤

PCDD: polychlorinated dibenzo-*p*-dioxin（ポリ塩素化ジベンゾ-*p*-ジオキシン）

PCDF: polychlorinated dibenzofuran（ポリ塩素化ジベンゾフラン）

コプラナー PCB（Co-PCB）: 二つのベンゼン環が同一平面上にある PCB（コプラナー PCB）のなかには，ダイオキシンと似た毒性をもつものがあり，わが国では現在，これらも併せてダイオキシン類としている．

PCDD

PCDF

Co-PCB

TEQ（toxic equivalent, 毒性等量）: 2,3,7,8-TCDD（tetrachlorodibenzo-*p*-dioxin）の毒性を 1 として換算したダイオキシン類の総量．ダイオキシン類は通常，毒性の異なる異性体の混合物として存在するのでダイオキシン類のなかで最も毒性の強い 2,3,7,8-TCDD の量に換算した数値で毒性を評価する．

の約 3 倍に増える．トリハロメタンは人体に入ると，腸壁から吸収されて脂肪に蓄積する．組織から排泄されにくいため，体内に蓄積される恐れがある．

5・1・4　ダイオキシン

a. ダイオキシンの発生　ダイオキシンとは塩素を含む有機化合物のうち，**ポリ塩素化ジベンゾ-*p*-ジオキシン**（**PCDD**）および**ポリ塩素化ジベンゾフラン**（**PCDF**）の総称で，これに**コプラナー PCB** を加えてダイオキシン類というが，塩素の位置，数により，種々の毒性をもち，約 220 種類ある．ダイオキシン類は，おもに物が燃えるときに発生する．廃棄物中にはダイオキシン生成の原因となりうる塩素化合物が豊富にあり，これらの焼却によりダイオキシン類が発生していると考えられている．ゴミ焼却場については，ダイオキシンの発生を防止するための施設や設備の構造，焼却条件についてのガイドラインが示され，製紙・パルプ工場に対してはダイオキシン発生の原因となる塩素の使用量をできるだけ少なくするよう指導されている．ほかに金属の精錬，紙の塩素漂白，農薬製造においても発生し，火災や喫煙などでも発生する．1997 年におけるわが国のダイオキシン類排出総量は 7680〜8135 g-TEQ/年であったが，表 5・10 のダイオキシン類の発生実態で示すように，排出総量は年々低下している．2021 年の排出総量は 98〜100 g-TEQ/年となり，2004 年の 1/3 以下にまで低下した．

b. ダイオキシンの毒性　環境中のダイオキシン類は，大気，水，土壌などの環境から直接，または食物などを通して間接的に動物の体に入ってくる（図 5・1）．動物やヒトの肝臓や脂肪組織に蓄積し，母乳にも含まれている．ダイオキシン類で毒性ありとみなされているのは 29 種で，体重の減少，皮膚炎，肝臓障害，神経症，生殖毒性（精子減少，排卵の停止，子宮内膜症など），免疫力の低下，発がん性，内分泌撹乱作用など，毒性は多岐にわたる（表 5・11）．ベトナム戦争で米軍が散布（枯れ葉作戦）した除草剤中に不純物としてダイオキシンが含まれていたため，多くの奇形児が生まれた．

1999 年度におけるわが国のダイオキシン類の 1 人 1 日摂取量は約 2.3 pg-TEQ/（kg体重・日），そのうち 2.25 pg-TEQ/（kg体重・日）は食品からの摂取とされていた．2009 年度には 1.04，2022 年度には 0.44 pg-TEQ/（kg体重・日）と年々低下している（表 5・12）．ダイオキシン類は脂肪組織に溶けやすく残留しやす

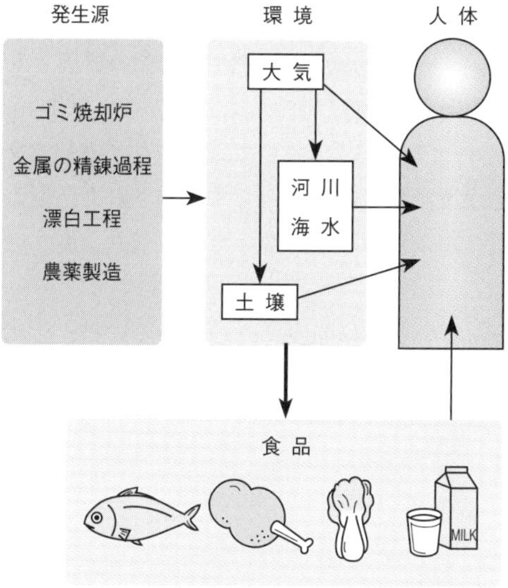

図 5・1　ダイオキシンの人体への蓄積経路

表 5・11　ダイオキシンの毒性

種　類	毒　性
急性毒性†	人工的につくられた物質のなかで最も強い毒性をもつ 2,3,7,8-テトラクロロジベンゾ-*p*-ジオキシン（2,3,7,8-TCDD）を投与した動物実験の結果，サリンの約 2 倍，青酸カリ（シアン化カリウム）の約 1000 倍の毒性がある．
慢性毒性	動物による慢性毒性実験では，発がん性，胸腺萎縮，肝臓障害，心筋障害，性ホルモンや甲状腺ホルモン代謝への影響，学習能力の低下などが報告されている．アカゲザルによる実験では，雌の子宮内膜症，流産や早産が，また，雄の精巣機能の減退，精巣の萎縮，精子数の減少が報告されている．
発がん性	ヒトに対しては，WHO の IARC（国際がん研究機関）で，2,3,7,8-TCDD はヒトに対する発がん性があると評価している．ダイオキシン類自体が直接遺伝子に作用してがんをひき起こすのではなく，他の発がん物質による発がんを促進する．

IARC：International Agency for Research on Cancer
†　ただし，急性毒性試験の結果において，致死毒性は試験動物の種差がきわめて大きいことが知られている．

表 5・10　国内発生源別ダイオキシン類発生量 [a]

発 生 源		排出量〔g-TEQ/年〕		
		2004 年	2007 年	2021 年
削減目標設定対象	廃棄物処理分野	215～237	181～199	52
	一般廃棄物焼却	64	52	19
	産業廃棄物焼却	70	60	13
	その他	81～103	69～87	19.8
	産業分野	125	100	44
	製鋼用電気炉	64.0	50.2	23.8
	鉄鋼業焼結施設	30.4	20.5	4.9
	亜鉛回収施設	8.1	1.8	1.2
	アルミニウム合金製造施設	13.0	15.6	7.5
	その他	9.7	11.7	6.3
	その他	0.4	0.3	0.1
削減目標設定対象外	火葬場	2.4～5.3	2.6～5.7	1.5～3.6
	たばこの煙	0.1～0.2	0.1	0.0
	自動車排出ガス	1.3	1.2	0.9
合　計		344～369	285～306	98～100

a）環境省，“ダイオキシン類の排出量の目録（排出インベントリー）”（2023）をもとに作成．

表 5・12　わが国におけるダイオキシン類の1人1日摂取量 [a]

摂 取 源		摂取量〔pg-TEQ/(kg体重・日)〕	
		2009 年度	2022 年度
食品	魚介類	0.94	0.41
	肉・卵	0.07	0.029
	乳・乳製品	0.021	0.0006
	穀物・イモ	0.0054	0.0004
	有色野菜	0.0012	0.00012
	その他	0.0024	0.0038
合　計		1.04	0.44

a）環境省 水・大気環境局総務課，“ダイオキシン類 2009”および令和 4 年度厚生労働科学研究補助金 食品の安心・安全確保推進研究事業，“食品を介したダイオキシン類等有害物質摂取量の評価とその手法開発のための研究分担研究報告書”より作成．

いため，最も多いのは魚介類から，つぎに肉・卵からの摂取となっている．また，母乳中のダイオキシン類濃度は諸外国とほぼ同程度で，2006 年度には脂肪 1 g 当たり平均 16.3 pg-TEQ で，ダイオキシン類の成分にもよるが，ここ 30 年で 1/3～1/10 程度に減少している．毒性評価に基づき，環境省と厚生労働省はダイオキシンの耐容一日摂取量を 4 pg/(kg 体重)/日と定めている．

耐容一日摂取量（tolerable daily intake; TDI）：ヒトが毎日摂取し続けても健康に悪影響が現れないと推定される摂取量．ADI（p.111 欄外）とほぼ同義だが，TDI は意図的に使用していなくても食品中に存在する物質に対して使われる．

5・1・5　内分泌撹乱化学物質

　野生生物やヒトに関するさまざまな異常現象が起こっており，その原因として，いろいろな合成物質や天然物質との関係が 1997 年，米国で出版された "Our Stolen Future"（Theo Colborn 博士らによる著書*）の中で報告され，内分泌を撹乱させる作用をもつ化学物質（**内分泌撹乱化学物質**）として指摘された．疑われている化学物質に本当に内分泌撹乱作用があるのかについては，現在，さまざまな調査研究が世界各国で行われている．

　a. 内分泌撹乱化学物質の生物への影響　特に問題になっているのは，生物の存続を危うくする生殖や発育への深刻な影響である．生物の種類によって現れる障害は異なるが，雌では性成熟の遅れ，生殖可能齢の短縮，妊娠維持困難・流産などが見いだされ，雄では精巣萎縮，精子減少，性行動の異常などとの関連が報告されている．

　具体例として，1）米国のアポプカ湖ではワニの雄の生殖器が小さくなり子ワニの数が減少（農薬 DDT とその誘導体が原因），2）英国のある川では魚に雌雄同体が多数発生（洗剤に関連するノニルフェノールが原因），3）世界各地のイルカやアザラシの大量死（PCB が原因の一部と考えられる例がある），4）日本でのイボニシなどの貝の雌の雄化による繁殖低減（防汚剤として船底用塗料に含まれるトリブチルスズなどが原因），などがある．証明はなされていないが，ヒトについてもたとえば精子数の減少が指摘されたり，胚や胎児の段階で事故などにより高濃度の内分泌撹乱化学物質に曝されて生まれた子どもには，成長の遅れや行動上の問題が指摘されている．内分泌撹乱化学物質はきわめて微量でも作用するため，胎児・乳児の時期に摂取した影響が，成長に伴ってあるいは次世代にどのように発現するのか，長期的な調査が必要である．

　b. 内分泌撹乱化学物質の種類と作用　環境省では，内分泌撹乱化学物質と

*　邦訳: シーア・コルボーンほか，"奪われし未来"，増補改訂版，長尾力ほか訳，翔泳社（2001）.

内分泌撹乱化学物質: 環境ホルモンとよばれることもある．動物の生体内に取込まれた場合に，本来，その生体内で営まれている正常なホルモン作用に影響を与える外因性の物質.

表 5・13　種々の内分泌撹乱化学物質[a]

内分泌撹乱化学物質	初 期 反 応	ひき起こされる現象	結 果
合成エストロゲン（DES[†1] など），植物ホルモン，ヒドロキシ PCB，ビスフェノール A，ノニルフェノールなど	エストロゲンレセプターに結合	エストロゲン様作用（アゴニスト）	内分泌撹乱
p,p'-DDE[†2]（DDT の代謝物），フタル酸エステルなど	アンドロゲンレセプターに結合	抗アンドロゲン作用（アンタゴニスト）	内分泌撹乱
ダイオキシン類，PCB，DDT など	Ah[†3] レセプターに結合	CYP の合成（酵素誘導）	発がん，内分泌撹乱
	シトクロム P450（CYP）による代謝	反応中間体の生成（毒性活性化）	発がん，内分泌撹乱
ベンゼンヘキサクロリド（BHC）など	アロマターゼ[†4]に結合	アロマターゼの作用阻害	エストロゲン濃度減少
有機スズ	TBG[†5] に作用	甲状腺ホルモンの減少	発育抑制
ダイオキシン類，PCB など	神経・免疫系分子と相互作用	不 明	神経系・免疫系ネットワークの撹乱

a）筏 義人，"環境ホルモン"，p.140，講談社ブルーバックス（1998）より.
†1　diethylstilbestrol（ジエチルスチルベストロール）
†2　p,p'-DDE: p,p'-dichlorodiphenyldichloroethylene（p,p'-ジクロロジフェニルジクロロエチレン）
†3　Ah: aromatic hydrocarbon（芳香族炭化水素）
†4　CYP の一種で，アンドロゲンをエストロゲンに変換する酵素.
†5　TBG: thyroxine binding globulin（チロキシン結合グロブリン）．甲状腺ホルモンを結合するグロブリン.

して優先して調査研究を進めていく必要性の高い物質群として 2000 年 11 月に 65 物質をリストアップして環境実態調査・影響実態調査を行っている．これらのなかには，ダイオキシン類，PCB，マラチオンなど各種の農薬，プラスチックの原料であるビスフェノール A やフタル酸ジエチルなどのプラスチックの可塑剤，ノニルフェノールなどの洗剤の原材料や分解物などが含まれている．

　　PFAS（**有機フッ素化合物**のうち，**ペルフルオロアルキル化合物**および**ポリフルオロアルキル化合物**の総称）は，撥水・撥油性があり物理的・化学的安定性に富むため，フッ素加工フライパンや衣類，消火剤や塗料など多くの用途に使われ，地下水や水道水から検出されることがある．難分解性で蓄積性や環境中への残留性が高く，ヒトへの健康影響については必ずしも明確ではないが，内分泌撹乱作用やその他，さまざまな有害事象と関連している可能性が報告されている．PFAS の一種である **PFOS** および **PFOA** については，水道水中の暫定目標値が定められている（第 9 章 p.180 欄外参照）．

　　体内における内分泌撹乱化学物質の反応とそれによってひき起こされる推定結果をまとめると表 5・13 のようになる．特にエストロゲン様作用が問題である．

　　さらに，試験・評価の対象物質として，農薬や医薬品なども追加される予定になっており，内分泌撹乱作用に関する新しい試験法や評価法の開発も進められている．ただし，現在までのところ，そもそもホルモン様作用を意図した医薬品として使用された DES のような例を除いて，内分泌撹乱作用があると疑われる物質によってヒトに有害な影響が及んだと確認された事例はない．

PFAS: per- and polyfluoro-alkyl substances（ペルフルオロアルキル化合物およびポリフルオロアルキル化合物）．同じ略語のアレルギー症候群もあるため注意する（p.130）．

PFOS: perfluorooctane sulfonate（ペルフルオロオクタンスルホン酸）

PFOA: perfluorooctanoic acid（ペルフルオロオクタン酸）

5・2　重　金　属

　　水銀，カドミウム，ヒ素の毒性を表 5・14 に示す．食品に混入する恐れのある有害な重金属としてはほかに，鉛，無機スズ，有機スズ，セレンなどもある．

5・2・1　水　　銀

　　メチル，エチルなどのアルキル基やフェニル基と**水銀**（Hg）とが結合している有機水銀化合物は，以前は種子消毒剤，水田のいもち病用農薬や医薬品として使用されていたが，1974 年以降，有機水銀の使用は認められていない．無機水銀化合物は，電池の材料，電子部品などに使用されている．合成樹脂原料合成の

表 5・14　重金属の毒性

重 金 属		特　徴	症　　状	そ の 他
水銀	無機水銀化合物	急性毒性	腹痛，嘔吐，下痢，口内炎，腎障害，尿毒症	腸管吸収率 5 %
	有機水銀化合物	亜急性毒性	視力障害，難聴，歩行障害，自律神経障害，精神障害など	腸管吸収率 95 % 以上
	メチル水銀	慢性毒性	中枢神経（脳）障害	
カドミウム		急性毒性	腹痛，下痢，嘔吐	標的臓器は消化器
		慢性毒性	多尿，タンパク尿，アミノ酸尿，骨軟化症	標的臓器は腎臓
ヒ　素		急性毒性	咽頭部乾燥感，腹痛，嘔吐，ショック症状，心筋障害	
		慢性毒性	色素沈着，皮膚角化，皮膚がん	

水銀を含有する魚介類等の摂食に関する注意事項(抄)

多くの魚介類等が微量の水銀を含んでいるが，一般に低レベルで人の健康に危害を及ぼすレベルではない．一部の魚介類等では食物連鎖で蓄積することにより，人の健康，特に胎児に影響を及ぼす恐れがある高レベルの水銀を含んでいる．妊婦および妊娠が疑われる人は，つぎのことに注意することが望ましい．

種 類	摂食頻度[†]
バンドウイルカ	2カ月に1回以下
キンメダイ,メカジキ,クロマグロ,エッチュウバイガイ	週に1回以下
キダイ,マカジキ,ミナミマグロ,クロムツ	週に2回以下

† 1回約80gで計算.

妊婦以外の人はすべての魚介類等について，妊婦にあっても上記の魚介類等を除き，現段階では水銀による健康への悪影響が一般に懸念されるようなデータはない．〔妊婦への魚介類の摂食と水銀に関する注意事項(2010年6月1日改訂),薬事・食品衛生審議会食品衛生分科会乳肉水産食品部会より〕

触媒として使用された水銀がメチル水銀に変化し，排水処理が不適切だったため起こった有機水銀中毒事件として**水俣病**がある（コラム参照）．

水銀は，無機化合物は急性毒性が強いが，有機水銀化合物は亜急性および慢性毒性が強い．無機水銀の中毒量は成人で0.5g，致死量は1〜2gである．

ある種の細菌により自然界で無機水銀の有機化が起こり，脂溶性のメチル水銀が生産され，魚介類などに蓄積される．一般に穀類，野菜，果物では総水銀含量は0.02ppm以下であるが，沿岸の魚介類では0.01〜1ppm程度，遠洋魚（カツオやマグロなど）は0.3〜2.0ppmとなっている．わが国での食品からの水銀摂取量の約80%は魚介類由来である（欄外参照）．水銀の暫定基準値として魚介類に総水銀0.4ppm，メチル水銀0.3ppm（水銀として）が設定されている．ただし，マグロ類（マグロ，カジキおよびカツオ），河川産魚介類（湖沼産の魚介類を含まない）および深海性魚介類など（メヌケ類，キンメダイ，ギンダラ，ベニズワイガニ，エッチュウバイガイおよびサメ類）については，適用外となっている．

水 俣 病

1953年ごろから，水俣湾周辺のある化学工場でアセトアルデヒド合成工程中に生成したメチル水銀が工場の排水中に流出して近海を汚染し，魚介類の体内に蓄積した．これを摂取することにより四肢のしびれ，歩行障害，言語障害などの症状を呈し，6カ月くらいで死亡する患者が発生した．1968年厚生省は公害病と認定した．水俣湾周辺で2300人あまりが患者として認定された．

また，1965年ごろから，新潟県阿賀野川流域で水俣病と同じ症状を示す中毒が発生した．これも魚体内に蓄積したメチル水銀を摂取したことが原因で，**新潟水俣病**とよばれる．阿賀野川上流の工場の排水中のメチル水銀が原因で，阿賀野川流域で690人あまりの患者が認定された．

5・2・2 カドミウム

さまざまな工業分野で利用されている金属で，おもには，めっき，合金，顔料，電池，ガラスや陶磁器などの着色剤として使用されている．**カドミウム**（Cd）は亜鉛や鉛の精錬時の副産物でもあり，水や土壌などの環境汚染が食品汚染の原因となる．カドミウム汚染度の高い土壌でつくられた農作物はその含量も高くなる．食品のカドミウム含量は一般に0.1ppm以下であるが，イカやタコ，海藻類では若干高い．日本人の日常食からのカドミウム摂取量は1日約22μg（2005年度）で，この約半分は米から摂取されている．食品安全委員会は，清涼飲料水を

イタイイタイ病

1911年ごろから富山県神通川流域に発生した奇病で，1968年に公害病として認定された．カドミウムの慢性中毒により，腎臓障害，骨軟化症を生じ，肩，腰などに神経痛様の痛みを生じる．その後，体全体に痛みが広がり，歩行困難となり，わずかな衝撃でも骨折するようになる．この地方の飲料水および農作物中のカドミウムが原因と判明し，汚染源は上流の鉱業所の廃液であった．公害健康被害補償法に基づく認定患者は約200人にのぼる．カドミウムや鉛などの重金属はもともと人体にないものなので，体内に入っても代謝できず，蓄積され，発がんなどの有害な症状を示すことが多い．

含む食品からのカドミウムの耐容摂取量を1週間当たり7μg/kg体重と評価した[*1]. これに伴って米のカドミウムの規格基準が "玄米および精米で0.4 ppm（0.4 mg/kg）以下" と改正され，1970年から行われてきた生産者からのカドミウム含有米の買取制度も廃止された（2011年2月）. また，清涼飲料水（ミネラルウォーター類）では，カドミウムの規格基準値は0.003 mg/L以下に設定されている.

*1 食品安全委員会, 府食第748号（2008）より.

カドミウムによる急性毒性の標的となるのは消化器で，これに対して慢性毒性の標的は腎臓である（表5・14, 下のコラム参照）. 現在わが国では，"大気汚染防止法"，"水質汚濁防止法" によってカドミウムの排出を規制している.

5・2・3　ヒ　　素

ヒ素（As）は自然界に広く存在しており，ヒ素化合物は医薬品や農薬としても使用されていたが，その毒性のために現在は使用されていない. 化学形態によって毒性は大きく異なる. 亜ヒ酸（As_2O_3）の急性中毒量は成人で5～50 mg, 致死量は100～300 mgとされている（下のコラム参照）.

食品におけるヒ素含有量は食品の種類によって異なり，穀類, 野菜類では0.01～0.5 ppmと低いが，コンブ, ワカメなどの海藻類では12～66 ppm, マグロ, エビ, カニなどの魚介類では0.8～19 ppmと高い. これら海産物に含まれるヒ素は有機ヒ素化合物[*2]で，毒性は低いのでほとんど問題にはならない.

過去には，亜ヒ酸とその塩類を用いた農業用殺虫剤や殺そ剤の誤飲による事故が多かった.

*2 ヒジキには無機ヒ素化合物が含まれているが, ヒジキの摂食による健康被害の報告はない.

ヒ素ミルク事件

1955年, 中国・関西地区を中心に人工栄養児に発熱, 下痢, 肝臓障害が多発した. このヒ素を原因とする調整粉乳による中毒事件は, 粉ミルクの製造工程中に安定剤として添加されたリン酸水素二ナトリウムに, 人為的なミスで工業用のものが使用されてしまい, この中に不純物としてヒ素が含まれていたために起こった. 原因となった粉ミルクからは, 亜ヒ酸として30～34 ppmのヒ素が検出された. これを摂取した乳幼児12,000人以上が下痢や発熱, 肝臓障害, 色素沈着などの中毒症状を呈し, 約130人の死者を出す惨事となった.

5・3　カビ毒 (マイコトキシン)

さまざまなカビが栽培中や貯蔵中の米, 麦, 豆類, 牧草などに寄生・増殖してさまざまな代謝産物をつくる. これらのなかにはヒトや動物に対して有害な作用を示す化学物質も含まれる. カビのつくる有毒有害物質をカビ毒（マイコトキシン）といい，これまでに300種類以上が報告されている. カビ毒の食品衛生上の問題は長期間摂取した場合の発がん性である. カビ毒は一般に熱に対して安定で，通常の加熱調理では完全に分解されない. 危害防止のためには，カビの発生した食品は食べないようにすることが重要である. 以下に代表的なカビ毒について説明する.

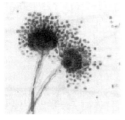

A. flavus の顕微鏡写真
［写真提供: 東京都健康安全研究センター］

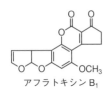

アフラトキシン B₁

5・3・1　アフラトキシン

　アスペルギルス（*Aspergillus*）属のカビである *A. flavus* の産生するカビ毒を**ア****フラトキシン**という．アフラトキシンは 1960 年英国で 10 万羽以上のシチメンチョウ死亡事件をひき起こした．*A. parasiticus* も同様のカビ毒を産生する．アフラトキシンには現在，B_1, B_2, G_1, G_2, M_1, M_2 などの種類があり，アフラトキシン B_1 は天然物のなかでも，最も強力な発がん物質である．アフラトキシンの経口投与によりマウスでは肝細胞の壊死が起こる．ラットでは肝臓がんが発生する．ヒトではインドでアフラトキシンによる肝炎のために 106 人が死亡した事例がある．わが国における食品中のアフラトキシン規制では，"食品全般から検出されてはならない"とされている（§5・3・6参照）．

　輸入食品から検出され，これまでに検出された食品は，落花生（ピーナッツ）およびその加工品，トウモロコシ，ハト麦などの穀類およびその加工品，各種香辛料，ピスタチオナッツ，豆類などである．

　同じアスペルギルス属のカビで酒や醤油などの製造においてコウジカビとして使われてきた *A. oryzae* や *A.sojae* はアフラトキシンを生産しない．

5・3・2　フザリウム系カビ毒

　フザリウム（*Fusarium*）**属のカビ**＊は土壌から検出されることが多く，麦やトウモロコシに生育してカビ毒を産生する．これらのカビ毒は化学構造により分類されており，トリコテセン系カビ毒，ゼアラレノン，ブテノライドなどがある．検出されることのある食品には，小麦粉，押麦，ハト麦などの麦類，ポップコーン，コーンミールなどのトウモロコシを原料とした製品などがある．

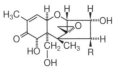

R=H: デオキシニバレノール
R=OH: ニバレノール

DON: deoxynivalenol（デオキシニバレノール）

　a. トリコテセン系カビ毒　　T-2 トキシン，デオキシニバレノール（DON）とニバレノールなどが含まれ，これらによる毒作用は，嘔吐，腹痛，下痢がおもで，造血機能障害，免疫機能抑制作用もある．

　b. ゼアラレノン　　家畜に対する毒性として不妊，流産，外陰部肥大をひき起こすことが報告されている．

5・3・3　ペニシリウム系カビ毒

　ペニシリウム（*Penicillium*）属のなかには，米に寄生して黄変させるものがあり，黄変した米（黄変米）の原因となるカビとして表5・15のようなものがある．

5・3・4　オクラトキシン

　Aspergillus ochraceus や *Penicillium verrucosum* によって生産され，オクラトキシンA，B，C および TA がある．これらはハト麦，ライ麦および製あん原料豆などから検出されることがある．オクラトキシンA の毒性は腎臓および肝臓に現れる．マウスにオクラトキシンを投与すると肝臓と腎臓にがんが発生したとの報告があり，オクラトキシンA が原因と思われる流行性腎臓病が発生している地域もある．

表 5・15　ペニシリウム系カビ毒	
カビ	事件，毒素の性質，症状
P. islandicum	エジプト米で起こったイスランジウム黄変米事件が有名で，産生する毒素はルテオスキリン，シクロクロロチンである．これらは肝硬変，肝機能障害，腎機能障害を起こし，長期投与で肝がんを誘発する．
P. citreoviride（現在の種名は*P. citreonigrum*）	トキシカリウム黄変米事件の原因となったカビで，このカビに汚染されると米粒のところどころに黄色の斑点ができ，米の光沢も悪くなる．このカビのつくる毒素シトレオビリジンは神経毒で中枢神経に作用するため，中毒症状として麻痺，呼吸困難，痙攣を起こす．
P. citrinum	シトリナム黄変米事件の原因となった．このカビのつくる毒素シトリニンはマウスに皮下注射すると遅効性の腎臓障害を起こす．

5・3・5　その他のカビ毒

a. ステリグマトシスチン　　発がん性のあるカビ毒で，*Aspergillus versicolor* というカビがつくる．構造がアフラトキシンに似ている．わが国でも米などから普通に発見され，このカビに汚染された米を "ベルジモス米" とよんでいる．千葉県や宮城県の農家の保有米から発見されたという報告もあり，米のほかにも小豆・味噌・香辛料やチーズなどの乳製品からも検出されたことがある．

b. フミトレモルジン　　*Aspergillus fumigatus* がつくり出すカビ毒で，動物実験で強い痙攣を起こすことが報告されている．このカビは 1971 年に千葉県産の精白米から分離されたことがある．世界中の土壌に生息しており，特に畑，草地，水田や果樹園に多く，穀類が汚染されることが多い．

c. パツリン　　ペニシリウム属あるいはアスペルギルス属の一部のカビがリンゴ表面の傷から侵入し，果実の保管中に増殖してパツリンを産生する．動物実験により消化管の充血，出血，腫瘍などの症状が認められている．リンゴ果汁を汚染する．

d. 麦角アルカロイド　　クラビセプス属（*Claviceps*）のカビ（麦角菌）が産生するカビ毒である．小麦，大麦，ライ麦などに感染して穀粒に "麦角" とよばれる黒い角状の固まり（菌糸の集合体）を形成する．麦角の中にエルゴタミンやエルゴメトリンなどの麦角アルカロイド類が含まれている．中毒症状は，けいれんや感覚異常などの神経症状で，非常に激しい手足の痛みを伴う．

5・3・6　カビ毒に対する規制

わが国では，1971 年に厚生省（当時）から "全ての食品について 10 μg/kg 以上のアフラトキシン B_1 を検出してはならない" との通知があった．2011 年からは，アフラトキシン B_1，B_2，G_1 および G_2 の総和が 10 μg/kg を超えるもの，2015 年からは乳についてはアフラトキシン M_1 が 0.5 μg/kg を超えるものについて規制が行われている．2003 年にはジュースなどの原料用リンゴ果汁に含まれるパツリンを 50 μg/kg 以下とする規格基準が設定され，2021 年 7 月には小麦に対してデオキシニバレノール（DON）の含有量を 1.0 mg/kg 以下とする基準値（成分規格）が設定された．

5・4 動物用医薬品

動物用医薬品とは，"専ら動物のために使用されることが目的とされている医薬品をいう"と**動物用医薬品等取締規則**によって定義されており，ヒト用の医薬品と同様に，医薬品医療機器等法により規制されている．動物用医薬品の製造・販売には農林水産大臣の承認等が必要である．

産業動物（家畜，家禽，魚，ミツバチなど）と伴侶動物（ペット）のどちらも動物用医薬品の対象であるが，特に産業動物に用いる動物用医薬品においては，ある動物用医薬品を使った動物に由来する食品，たとえば，肉，卵，乳および水産物などに，その医薬品が残らないような使い方が必要である．そのため，治療効果だけでなく食品としての安全性が確保されるよう，医薬品医療機器等法に基づく使用基準と休薬期間を遵守することで，食品衛生法に基づく畜産物中の動物用医薬品の残留基準が守られるよう措置されている．動物用医薬品を使用する際には，使用方法を確認したうえで適正に使用することが必要である．動物用医薬品の残留基準については農薬と同様である（p.111，"e. 農薬の残留"参照）．

5・4・1 抗生物質と合成抗菌剤

抗菌性物質とは，おもに病原性細菌の発育を抑える物質で，1）微生物のつくる**抗生物質**，2）化学的に合成された**合成抗菌剤**が含まれる．これらの利用目的は，家畜や魚に対する病気の予防や治療，飼料に含まれている栄養成分を有効に利用させて家畜などの発育を促進させることである[*1]．

*1 肉や魚，卵などの大量生産の現場では，家畜の多頭飼育（密飼い），魚の大規模養殖といった方法がとられている．そのため，病気が発生するときわめて短時間にまん延し，家畜が死亡してしまう．そこで，病気の予防や，飼料の効率を上げるため，抗菌性物質が使用される．食品安全委員会では，薬剤耐性菌に関する評価指針を策定し，抗菌性物質のリスク評価を行っている．

ヒトが抗菌性物質が残留した肉などを食べた場合，その抗菌性物質に体内の細菌が抵抗性をもつようになる[*2]．このため，感染症の治療効果がなくなったり，アレルギーを起こす可能性が指摘されている．

a. 抗菌性物質の分類
表5・16に示すように分類される．

表 5・16　抗菌性物質の分類	
抗生物質	合成抗菌剤
ペニシリン系	キノロン系
セフェム系	フルオロキノロン系
テトラサイクリン系	スルホンアミド系
アミノグリコシド系	チアンフェニコール系
マクロライド系	その他
その他	

*2 家畜の大量生産に伴う感染症予防と成長促進のために飼料に添加されていた抗生物質アボパルシンが，バンコマイシン耐性菌出現に関係していた可能性があるため，予防措置としてわが国でもアボパルシンの飼料添加物としての指定が取り消された（1997年）.

b. 抗菌性物質の規制　食品は抗生物質，合成抗菌剤を含有してはならないことが原則である（残留基準が設定されているものを除く）．2024年4月末現在，118種類の抗生物質・合成抗菌剤について残留基準が設定されている．

5・4・2 ホルモン剤

肉用牛の雄牛は去勢すると肉質はよくなるが，体重増加率が低下する．しかし，去勢牛に**ホルモン剤**を用いるとタンパク質の合成がよくなり，体重が効率的に増加するので使用されている．しかし合成女性ホルモン剤残留食肉を食べた幼い女の子の乳房が膨らむなどの二次性徴の発育異常が発生し，これをきっかけに家畜に使用されるすべてのホルモン剤の安全性が問われた（次ページのコラム参照）.

ホルモンが原因の欧米の貿易戦争

　1981 年に EC でジエチルスチルベストロール（DES）の使用が禁止後, イタリアとプエルトリコで合成女性ホルモン剤残留食肉を食べ, 女児の乳房がふくらむなどの二次性徴の異常が発生した. この原因物質は DES と推定され, 家畜に使用されるホルモン剤の安全性が議論された. このため, EC では 1988 年に, 家畜へのホルモン剤使用が禁止された. 翌年にはホルモン剤残留牛肉の輸入も禁止された. これに対して米国は輸入制限であるとして反発し, EC との間で摩擦が生じた. 米国は, EC から輸入される食品に高い関税をかける報復措置をとった.

---

a. ホルモン剤の種類　　以下のものがある（表5・17）.

表 5・17　ホルモン剤の種類

種　　類	天 然 型	合 成 型
卵胞ホルモン（エストロゲン）	エストラジオール	ゼラノール
黄体ホルモン（プロゲスターゲン）	プロゲステロン	メレンゲステロール
男性ホルモン（アンドロゲン）	テストステロン	トレンボロン
その他	ジエチルスチルベストロール（DES）など	

b. ホルモン剤の安全性　　ジエチルスチルベストロール（**DES**）は発がん性が報告され, わが国では使用が禁止されている. 米国では 1979 年に, EC（現EU）でも 1981 年に使用が禁止されている. ホルモン剤の安全性にはいくつかの疑問が指摘されており, 1986 年から国連の機関によって国際的に審議・検討されてきた. FAO/WHO の合同部会により, **ゼラノール, トレンボロン**は一日摂取許容量（ADI）が定められ, それに基づいた**最大残留基準**（**MRL**）が勧告された.

　わが国でも, 合成ホルモン剤の残留基準値を設定している. 天然型ホルモン剤は, 通常は食品衛生上問題ないとされている（ただし, 食品において自然に含まれる量を超えてはならない）. わが国では, 繁殖や治療を目的としたホルモン剤は承認され使用されているが, 成長促進を目的とした肥育ホルモン剤の承認申請がなされていないため, 結果として肥育ホルモン剤の使用は認められていない.

　一方, 米国, カナダ, オーストラリアなどの主要な食肉輸出国では, 肥育ホルモン剤の使用が認められているが, これらの国々から輸入される食肉中から日本の残留基準値を超える肥育ホルモン剤が検出された場合には, その食肉の輸入・販売が禁じられるので, 安全性が確保される.

DES: diethylstilbestrol（ジエチルスチルベストロール）

EC: European Community（欧州共同体; 1968 年 7 月〜1993 年 11 月）

EU: European Union（欧州連合; 1993 年 11 月〜）

MRL: maximum residue limits（最大残留基準）

5・5　肥料, 飼料, 飼料添加物

　安全な農産物の安定供給には**肥料**の安全性や品質の確保が重要であり, 肥料の生産等に関する規制などが**肥料法**（**肥料の品質の確保等に関する法律**）に定められている. **飼料, 飼料添加物**については, **飼料安全法**（**飼料の安全性の確保及び品質の改善に関する法律**）に基づいて家畜やヒトへの安全性を確保するための措置がなされている.

5・5・1 肥　料

肥料は肥料法により，下記のように定義されている．

・植物の栄養になるよう土地に使うもの

・植物の栽培に役立つよう土壌に化学的変化をもたらすもの（土地に使用）

・植物の栄養になるよう植物に使うもの

土壌に施されるものだけではなく植物自体に施されるものも肥料とされている．

a. 肥料の分類　　肥料法では，肥料を**普通肥料**と**特殊肥料**の大きく二つに分類している．特殊肥料とは，農林水産大臣の指定したもので，米ぬか，魚かす，堆肥などの肥料をいう．特殊肥料以外を普通肥料といい，肥料の種類により公定規格が設定されている．また，肥料を生産，輸入，販売する際には，その種類に応じて農林水産大臣または都道府県知事への登録や届出が必要である（自分で使用するために生産，輸入する場合は不要）．

b. 肥料の安全性　　肥料の安全性については，肥料法で，国民の健康の保護に資することが目的の一つにうたわれており，普通肥料は原則として公定規格や施用基準が設定されている．公定規格に関しては，食品健康影響の観点から肥料に含まれる可能性のある重金属（ヒ素，カドミウム，ニッケル，クロム，チタン，水銀，鉛）を対象にリスク評価がなされている*．

また，肥料に含まれる成分の残留性からみて，施用方法によっては人畜に被害を与える可能性のある農産物が生産される肥料は，政令で**特定普通肥料**に指定し，適用植物の範囲や施用量，施用時期など（施用基準）を定めることになっている．

5・5・2 飼料，飼料添加物

飼料，飼料添加物（以下，飼料等と記す）が原因で，ヒトの健康を害する可能性のある有害畜産物等が生産されることを防止するため，飼料安全法により，飼料等の安全性を確保するための規制が定められている．

飼料安全法により，飼料とは家畜等の栄養に供することを目的として使用されるものと定義されている．また，飼料添加物は，飼料の品質低下の防止その他の農林水産省令で定める用途に供することを目的として，飼料に添加，混和，浸潤その他の方法によって用いられるもので，農林水産大臣が農業資材審議会の意見を聴いて指定するものをいう．農水省令で定める用途には，品質の低下の防止（防カビ剤，抗酸化剤，粘結剤，乳化剤など），栄養成分その他の有効成分の補給（ビタミン，ミネラル，アミノ酸など），飼料が含有している栄養成分の有効な利用の促進（抗生物質，抗菌剤，酵素，生菌剤など）が定められており，2024 年 4 月末現在，160 種が指定されている．

a. 対象となる家畜など　　飼料安全法で対象となる動物は，ウシ，めん羊，ヤギ，シカ，ブタ，ニワトリ，ウズラ，ミツバチ，ブリ，マダイ，銀サケ，車エビの養殖水産動物など31 種類であり，ペットなどは対象ではない．

b. 飼料，飼料添加物の安全性　　飼料等は，家畜等に対して安全であるだけでなく，家畜等から生産される食品（畜水産物）を食べるヒトに対しても安全で

*　以下の理由により普通肥料中の重金属による健康被害の発生は低いと考えられる．
① 原料に由来する微量の重金属は，製造工程のなかで揮散などによりその大半が除去される場合があること
② 施用された際に，含有する重金属は土壌に吸着される場合が多いこと
③ 多くの重金属は，植物が多量に吸収すると過剰障害をひき起こして枯死するが，普通肥料由来の重金属量では，過剰障害が生じる濃度にまで土壌中の重金属の濃度を上昇させないこと
④ 普通肥料の使用実績のなかで，これに起因する健康被害の事例が現在まで報告されていないこと

なければならない．そこで，飼料等の安全性を確保するために，製造，使用，保存の方法，表示についての基準を定め，また，成分についての規格を定めている．そして，これら基準・規格に適合しない飼料等の製造，販売，使用，輸入，保存を禁じている．

食品中の飼料添加物については，ポジティブリスト制度が導入され，ヒトの健康を損なうことのないよう残留基準・一律基準が設定されている（p.111，"e. 農薬の残留"参照）．

飼料については，飼料から畜産物への移行が確認された農薬，飼料中に残留する可能性が高い農薬について，MRL が設定されている．トウモロコシや麦類など食品としても用いられる作物については，原則として食品となる農作物のレベルに合わせて MRL が設定されている．食品としては用いられない牧草などの作物については，飼料中の残留農薬濃度と家畜が実際に摂取する量に基づいてMRL が設定されている．その他の有害な化学物質として重金属（鉛，カドミウム，水銀，ヒ素），カビ毒（アフラトキシン B_1，ゼアラレノン，デオキシニバレノール），メラミンについて対象となる飼料中の基準値が定められている．また，飼料には，飼料添加物として指定されたものを除いて，抗菌性物質を含んではならない．

遺伝子組換え体飼料などについては安全性確認済みの飼料などのみ輸入・流通が認められている．

5・6　食物アレルゲン

食品の摂取により惹起されるアレルギーを**食物アレルギー**といい，その原因物質を**食物アレルゲン**とよぶ．すべてのヒトが食物アレルギーを発症するわけではなく，また，原因となる食品も多種多様である．食物アレルギーをひき起こすことが明らかな食品のうち，特に発症数が多いものについては表示が義務づけられるようになった．近年，食物アレルギーが特に注目されてきたことと，食生活の変化は大きく関係していると思われる．

免疫学的機序を介して起こるものが食物アレルギーで，ヒト以外の動植物由来のタンパク質抗原（アレルゲン）が原因となる．これに対して，食物そのものの作用によるものは**食物不耐性**といい，乳糖（ラクトース）を体質的に分解できないで下痢を起こす場合（牛乳を飲んで下痢をする場合）は"乳糖不耐症"という．食中毒以外の食物による副作用を分類すると表5・18のようになる．

即時型アレルギー反応

食物アレルゲン特異的
IgE 抗体が生成
↓
IgE 抗体が皮膚，腸粘膜，
気管支粘膜，鼻粘膜，結
膜などのマスト細胞に結
合した状態になる．
↓
食物アレルゲンがマスト
細胞上の IgE 抗体に結
合する．（食物アレルゲ
ンは腸管から吸収され，
血液を介して皮膚，粘膜
などに到達する．）
↓
マスト細胞から化学伝達
物質（ヒスタミン，ロイコ
トリエンなど）が放出さ
れる．
↓
アレルギー反応を
ひき起こす．
↓
じんま疹，湿疹，下痢，
咳などの症状が出る．

表 5・18　食物による副作用		
	定　義	疾患または疾患名
食物アレルギー	免疫学的機序を介するもの	1) IgE 依存性食物アレルギー：即時型の食物アレルギー 2) IgE 非依存性食物アレルギー：遅発性・遅延型の食物アレルギー
食物不耐性	非免疫学的機序によるもの	乳糖不耐症，薬理学的副作用（カフェイン等）など

IgE: immunogloblin E（免疫グロブリン E）

表 5・19　食物アレルギーのおもな症状

臓器・器官	おもな症状
皮　膚	掻痒（そうよう），じんま疹，湿疹，発赤，腫れ
眼	粘膜腫脹，掻痒，発赤，流涙，充血
消化器	口唇・舌・口腔粘膜腫脹，口蓋・咽頭の浮腫，吐き気，嘔吐，腹痛，下痢，下血
呼吸器	咳，呼吸困難，鼻汁，くしゃみ，鼻づまり，声のかすれ，喘鳴，喘息発作
循環器	血圧低下，頻脈，徐脈，不整脈
神経系	頭痛，めまい，行動異常，意識障害，失禁，活気の低下
全　身	発熱，アナフィラキシー（上記の各症状が複合的にかつ急激に出現する症状，特に血圧や意識の低下，失神などのショック症状を伴う場合をアナフィラキシーショックといい，生命に関わる危険性がある）

表 5・20　食物アレルギーの既往[a]

	既往あり（%）	調査人数
3歳児	260 人（8.6 %）	3036 人
小　1	335 人（7.4 %）	4557 人
小　5	297 人（6.2 %）	4775 人
中　2	265 人（6.3 %）	4234 人
成人	290 人（9.3 %）	3132 人
合計	1447 人（7.3 %）	19734 人

a) 厚生省，"平成 9 年度 食物アレルギーに関する調査報告" より.

食物アレルギーのおもな症状について，表 5・19 に示す．全身の臓器・器官に症状が出るが，特に皮膚や粘膜の症状が多い．食物アレルギーの多くは即時型アレルギー反応で，個人個人で免疫反応が違い，食物摂取から 2 時間以内に発症することが多い（発症機序は前ページ欄外参照）．非即時型食物アレルギーの詳細な機構はわかっていない．食物を摂取して数時間後に湿疹，掻痒（そうよう）などの皮膚症状が出る．

> **乳幼児期のアトピー性皮膚炎と食物アレルギーとの関係**
>
> 　アトピー性皮膚炎を発症している乳幼児は，食物アレルギーを合併していることが多い．その理由として，つぎのようなことが提唱されている．通常，口から摂取した食物に対しては感作（食物の成分に対してアレルギー発症の準備が整った状態になること）が成立しないシステム，すなわち経口免疫寛容がわれわれには備わっている．これに対して，アトピー性皮膚炎の赤ちゃんは皮膚のバリア機能に障害があるため，経口免疫寛容が成立する前に，微量の食物片が皮膚から侵入してその成分に対する感作が成立する（**経皮感作**という）．離乳食が始まり，食物を食べ始めるときにはすでに感作が成立しているので，感作が成立した成分を含む食物を食べると食物アレルギーを発症してしまうのである．

5・6・1　食物アレルギーの現状

　そばなどの摂取により重篤なアレルギー症状をひき起こし，死に至る例など食物アレルギーに関する問題に対して国民の関心が高まっていることから，その実態の把握に努める必要がある．"平成 9 年度　食物アレルギーに関する調査報告"（厚生省 食物アレルギー対策検討委員会）によると，19,734 人中 1447 人（7.3 %）に食物摂取が原因と考えられる即時型全身症状の既往があった（表 5・20）．食物アレルギーを起こした人のうち食物除去を行った人の約 70 % で食物アレルギーの症状がなくなっていた．

　消費者庁による 2021 年度の調査結果[*]では，解析対象とした 6080 例の食物アレルギー患者の年齢別内訳は，0 歳が 1876 例（30.9 %）で最も多く，1 歳が

*　消費者庁，"令和 3 年度 食物アレルギーに関連する食品表示に関する調査研究事業 報告書"（2022）.

12.8％，2歳が10.8％を占めた．18歳以上は338例（5.6％）であり，加齢にしたがい減少した．また，文部科学省が実施した調査では，わが国における児童・生徒の食物アレルギーの有病者数は453,962人（調査対象者の4.5％）で，有病率は小学生4.5％，中学生4.8％，高校生4.0％となっており[*1]，2007年度の調査結果に比べると有病率が2％程度上がっていた．

アレルギーと学校給食の問題点

　そばアレルギーの児童が，間違って学校給食のそばを食べてしまった結果，アレルギー症状が出たために，一人で帰宅した．その途中で倒れて吐き，吐物が気管に詰まり死亡した．1988年に起こった事故で，1992年に担任の教諭と札幌市教育委員会の安全配慮義務違反，過失とする判決がおりた．この裁判で，担任はそばアレルギーによる気管支喘息の危険性について知らなかったが，死亡した児童がそばを食べられないこと，気管支喘息をもつことは知っており，担任には学校内の児童の安全性に配慮する義務があるとして，過失とされた．同時に，教育委員会も，情報を入手し，学校給食でそばを出すことに危険が伴うことと，事故を予見し回避することは可能であり，その義務を怠ったとして過失とされた．〔"学校給食によるアレルギー"（"学校給食ニュース"4号，1998年7月）より．〕

　2012年12月には東京都調布市の小学校で，乳製品にアレルギーがある児童が給食に出されたチーズ入りのチヂミを食べ，亡くなった．死因はアナフィラキシーショックの疑いがあると報告されている[*2]．2005〜2008年度の4年間に学校の管理下で発生した食物アレルギー事例は804件[*3]，2008〜2013年での学校におけるエピペンの使用は408件[*4]であったことから，文部科学省では"食に関する指導の手引"[*5]などで食物アレルギーをもつ生徒への対応や発生時の緊急対応などを明示しており，担任らが食物アレルギーの原因食品を正しく理解し，給食当番や学級児童生徒の協力が重要である，などの指摘をしている．

5・6・2 食物アレルギーの原因

　乳幼児の食物アレルギーでは，卵，牛乳，小麦が三大アレルギー食品といわれていたが，最近では，小麦の割合が減少し，木の実類，落花生（ピーナッツ），魚卵などが原因食品の上位に位置するようになった．これは，離乳食や家庭での食生活の変化が影響していると考えられている．

　消費者庁による2022年度の調査結果[*6]では，全6080例のうちで，原因食物として鶏卵33.4％，牛乳18.6％，木の実類13.5％，小麦8.8％が多く，以下落花生，魚卵，果物，甲殻類，魚類，大豆，そばの順であった．表5・21に各年齢において5％以上を占める原因食物を示す．鶏卵，牛乳は加齢に伴い占有率が低下し，年齢を経るにしたがい，原因食物の多様化がみられる．

　アレルギー症状の出現頻度は，皮膚症状（82.5％），呼吸器症状（36.4％），消化器症状（30.8％），粘膜症状（30.5％），ショック症状（10.9％）であった（複数症状の重複あり）．重篤な症状であるショック（アナフィラキシーショック）症状の原因食物割合は，多い方から鶏卵，牛乳，木の実類，小麦，落花生，魚卵と続き，アレルギー原因食物割合にほぼ連動していた．

　また，全6080の症例のうち，食品表示ミスによる誤食が153例（2.5％）みら

*1 文部科学省，食物アレルギーに関する調査結果について（2013年12月），"学校生活における健康管理に関する調査"中間報告（2013）より．

*2 "学校給食における食物アレルギー等を有する児童生徒等への対応等について"，文部科学省スポーツ・青少年局学校健康教育課事務連絡（2012）より．

*3 日本スポーツ振興センター，"学校の管理下における食物アレルギーへの対応 調査研究報告書"（2011）より．

エピペン：アナフィラキシー症状の進行を一時的に緩和し，ショックを防ぐ補助治療薬．

*4 今後の学校給食における食物アレルギー対応について最終報告（2014）（https://www.mext.go.jp/a_menu/sports/syokuiku/20200729-mxt_kouhou02_1.pdf）

*5 "食に関する指導の手引―第二次改訂版"（2019）（https://www.mext.go.jp/a_menu/sports/syokuiku/1292952.htm）

*6 消費者庁，"令和3年度 食物アレルギーに関連する食品表示に関する調査研究事業 報告書"（2022）．

表 5・21	年齢別食物アレルゲンの順位[a]				
	0 歳 (1876 例)	1, 2 歳 (1435 例)	3～6 歳 (1525 例)	7～17 歳 (906 例)	≧18 歳 (338 例)
1 位	鶏卵 60.6％	鶏卵 36.3％	木の実類 27.8％	牛乳 16.9％	小麦類 22.5％
2 位	牛乳 24.8％	牛乳 17.6％	牛乳 16.0％	木の実類 16.8％	甲殻類 16.9％
3 位	小麦 10.8％	木の実類 15.4％	鶏卵 14.7％	鶏卵 14.5％	果物類 9.8％
4 位		魚卵 8.2％	落花生 12.0％	甲殻類 10.2％	魚類 7.7％
5 位		落花生 6.6％	魚卵 10.3％	落花生 9.1％	木の実類 5.9％
小 計	96.2％	89.8％	87.5％	82.8％	67.8％

a) 消費者庁，"令和 3 年度 食物アレルギーに関連する食品表示に関する調査研究事業 報告書"（2022）より．

表 5・22	そのほかアレルギーの原因となることが報告されている食物成分
食物成分	特　徴
エリスリトール	ブドウ果実やキノコ，ワイン・醤油などの発酵食品に微量含まれており，産業的には酵母を用いた発酵法によりブドウ糖から産生され，甘味料として食品に用いられる
コチニール色素	エンジムシ（コチニールカイガラムシ）という昆虫の雌の乾燥物から抽出されるカルミン酸を主成分とする色素であり，食品添加物（着色料）である
亜硫酸塩（二酸化硫黄，亜硫酸ナトリウム，次亜硫酸ナトリウム，ピロ亜硫酸カリウムおよびピロ亜硫酸ナトリウム）	酸化防止剤，保存料，漂白剤としてワイン，缶詰，その他さまざまな加工食品に使用される食品添加物であり，アレルギー性疾患患者などを対象とした経口負荷投与試験などにおいてアレルギー反応の報告がある
小麦粉製品中で繁殖したダニ	ダニが繁殖したホットケーキ粉，お好み焼き粉などの小麦粉製品を摂食することでアナフィラキシーなどのアレルギー発症（パンケーキ症候群）の報告がある
アニサキス	体長 2 cm ほどの魚介類の寄生虫であるアニサキスが寄生する魚介類を摂食することにより，アニサキスアレルギーを発症することがある

れた．このうち，特定原材料（§5・6・3 参照）の表示ミスによる発症が 128 例（83.6％）で，牛乳が 42 例と最も多く，以下鶏卵 40 例，小麦 23 例，落花生 20 例，甲殻類 3 例であった．

　そのほか，表5・22 のような食品成分についてもアレルギー症状をひき起こすことが報告されている．

　また，ある特定の食物の摂取により誘発されるつぎのようなアレルギーも知られている．

PFAS: pollen-food allergy syndrome（花粉‐食物アレルギー症候群）．同じ略語の有機フッ素化合物もあるため注意する（p.119）．

花　粉	果物・野菜
ス ギ	トマト
シラカンバ	リンゴ，洋ナシ，モモ，サクランボ，アンズなど
イネ科	スイカ，メロン，トマト，オレンジ，キウイフルーツなど
ヨモギ	セロリ，ニンジン，マンゴーなど
ブタクサ	スイカ，メロン，キュウリ，バナナなど

　a. 花粉‐食物アレルギー症候群（PFAS）　　花粉症の人が特定の果物や生野菜などを食べると，局所的（口腔内，喉，耳の奥）な即時型のアレルギー症状を起こす現象．これは，花粉と果物・野菜の間に存在する交差抗原性（アレルゲンの一部が構造的に似ていること）によるものである．PFAS の原因となるアレルゲンは加熱や消化によって変性しやすいので，通常，生の食物を食べた場合に起こり，多くは，嚥下後の消化の過程でアレルゲン性を失う．症状としては口腔，咽頭，口唇粘膜，耳の奥のかゆみやむくみ，刺激感などが食後数分以内に出現し，ほとんどの場合しばらくすると自然に治るが，まれに消化器症状やアナフィラキシーショックなどの重篤な全身症状をひき起こすことがある．花粉と交差反応性が報告されている果物・野菜のおもな例を左表に示す．

　b. 食物依存性運動誘発アナフィラキシー　　特定の食物を摂取した後に運動することで喘息様症状，じんましんや血圧低下などの全身に及ぶ激しいアレルギー反応（アナフィラキシー）が誘発される病態である．食後 2 時間以内に運動

した場合に多くみられる．最も多い原因食物は小麦で，ついで甲殻類が多い．運動によって食物アレルゲンの腸からの吸収が増加し，アレルゲンの血中濃度が上昇するために発症すると考えられている．発症には，運動の負荷に加えて非ステロイド性抗炎症薬の服用，体調，ストレスなどの追加要因が必要な場合もある．ある洗顔せっけんに含まれる小麦加水分解物の経皮感作によって小麦依存性運動誘発アナフィラキシーを発症するという事例が 2009 年 10 月以降多数報告され，社会問題になった．

5・6・3　アレルギー物質を含む食品に関する表示

アレルギー物質の表示は，"食品衛生法施行規則及び乳及び乳製品の成分規格等に関する省令の一部を改正する省令*"で義務化されたが，2013 年 6 月に公布された食品表示法では第 4 条において，消費者が食品を安全に摂取し自主的，合理的に選択するために必要な表示の基準を定めなければならないとされており，アレルゲン（食物アレルギーの原因となる物質）もこれに従って表示基準が定められることになった．概要は以下のようになる．

* "平成 13 年厚生労働省令第 23 号"（2001）．

① 特定のアレルギー体質をもつ人の健康危害の発生を防止するため，食物アレルギーをひき起こすことが明らかな食品のうち，特に発症数が多く，重篤度の高い症状をひき起こす食品"エビ，カニ，クルミ，小麦，そば，卵，乳，落花生（**特定原材料**という）"は表示しなくてはならない．
② 食物アレルギーの実態およびアレルギー誘発物質の解明に関する研究から，以下の 20 品目についても，特定のアレルギー体質をもつ人に，過去に一定の頻度で重篤な健康危害がみられることから，"アーモンド，アワビ，イカ，イクラ，オレンジ，カシューナッツ，キウイフルーツ，牛肉，ゴマ，サケ，サバ，ゼラチン，大豆，鶏肉，バナナ，豚肉，マカダミアナッツ，モモ，ヤマイモ，リンゴ"を原材料として含む旨を可能なかぎり表示するよう努める．
③ 特定原材料に由来する添加物については，"食品添加物"の文字および当該特定原材料に由来する旨を記載しなければならない．
④ アレルギー物質を含む食品の表示について，食品表示法による表示義務違反となるのは，特定原材料を含んでいるにもかかわらず，そのことを適切に記載していない場合である（欄外参照）．

表示する材料の範囲は表 5・23 のように規定されている．

5・7　食品中の発がん物質

現代の日本人の死亡原因の約 1/4 をがんが占めている．これは，日本人の死亡原因のなかで 1 位である．発がんのおもな原因はつぎの三つである．

① **発がん物質**や発がん促進物質とよばれる化学物質による化学的要因
② 紫外線などの自然放射線やアスベストなどによる物理的要因
③ ヒト T 細胞白血病ウイルスや肝炎ウイルスなどの発がん遺伝子をもつウイルスによる感染

適切に表示されていない場合の罰則

食品表示法第 6 条 8 の規定では，内閣総理大臣は，食品関連事業者等が，食品表示基準に違反した食品を販売，または販売しようとする場合，食品の回収その他必要な措置をとるべきことを命じ，または期間を定めてその業務の全部もしくは一部の停止を命ずることができる．アレルギー表示の違反は，個人の場合，3 年以下の懲役もしくは 300 万円以下の罰金（法人の場合は 3 億円以下の罰金）またはこれの併科に処せられる．

表 5・23 表示する材料の範囲†

原材料		対象となるもの	対象外	備考
特定原材料	エ ビ	クルマエビ類（車エビ, 大正エビなど）, シバエビ類, サクラエビ類, テナガエビ類, 小エビ類（ハッカイエビ, テッポウエビ, ホッコクアカエビなど）, イセエビ・ウチワエビ・ザリガニ（ロブスターなど）類など	シャコ類, アミ類, オキアミ類	その他の甲殻類
	カ ニ	イバラガニ類（タラバガニ, ハナサキガニ, アブラガニ）, クモガニ類（ズワイガニ, タカアシガニ）, ワタリガニ類（ガザミ, イシガニ, ヒラツメガニなど）, クリガニ類（ケガニ, クリガニ）, その他のカニ類	ザリガニ	分類上, 属が異なる
	小 麦	小麦粉はすべて含まれる	大麦, ライ麦など	
	そ ば	めんのそばのみではなく, そば粉も含める. そば粉を用いて製造される, そばボーロ, そばまんじゅう, そばもちなども表示の対象		そばは, コショウなどの調味料に含まれる場合もあるので, 正確に表示する
	卵	鶏卵のみでなく, アヒルやウズラの卵など, 一般的に使用される食用鳥卵も対象 卵黄と卵白に分離しても, 表示が必要. 液卵, 粉末卵, 凍結卵などを用いた場合も "卵" 表示が必要	魚卵, 爬虫類卵, 昆虫卵など	鶏卵でアレルギーを起こす人は他の鳥類の卵でもアレルギー症状を起こす場合がある
	乳	牛の乳より調製, 製造された食品すべてに関して表示が必要. 乳, 乳製品, 乳または乳製品を主原料とする食品, その他乳などを（微量であっても）原料として用いている食品	水牛の乳および牛以外の乳（山羊乳, めん羊乳など）	
	落花生	ピーナッツオイル, ピーナッツバターなど 脂肪が多い小粒種（採油用）, タンパク質が多い大粒種（食用）, 両方とも表示対象		"なんきんまめ" ともよばれる
	クルミ	海外産（チャンドラー種やハワード種など）に加えて, 国産（オニグルミ, カシグルミやヒメグルミなど）も対象. クルミオイル, クルミバターも対象		クルミ科のペカンは交差反応が認められる場合があり, 注意喚起表示が望ましい
アワビ		アワビ（呼吸のための穴が4,5個）	トコブシ（呼吸のための穴が7,8個）, チリアワビ	
イ カ		すべてのイカ類が対象		
イクラ		イクラ（サケ, マス類の卵巣の卵巣膜を取除き分離した卵粒を塩蔵したもの）, スジコ（卵巣膜のまま塩蔵したもの）		
オレンジ		ネーブルオレンジ, バレンシアオレンジなど, いわゆるオレンジ類	ウンシュウミカン, ナツミカン, ハッサク, グレープフルーツ, レモンなど	
牛 肉 鶏 肉 豚 肉		肉類については, 肉そのものは表示必要 動物脂（ラード, ヘッド）も表示必要 内臓は, 耳, 鼻, 皮など, 真皮層を含む場合は表示必要	これ以外の内臓, 皮（真皮を含まないものに限る）, 骨（肉がついていないものに限る）	
ゴ マ		ゴマ科ゴマ属の白ゴマ, 黒ゴマ, 金ゴマおよびこれらの加工品（ゴマ油, 練りゴマ, すりゴマ, 切りゴマ, ゴマペースト）	トウゴマ, エゴマ	
サ ケ		さく河性のサケ・マス類, シロザケ, ベニザケ, ギンザケ, マスノスケ, サクラマス, カラフトマスなど	ニジマスやイワナ, ヤマメなど, 陸封性のもの	海で養殖された場合は対象
サ バ		マサバ, ゴマサバ		
ゼラチン		おもに, 牛, 豚を主原料として製造される "ゼラチン" の名称で流通している製品すべて		
大 豆		枝豆や大豆もやしなど未成熟のものや, 発芽しているものも含む. 大豆にはいろいろな品種があり, すべてが対象	緑豆, 小豆（あずき）	
ヤマイモ		ジネンジョ, ナガイモ, ツクネイモ, イチョウイモ, ヤマトイモなど		
マカダミアナッツ		ヤマモガシ科マカダミア属に属するもの		

† アーモンド, カシューナッツ, キウイフルーツ, バナナ, モモ, リンゴは, 特に範囲の指示がない.

　がんの発生は発がん物質が原因と考えられるものが8割以上を占め，そのなかでも最も大きく関与しているのは，食物と喫煙である．発がん物質とは，比較的短期間に高率にがんを発生させうる物質の総称で，多核芳香族炭化水素，アゾ化合物，芳香族アミン，ニトロソアミン類，活性酸素，など多数の化学物質が知られている．食品中にはさまざまな発がん物質が存在している．発がんと関連する可能性が報告された食品の例は，表5・24のようになる．

　さまざまな食品をバランスよく摂り，過度の偏食をしないことが大切である．

表 5・24　発がんと関連する可能性が報告された食品の例

食品，食品添加物など	化 学 成 分	特　　　徴
ソテツ	サイカシン	肝臓がんおよび膵臓がん
ワラビ	ブタキロサイド	腸や膀胱にがん．あく抜きや塩蔵で大部分が分解
フキノトウ	ペタシテニン	肝臓に腫瘍
肉や魚の焼け焦げ，燻製	ベンゾピレン，ベンゾアントラセンなどの多環芳香族炭化水素	
肉や魚の焼け焦げ	ヘテロサイクリックアミン	
ハム，ソーセージ，タラコなどの発色剤	亜硝酸塩，亜硝酸ナトリウム	肉や魚の第二級アミンと反応，ニトロソアミンを生成．加熱により増加
肉，魚，乳製品，加工食品類の保存料	ソルビン酸	食品や生体内では起こりえない条件下で亜硝酸と反応して変異原性を示した報告がある
穀類のカビ	カビ毒（アフラトキシン，オクラトキシン，パツリン）	カビ毒には発がん物質も．アフラトキシン B$_1$ の発がん性は最強
水道水	トリハロメタン（特にクロロホルム）	発がん性を確認
水産ねり製品，カズノコ，イカの燻製などの殺菌漂白剤	過酸化水素	粘膜のただれ．遺伝子損傷性，染色体異常．動物実験で発がん　添加物として使用した場合は最終食品には残存しない
ポテトチップスなどデンプンを多く含む食材を高温で加熱した食品	アクリルアミド	動物実験の結果から，ヒトにおそらく発がん性を示すと評価される
食　塩		摂り過ぎが発がん物質発生に大きく影響

5・8　放 射 性 物 質

　放射性物質による大きな食品汚染問題としては，1954年の太平洋ビキニ環礁における核実験による魚の汚染（第五福竜丸事件），1979年の米国スリーマイル島原子力発電所事故および1986年の旧ソビエト連邦（現ウクライナ）チェルノブイリ原子力発電所事故などによるものがある．2011年には東日本大震災による福島第一原子力発電所の事故によって，大気中に大量に放出された放射性物質で，食品，水道水，大気，海水，土壌が汚染され，住民の避難，農作物の作付制限，飲料水や食品に対する暫定規制値の設定や出荷制限などの対策がとられた．

*2 放射能の強さや放射線の影響を表す単位
●**ベクレル（Bq）**：放射能の強さを示す単位で1秒間に崩壊する放射性核物質の個数を表す.
●**シーベルト（Sv）**：ヒトが受けた放射線の健康への影響を表す単位. 放射線の種類によって影響の大きさが異なる.
●**グレイ（Gy）**：物体や人体の組織が受けた放射線の強さを表す単位. 1グレイ＝1kgの物質が1ジュールのエネルギーを吸収.

このとき放出された放射性物質の量は，37〜90京Bq[*1, *2]と推算されている.

しかし，放射線は，適切な量であれば，農作物の発芽防止，果実や穀類の虫害防除，食品の殺菌などにも効果があり，摂取するヒトへの影響も認められないため，多くの国で食品照射が許可され，実用化されている.

5・8・1 放射性物質の種類と生体への影響

2024年現在，正式な元素名がつけられた元素は118個である. この元素のなかには原子番号が同じで質量数の異なるものがあり，質量数で決定される原子核の種類を**核種**という. たとえば炭素には質量数が12, 13, 14などの核種がある. 自然界には安定な核種と不安定な核種が存在し，不安定な核種は原子核が崩壊して放射線を放出する性質（放射性）があり，**放射性核種**（**放射性物質**）とよばれる. 原子力発電ではウランが使用されるが，ウラン燃料中に3%程度含まれる放射性物質ウラン235が核分裂を起こし，核分裂エネルギーを発生して核分裂生成物を生じる. この核分裂生成物にも放射性物質が多く含まれているため，原子力発電所の事故や核実験により生じた核分裂生成物が自然界に放出されると生物に危害を与える.

放射線の種類としては，α線，β線，γ線，中性子線などがあり，ヒトが放射線を浴びると線量に応じてさまざまな影響が現れる. 特に，過剰の放射性物質を体内に取込んだ場合（**内部被曝**）が問題である. 放射線によりDNAが切断されたり，ヒドロキシルラジカルなどが発生して突然変異や細胞死をひき起こすため，がんの発生率が高くなったり，臓器の機能不全などが生じ，最悪の場合は死に至る. また，放射性物質は元素の種類により生体への影響が異なり，セシウムやカリウムなどは水に溶けるので全身に広がって影響を及ぼす. ヨウ素は甲状腺ホルモンの原料として甲状腺に集まり，ストロンチウムは骨のカルシウムと置き換わるため体内に蓄積する. 放射性物質の崩壊する速度は核種ごとに異なり，物理学的半減期（放射能が半分に減少するまでの時間，表5・25）が長いものは自然界や体内で長期間にわたって放射線を放出するため影響が大きい.

5・8・2 食品の放射性物質規制

*3 **自然放射線**：自然界にある放射性物質から出る放射線.

*4 食品の放射性物質検査結果などの情報は，下記ホームページからも得られる.
●厚生労働省：https://www.mhlw.go.jp/shinsai_jouhou/shokuhin.html
●消費者庁：https://www.caa.go.jp/disaster/earthquake/
●農林水産省：https://www.maff.go.jp/j/kanbo/joho/saigai/

日本人は1年間に約1.5mSvの自然放射線[*3]（宇宙線，ウラン，ラジウム，カリウムなど. 食品からの被曝も含む）に曝されている. 放射性物質で汚染された食品による健康被害を防止するため，食品の放射性物質の基準が決められている. 食品の国際規格を作成しているCodex委員会が決めている食品からの被曝線量の上限である年間1mSvを基本として，特別な配慮が必要な"飲料水"，"牛乳"，"乳児用食品"とそれ以外の"一般食品"に区分して放射性セシウムの基準値が設定され（表5・26），2012年4月より施行されている. 基準値を超える放射性物質が検出された食品については，状況に応じて，出荷や摂取の制限が行われている[*4].

また，食品衛生法上問題のない農畜水産物の生産を確保するため，肥料や土壌改良資材，培土，そして飼料に含まれる放射性セシウムの暫定許容値も設定され

表 5・25　放射性物質の半減期		
核　種	物理学的半減期	生物学的半減期（ヒト）[†]
カリウム 40	12.8 億年	
コバルト 60	5.27 年	
ストロンチウム 90	28.7 年	49 年
ルテニウム 106	374 日	
ヨウ素 131	8.02 日	乳児 11 日，成人 80 日
セシウム 134	2.10 年	1 歳まで 9 日，9 歳まで 38 日，30 歳まで 70 日，50 歳まで 90 日
セシウム 137	30.0 年	
ウラン 235	7.04 億年	15 日

† 体内に取込まれた放射性物質が，代謝などにより体外に排出されることで半分に減るまでの期間．

表 5・26　食品の放射性セシウムの基準値[a]	
食 品 群	基準値〔Bq/kg〕
飲料水（ミネラルウォーター類，茶を含む清涼飲料水，飲用の茶[†]）	10
牛 乳	50
乳児用食品	50
上記以外の一般食品	100

a) 厚生労働省医薬食品局，食安発 0315 第 1 号（2012）．
† 茶: 発酵茶は含まない．

ており，暫定許容値を超える肥料・土壌改良資材・培土および飼料の施用・使用・生産または流通は禁止されている．肥料・土壌改良資材・培土および飼料に含まれる放射性セシウムの濃度が暫定許容値以下であれば，生産される農畜水産物の放射性セシウム濃度が食品の放射性セシウムの基準値より低くなるように，暫定許容値が設定されている．

5・9　洗　浄　剤

野菜，果実または飲食器の洗浄に使用される**洗浄剤**は，食品衛生法の適用を受け，成分規格と使用基準が設けられている．洗浄剤のうち，野菜・果実および飲食器が対象となっている洗浄剤は成分規格および使用基準が設定されており，飲食器専用洗浄剤には使用基準のみが課せられている．

5・9・1　洗浄剤の分類

脂肪酸系洗浄剤とそれ以外の洗浄剤に分類されている．脂肪酸系洗浄剤とは，高級脂肪酸塩および高級脂肪酸エステル系界面活性剤以外の界面活性剤を含まない洗剤である．

5・9・2　洗浄剤の安全性

野菜や果実に対する安全性を確保するため，野菜・果実および飲食器用洗浄剤については，成分規格として，ヒ素，重金属，メタノール（メチルアルコール），液性（水素イオン濃度），酵素および漂白剤，香料，着色料，生分解度に関する規格が定められている．また，使用基準としては洗浄剤の使用濃度，洗浄剤に対する野菜や果実の浸漬時間，洗浄剤のすすぎ方に関する基準が設定され，洗浄剤を用いた場合の安全性を確保している*．

* 洗浄剤の規格基準については，厚生労働省ホームページ（https://www.mhlw.go.jp/topics/bukyoku/iyaku/kigu/dl/6.pdf）を参照．

5・10　器具・容器包装由来物質

食品と接触して使用されるすべての**器具・容器包装**は，食品衛生法に基づいて規制されている．2018 年 6 月の食品衛生法の一部改正により，器具・容器包装に含まれる（溶出・浸出する）物質についても農薬や食品添加物と同様に，安全性を評価して使用が認められた物質（規格が定められた物質）のみ使用可能となるポジティブリスト制度が導入された（2020 年 6 月施行）[*1]．対象となる材質は，合成樹脂と定められ，対象範囲は合成樹脂製の器具・容器包装に加え，牛乳パックや金属缶のような食品接触面に合成樹脂層が形成されている場合も含む．

有害物質の溶出により食中毒が発生する恐れのある器具・容器包装は，金属製，合成樹脂（プラスチック）製，セラミック（陶磁器，ガラス，ホウロウ引き）製，ゴム製，紙製などさまざまであり．代表的なものを以下に示す．

a. 金属製品

1）銅

銅は空気中の水蒸気や二酸化炭素と反応して緑青を生じ，中毒の原因となることがあるが，それほど毒性は高くない[*2]．

2）亜鉛，カドミウム，スズ，鉛

酸性溶液中では，金属の容器から亜鉛，カドミウム，スズ，鉛[*3]（欄外参照）が溶出しやすい．缶詰用の缶はスズめっきで，オレンジジュースの缶詰でスズの溶出による中毒発生例がある．また，有機スズ化合物は殺虫，殺菌力が強く，船底塗料の防汚剤として使用されているが，養殖魚の奇形多発などのため，使用が規制されている．近年は，内分泌攪乱化学物質としても疑われ，わが国ではトリブチルスズ化合物の一つであるビス(トリブチルスズ)オキシド（TBTO）が 1990 年 1 月に第一種特定化学物質に指定され，製造，輸入および使用が禁止された．

b. プラスチック製品
食品衛生法によるプラスチック容器包装の衛生規格を満たしたものが使用されていれば問題はない．

1）ユリア（尿素）樹脂

熱硬化性樹脂（フェノール樹脂，メラミン樹脂）で，原料のホルムアルデヒドの溶出が問題となる．

2）ポリエチレン，ポリプロピレン

ポリエチレンは化学的に安定だが，光や酸素で品質が変化するので安定剤が添加されている．米国食品医薬品局（FDA）などの衛生基準を満たしたものを使用していればよいが，安全性の低いものを使用している場合，これが溶出すると危険である．

3）スチロール樹脂

食品容器として広く使用されているが，テルペン系の油に溶け，衝撃に弱い．主成分のポリスチレンは無害であるが，未反応のスチレンモノマーなど有害物質の溶出が考えられる．

[*1] 食品用器具・容器包装のポジティブリスト制度については厚生労働省ホームページ（https://www.mhlw.go.jp/stf/newpage_05148.html）を参照．

[*2] 銅の毒性: 60～160 mg で嘔吐や下痢を起こす．近年は，銅製の鍋で調理した焼きそばや野菜スープをそのまま長時間放置している間に銅が溶出し，中毒が起こっている．特に焼きそばでは，ソースが酸性であるため銅が溶出しやすいのが原因である．

[*3] 鉛については，プラスチック容器やストローおよびハチミツ容器のふたから基準値以上の溶出事例がある．

鉛の規格基準
食品用金属缶の規格:
　0.4 µg/mL（溶出条件記載あり）
食品用器具・容器包装用ガラス・陶磁器・ホウロウ引きの規格:
　2.5 mg/L（浸出条件など記載あり）
内容物に直接接触する部分に使用する合成樹脂の材質試験:
　限度試験 100 µg/g 以下

FDA: Food and Drug Administration（米国食品医薬品局）

4) 塩化ビニル樹脂，塩化ビニリデン樹脂

　未反応の塩化ビニルモノマーや可塑剤や安定剤のなかには，食品に移行して有害なものもある．塩化ビニリデンも同様である．

　c. セラミック製品　陶磁器，ガラス，ホウロウ引き製品は広い意味でセラミック製品とよばれ，金属以外の無機化合物を原料にして高温で溶融または焼成して製造される．絵付けに用いられる顔料や釉薬，クリスタルガラスなどには有害な重金属が含まれている可能性があるので，ガラス，陶磁器，ホウロウ引き製品にはカドミウムと鉛の溶出量の限度値を規制する規格基準が設けられている．溶出試験は，疑似食品溶媒として 4% 酢酸を用いて常温で暗所に 24 時間放置し，カドミウムと鉛の定量を行う．限度値は，材質，容器の深さ・容量・用途に応じて設定されている．

　d. 紙 製 品　一般に，紙製品にはインクをはじめさまざまな化学物質が含まれていることから，これらを原料とした古紙（再生紙）を食品用の器具・容器包装に使用した場合，用途や使用方法によっては紙中の残存化学物質が食品中に移行することが考えられる．そこで，健康被害をひき起こすような製品が流通しないよう，食品用器具および容器包装への古紙の使用に関して，以下のような規格基準が設定されている．

　古紙を原料として含む紙製（板紙を含む．以下同じ）の器具および容器包装は，紙中の水分および油分が著しく増加する用途[*1] および長時間の加熱を伴う用途[*2] に使用されるものであってはならない．ただし，紙中の有害な物質が溶出または侵出して食品に混和する恐れのないように加工[*3] されている場合は，この限りではない．

　e. ゴ ム 製 品　ゴム製の器具・容器包装品の代表的な用途としては，哺乳瓶の乳首，ホース，へら，栓，食品用手袋などがあり，規格基準として**一般用**と**哺乳器具用**の 2 種類の限度値が設定されている．材質試験（材質中に含まれている物質の測定）としてカドミウム，鉛，2-メルカプトイミダゾリン（塩素を含むゴムに限る）の規格が，溶出試験としてカドミウム，鉛，メルカプトイミダゾリン（塩素を含むゴムに限る），フェノール，ホルムアルデヒド，亜鉛，重金属（鉛として），蒸発物残留物の規格が設定されている．

 プラスチック製
容器包装

 飲料・酒類・特定調味料
用の PET ボトル

 紙製容器包装

 飲料用スチール缶

 飲料用アルミ缶

図 5・2　容器包装の識別マーク

　f. 識別表示と識別マーク　資源の有効な利用の促進に関する法律（資源有効利用促進法）により，事業者[*4] に対してつぎの容器包装に識別表示（図 5・

*1 ティーバッグ，コーヒーフィルター，油こしなど，水分や油分で紙が浸される用途および沪過的効果をもつ用途．

*2 電子レンジやオーブンなどで長時間の加熱を伴うもの．ケーキの焼き型やクッキングシートなど．揚げ物の敷物などに使用されるキッチンペーパーなどを除く．

*3 合成樹脂製フィルムやアルミ箔で紙の表面が加工されており，水分または油分がその層を透過して古紙に到達しない構造になっているものなど．

*4 **事業者**：容器の製造事業者，容器包装の製造を発注する事業者（利用事業者），輸入販売事業者

2）が義務化されている.

① プラスチック製容器包装（飲料・酒類・特定調味料＊用の PET ボトルを除く）
② 紙製容器包装（飲料用紙パックでアルミ不使用のものおよび段ボール製容器包装を除く）
③ PET ボトル（飲料・酒類・特定調味料用＊の PET ボトル）
④ 飲料・酒類用スチール缶
⑤ 飲料・酒類用アルミ缶

重要な用語

アクリルアミド	重金属	ヒ　素
アナフィラキシー	食物アレルギー	肥　料
アフラトキシン	飼　料	フザリウム系カビ毒
アレルギー物質表示	飼料添加物	ベクレル（Bq）
ウラン	水　銀	放射性物質
オクラトキシン	ストロンチウム	ポジティブリスト制度
カドミウム	セシウム	ポリ塩素化ビフェニル
グレイ（Gy）	洗浄剤	（PCB）
合成抗菌剤	ダイオキシン	ホルモン剤
抗生物質	トリハロメタン	マイコトキシン
残留農薬	内分泌撹乱化学物質	ヨウ素 131
シーベルト（Sv）	発がん物質	

6 食品添加物

1. 食品添加物の法的な定義やその用途を理解する.
2. おもな用途としては, 食品の製造や加工のために必要な製造用剤, 食品の風味や外観, 色合いをよくするための甘味料・着色料・香料, 殺菌に用いる殺菌料, 保存性をよくする保存料・酸化防止剤, さらに, 食品の栄養成分を強化する栄養強化剤などがある.
3. 食品添加物は, 食品安全委員会によるリスク評価により設定された一日摂取許容量 (ADI) を超えないように食品衛生基準審議会 (消費者庁) で使用基準が設定され, 内閣総理大臣により指定される.
4. 添加することによる有用性が認められないものは食品添加物として指定されない.
5. 食品に使用した添加物は, 原則としてすべて表示する義務があるが, 表示を免除される場合もある. 表示に関するリスク管理は消費者庁が担当している.
6. 保存料, 殺菌料, 酸化防止剤, 甘味料, 着色料, 発色剤, 防カビ剤などの特性を理解する.

　われわれは野菜, 魚, 肉などをそのまま食べることは少なく, 塩や香辛料をふりかけ, 煮たり, 焼いたり, 炒めたりして食べる. また, これらを加工して, 豆腐, 漬物, かまぼこ, ソーセージなどの食品をつくり出してきた. 肉や魚を"燻製"にしたり, "塩漬け"にして保存性をよくし, 植物の実, 葉や花を使って, 色や香りをつけてきた (ごはんを黄色くするサフランや, 梅干しに入れるシソの葉などは, 昔から使われてきた).

　このように, 食品を製造, 加工, 保存するときに使う調味料, 酸化防止剤, 保存料, 着色料などを, **食品添加物**という. われわれの食生活を豊かにするための一つの手段で, 身近なものである.

　食品添加物は, 食品衛生法第4条では"食品の製造の過程において又は食品の加工若しくは保存の目的で, 食品に添加, 混和, 浸潤その他の方法によって使用する物"となっている.

　わが国では, 食品添加物は, 2024年4月から食品衛生基準審議会 (消費者庁) で使用基準が設定され, 内閣総理大臣が安全性と有効性を確認して指定した**指定添加物**, 天然添加物として使用実績が認められ品目が確定している**既存添加物**, **天然香料** (動植物から得られたものまたはその化合物で, 食品の着香の目的で使用) や**一般飲食物添加物** (一般に食品として飲食に供されているもので, 添加物として使用されているもの, 色素, 果汁など) に分類される (図6・1)*.

*　食品添加物は随時, 指定, 削除されるので, 最新の情報は以下のホームページを参照すること.
● 厚生労働省: https://www.mhlw.go.jp/stf/seisakunitsuite/bunya/kenkou_iryou/shokuhin/syokuten/index.html
● 消費者庁・食品添加物表示に関する情報: https://www.caa.go.jp/policies/policy/food_labeling/food_sanitation/food_additive/
● 日本食品化学研究振興財団: https://www.ffcr.or.jp/
● 日本食品添加物協会: https://www.jafaa.or.jp/tenkabutsu01/tenka1

　　天然香料，一般飲食物添加物を除き，今後新たに開発される添加物は，天然，合成の区別なく指定添加物となる．わが国では，人体に対する作用が明らかにされ，実用上，安全と考えられるものを許可品目としてリストアップし，リストにないものの使用は認めない**ポジティブリスト制度**で規制されている．

＊　2024 年 4 月からは内閣総理大臣が指定

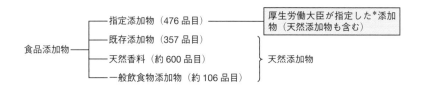

図 6・1　食品添加物の種類と数（2024 年 3 月現在）

　　指定されていない添加物は，安全性が科学的に確認されて，指定されるまでの間，その使用は一切禁止となる．また，これらが使用された食品の販売や輸入もできないことになる．

6・1　食品添加物の役割

　　食品添加物は，さまざまな加工食品に使用されているが，そのおもな役割は以下のようになる．

1）　食品の製造や加工に必要なもの
　　食品の製造，加工にどうしても必要なもの．豆腐を製造するときに使用する"にがり"が代表的で，ほかにもパンの**膨張剤**や，アイスクリームなどの**乳化剤・安定剤・糊料**などがある．

2）　食品の栄養価を高めたり，維持するもの
　　一般的な食生活では，栄養不良になることはまず考えられない．しかし，乳幼児や病弱者や高齢者のなかには，栄養分を強化した食品を必要としている人がいる．このような場合に，ミネラル類，ビタミン類，アミノ酸類などが栄養価を高めるために食品に添加される（**栄養強化剤**）．

3）　食品の腐敗，変質，その他の化学変化を防止するもの
　　付着した細菌やカビなどが増え，食品は腐敗する．細菌の増殖を防ぎ，食品の保存性を高めるために添加される食品添加物が**保存料**である．酸素による食品の変質を防ぐ**酸化防止剤**やカビの発生を防ぐ**防カビ剤（防ばい剤）**なども，この範疇に入る．

4）　食品に味や香りなどをつけて嗜好性を高めたり，品質を保持するもの
　　食品の原材料は，農・水・畜産物で，これらは生産地，気候，季節などの環境条件により，品質が変化する．この品質の"ばらつき"を少なくするために，食品に色や香りをつけ，素材に欠けているものを補って，品質の一定した食品をつくるために**着色料**や**香料**が使用される．

　　食品添加物の安全性が問われる場合もあるが，さまざまな加工食品に使用されている食品添加物が一切なくなってしまった場合にはつぎのような弊害も起こる可能性がある．

- 資源の浪費： 生産地から消費者への流通の際，腐敗などによる資源の浪費が増加し，食品の保存にも，今以上に注意が必要となる．
- 品質不安定： 加工食品の品質を一定に保つことが困難となる．
- 価格へのはね返り： 現在流通している食品で，製造困難となる加工食品があり，従来どおりのものをつくろうとすると，新たな製造方法の開発や設備投資が必要となる．それらのコストの大部分が"加工食品"の価格にはね返る結果となる．

6・2 食品添加物の種類と用途

食品添加物には表6・1のような種類と用途があり，種類によって表示方法〔§6・6（p.144）参照〕が異なる．

表6・1 食品添加物の種類と用途[a]

種 類	用 途	代表的な添加物例
甘味料	食品に甘味を与える	サッカリンナトリウム，スクラロース，カンゾウ抽出物
着色料	食品を着色する	食用赤色102号，クチナシ青色素
保存料	カビや細菌などの発育を抑制し，食品の保存性を高める	安息香酸エステル類，ソルビン酸カリウム，しらこタンパク
殺菌料	食品や器具を殺菌する	過酸化水素，次亜塩素酸ナトリウム
増粘剤，安定剤，ゲル化剤，または糊料[†]	食品に滑らかな感じや粘りけを与える	ペクチン，カルボキシメチルセルロースナトリウム
酸化防止剤	油脂などの酸化を防ぐ	ビタミンE，EDTA·Na$_2$，エリソルビン酸
発色剤	肉類の鮮紅色を保持する	亜硝酸ナトリウム，硝酸ナトリウム
漂白剤	食品を漂白する	亜硫酸ナトリウム，次亜硫酸ナトリウム
防カビ剤（防ばい剤）	かんきつ類のカビ発生防止に使用する	ジフェニル，オルトフェニルフェノール
イーストフード	パンのイーストの発酵をよくする	リン酸三カルシウム，炭酸カルシウム
ガムベース	チューインガムの基材に使用する	エステルガム，酢酸ビニル樹脂
香 料	食品に香りをつける	アセト酢酸エチル，バニリン，レモン精油
酸味料	食品に酸味を与える	クエン酸，乳酸
調味料	食品にうま味を与える	L-グルタミン酸ナトリウム，イノシン酸ナトリウム，各種アミノ酸
豆腐用凝固剤	豆乳を固めて豆腐をつくるときに使用する	塩化マグネシウム，グルコノデルタラクトン
乳化剤	水と油を均一に混ぜ合わせる	グリセリン脂肪酸エステル，レシチン
水素イオン濃度調整剤（pH調整剤）	食品の酸度を調節する	DL-リンゴ酸，クエン酸，乳酸ナトリウム
かんすい	中華めんに独特の風味と歯ごたえを与える	炭酸カリウム（無水），ポリリン酸カリウム
膨張剤	ケーキなどを膨らませる	炭酸水素ナトリウム，硫酸アルミニウムカリウム
苦味料	食品に苦味をつけたり，増強する	カフェイン（抽出物），レイシ抽出物，キハダ抽出物
酵 素	食品の製造や加工の過程で触媒作用の目的で使用する	アミラーゼ，カタラーゼ
光沢剤	食品の保護や表面に光沢を与える	ミツロウ
栄養強化剤	食品の栄養価を高める	各種ビタミン類，アミノ酸
チューインガム軟化剤	チューインガムに柔軟性を与える	グリセリン，ソルビトール

a) 日本食品添加物協会のホームページより改変.　† 使い方によって区別している.

6・3　食品添加物指定の判断基準

食品添加物として指定されるためには以下のような基準を満たしている必要がある.

1)　安全性が確認されていること

2)　食品添加物の使用が，消費者に何らかの利益を与えること

　　① 製造加工に必要不可欠か.

　　② 栄養価を維持するか.

　　③ 食品の腐敗その他化学変化を防ぐものとして有用か.

　　④ 嗜好性を高め，魅力を増すものとして有用か.

3)　使用したときの効果が，十分に期待できること

4)　化学分析など試験検査により，その使用を確認できること

5)　以下の目的で使用される場合には指定しないことになっている.

　　① 粗悪な品質の原料をごまかしたり，消費者を惑わす目的で使用.

　　② 栄養価を低下させる.

　　③ 医療効果を目的として使用.

　　④ 添加物を使用しなくても比較的安価に食品を製造加工できる場合.

JECFA: Joint FAO/WHO Expert Committee on Food Additives（FAO/WHO 合同食品添加物専門家委員会）. 各国の専門家が集まって，食品添加物の規格や安全性の試験結果の評価を毎年 1 回以上行っている.

近年，食品の流通も国際化し，種々の食品が海外へ輸出され，日本国内へもさまざまな食品が輸入されている. それに伴って，食品添加物についても問題が生じてきている. これは，食品添加物の種類や使用量が国によって異なるためである.

このことが国際貿易上の障壁となることがある. その解決のために，**FAO/WHO 合同食品添加物専門家委員会（JECFA）**や**食品規格委員会（Codex 委員会）**が組織され，食品添加物の安全性やその他の問題について国際的に議論されている.

わが国では，国内外から新規に食品添加物としての指定申請があったときには，FAO/WHO による安全性評価が終了し，その結果 A1 にランクされており（表 6・2），国際的にも広く使用が認められ，科学的に検討できるだけの資料やデータがそろっているものについて**食品安全委員会**による食品健康影響評価を経た後，食品衛生に関する学識経験者らで構成された**食品衛生基準審議会**（消費者庁）の審議により，使用基準などの規格基準が決められ，食品添加物としての指定が内閣総理大臣に答申される. また，国際的に必要性が高いと考えられる添加物（**国際汎用添加物**）については，企業からの要請がなくとも個別品目ごとに安全性および必要性を検討して指定されている. すでに指定された食品添加物であっても，必要に応じて再評価され，研究や技術の進歩に伴い，安全性に問題があるものや必要がなくなったと判断されるものは削除されている. 使用基準が変更されたもの（過酸化水素，臭素酸カリウム；発がん性が問題となったため）もある. 安全性に問題があると判明したもの，あるいはすでに使用実態のない既存添加物についても食品添加物名簿から削除される〔§6・7・9（p.153）参照〕.

表 6・2　FAO/WHO における食品添加物の安全性分類

	内　容
A1	安全性評価が終わり，ADI[†] が設定されたもの. または，ADI の設定が必要ないとされたもの
A2	安全性評価は終了していないが，暫定的に使用が認められたもの
B	安全性評価は終了していないが，その使用が確認されているもの
C1	食品に使用すべきでないとされているもの
C2	健康に与える影響を考慮して，特定用途に制限されたもの

† ADI: acceptable daily intake（一日摂取許容量）

■ 6・4 食品添加物の安全性

加工食品には，さまざまな目的で食品添加物が使用されており，これらは毎日摂り続けても安全でなければならない．化学物質は程度の差はあるが，基本的にヒトに対して有害である．生体成分や恒常性の維持に必要な成分でも過剰に摂取すると有害である．この典型的な例としてビタミン A や D の過剰摂取による障害がある．このため食品添加物の安全性，すなわち食品添加物の毒性試験が，齧歯類，イヌ，サルなどの実験動物を使って行われている（表6・3）．

これらの結果から実験動物に対する**無作用量**または**無毒性量**を求める．これからヒトに対する**一日摂取許容量**〔**ADI**；mg/(kg体重・日)〕を求めることになる．ADI はヒトと動物実験の違いや年齢や性別などの個人差を考慮して，通常は無毒性量に安全係数 1/100 を掛けて求められる．

さらに**指定添加物**には，品質保持のために性状や純度などの成分規格があり，毒性試験の結果をふまえて，使用基準として，対象食品，使用量，使用制限など

無作用量（**NOEL**：no-observed effect level）：毒性試験を行ったとき，生物学上何の影響もない最大投与量．最大無作用量（**MNL**：maximam no effect level）と同義である．

無毒性量（**NOAEL**：no-observed adverse effect level）：ラットやマウスなどの実験動物を使って，毎日一定量の食品添加物を食べさせ，一生食べ続けても"有害な影響がみられない最大の用量"をいう．

LD$_{50}$：median lethal dose（半数致死量）

表 6・3 食品添加物の毒性試験[†]

毒 性 試 験	試 験 の 内 容
急性毒性試験	一度に多量の食品添加物を食べさせたときの毒性を調べるもので，2種以上の動物（1種はイヌかサル）を使って行われる．経口，皮下，静脈投与を行って 1 週間以上観察する．この結果より LD$_{50}$（半数致死量）を求める．
反復投与毒性試験	げっ歯類および非げっ歯類1種またはげっ歯類2種で実施する．
亜急性毒性試験（亜慢性毒性試験）	原則として 90 日間または 28 日間，被験物質を加えた飼料で飼育し，中毒症状を観察し，毒性を評価する．
慢性毒性試験	原則として 12 カ月以上，被験物質を加えた飼料で飼育し，投与期間中の体重増加，飼料の摂取量を調べ，血液検査も行う．試験終了時に病理検査，血液検査などを行い，毒性を評価する．
生殖発生毒性試験（次世代に及ぼす影響を評価）	被験物質が親世代の生殖機能や次世代の発生に及ぼす影響を調べる特殊毒性試験の一つ．生殖器，精子や卵子の数や生存率・運動性，交尾，着床，胎児（奇形，発育，体重），次世代動物（機能発達，生殖能力），性ホルモンなどに対する影響を評価する．催奇形性試験や繁殖毒性試験などがある．
発がん性試験	げっ歯類2種を用いてほぼ一生涯（マウスで 18〜24 カ月，ラットで 24〜30 カ月）投与して，がんの発生・促進を調べる．
遺伝毒性試験	細胞内の遺伝子レベルでの変異の可能性を調べることを目的としたもので，細菌や哺乳類培養細胞を用い，遺伝子突然変異試験，復帰突然変異試験，染色体異常試験などを行う．
1 年間反復投与毒性/発がん性併合試験	1 年間反復投与毒性と同時に発がん性があるか調べる．
アレルゲン性試験	アレルギー反応を起こさないかどうか，被験物質を動物の皮膚に塗るなどして抗原性（アレルギー原性）を調べる．
一般薬理試験	薬理作用の試験で，たとえば中枢神経系や自律神経系に及ぼす影響や消化酵素の活性を阻害し，実験動物の成長を妨げる性質の有無など副作用を予見するための試験である．
体内動態試験	食品添加物が生体内でどうなるかを調べるもので，被験物質の体内での吸収・分布・蓄積・代謝・排泄などをラットを用いて調べる．

[†] 食品安全委員会は令和 3 年 9 月，"添加物に関する食品健康影響評価指針"を全部改正した．

が定められている．食品添加物の摂取量と生体影響ならびに使用量の制限との関係を図6・2に示す．

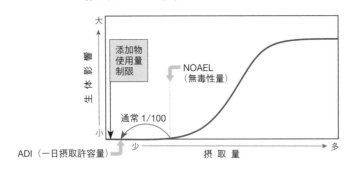

図 6・2　食品添加物の摂取量と生体影響の関係

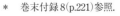

6・5　食品添加物の規格基準

食品添加物の規格や基準は**食品添加物公定書**に収録されている（食品衛生法第21条）．

a. 成分規格　成分規格は食品添加物への不純物や有害物質の混入により消費者が危害を受けないように食品添加物の品質の保持を目的に設定されている．大部分の食品添加物について成分規格が定められている．

b. 製造基準　食品添加物およびその製剤の製造原料を制限するなど製造および加工の際の基準である．以下の項目についての基準がある．1）食品添加物全般（**不溶性の鉱物性物質の使用規制**，遺伝子組換え微生物を利用して製造された食品添加物の製造方法など），2）化学的合成品を配合したかんすい，3）香料成分，色素成分あるいはその他の有効成分の抽出溶剤．

c. 使用基準　食品添加物はどの食品にも使えるわけではなく，使用できる食品とその使用量が定められている．これを使用基準*といい，食品添加物の過剰摂取による危害防止を目的に設定されたものである．食品添加物の使用基準は食生活の実態などを考慮して，一日摂取許容量よりも少ない量しか摂取できないように定められる．

*　巻末付録8(p.221)参照．

d. 保存基準　保存に注意が必要な一部の添加物には，その品質を保持するために保存方法が定められている．

e. 表示基準　食品添加物やその製剤を販売するときの表示方法や内容についての食品表示基準が**食品表示法**で決められている．これは，消費者が過剰の食品添加物を摂取しないように注意させることが目的である．

6・6　食品添加物の表示

食品の容器・包装には，商品名など数多くの事柄が表示されている．これら食品の表示は食品を購入する際，品質や内容を判断し，選択するために重要で，食品の取扱いや保存についても適切な情報を提供する．表示方法や内容は，食品表示法で決められている．

6・6・1　表示の内容

食品添加物の表示に関するおもな内容は以下のようなものである.

① 容器・包装に入れられたすべての加工食品が食品添加物表示の対象である.
　　例: 食肉製品, 菓子類, 清涼飲料水など.
② 未包装のかんきつ類やバナナに対しても, 防カビ剤を使用した場合は表示が必要である.
③ 使用された食品添加物は, 原則的にすべて表示する.
④ 食品添加物名は, 原則的に正式な物質名で表示する.
　　ただし, 別名や簡略名がある食品添加物は, 代わりにその表示がされていることもある.

例:

物 質 名	別 名	簡略名
L-アスコルビン酸	ビタミンC	V.C
炭酸水素ナトリウム		重 曹

⑤ 利用するうえで表示の必要性が高い食品添加物 (8種類) は, 物質名のほかに用途名を併記する.

例:

用 途 名	物 質 名
甘味料	ステビア
着色料	コチニール色素
保存料	安息香酸ナトリウム
発色剤	硝酸ナトリウム
増粘剤, 安定剤, ゲル化剤, または糊料	ペクチン
酸化防止剤	エリソルビン酸ナトリウム
漂白剤	二酸化硫黄
防カビ (防ばい剤)	オルトフェニルフェノール

⑥ 複数の成分から構成されている食品添加物 (14種類) は **"一括名"** で表示できる (**一括名表示**). 一括名として表示できるのは, イーストフード, ガムベース, 香料, 酸味料, 調味料, 豆腐用凝固剤, 乳化剤, かんすい, pH調整剤, 酵素, 膨張剤, 苦味料, 光沢剤, チューインガム軟化剤 である.

6・6・2　表示の免除

以下の場合には表示が免除されている〔§2・3・3 (p.31) も参照〕. 最終食品に残存しない**加工助剤**, 原料からの**キャリーオーバー**, **栄養強化**の目的で添加されているもの, ばら売りの食品, 小さな包装食品, 新規に製造または輸入した天然添加物で内閣総理大臣が名称を定めるまでの期間.

① **加工助剤**: 使用基準により, 分解・除去・中和などが定められており, 食品中には残らないことになっている加工助剤は表示が免除される.
　　［加工助剤の例］
　　・泡が出て作業効率が悪くなるのを防ぐために添加する消泡剤 (シリコーン樹脂)
　　・原材料の殺菌に使用した高度さらし粉や次亜塩素酸ナトリウム.
② **キャリーオーバー**: 食品原材料中に含まれていた食品添加物が最終食品ま

で持ち越された場合，最終食品中では微量で効果も認められないときには，キャリーオーバーとして免除される．しかし，調味料・着色料および香料などの人の感覚（視覚，味や香り）で判断できるような添加物については原則としてキャリーオーバーは認められない．

[キャリーオーバーの例]

・バターやマーガリンを使って焼いたパンやケーキにおけるマーガリンやバターに含まれる乳化剤や酸化防止剤

・ドレッシングに入っている植物油に消泡剤として添加されているシリコーン樹脂

③ **栄養強化**のための食品添加物：栄養強化の目的で使用される添加物は，合成品のアミノ酸類，ビタミン類および無機塩類に加えて天然物リストに記載の強化剤があるが，栄養強化の目的が明確である場合に表示は免除される．しかし，栄養強化以外の目的で使用する場合には物質名表示が必要である．農産物漬物，果実飲料などは，栄養強化目的で使用した添加物でも表示が必要である．

[栄養強化のための食品添加物の例]

・カルシウム強化のために添加された乳酸カルシウム

④ **ばら売り**：小売店が小分けにして店頭でパック売りする場合や，洋菓子店のケーキなどのばら売り（包装していない）食品など店内で製造・販売するものは添加物の表示が免除になる．

⑤ 食品一つひとつのパッケージが小さいもの（30 cm^2 以下）．

6・6・3 違反食品に対する措置

つぎの場合は，食品添加物に関して食品表示法上は違反となる．

① 使用基準の設けられた食品添加物の使用量超過

② 使用許可されていない食品に対する食品添加物の不正使用

③ わが国では許可されていない食品添加物の不正使用

④ 食品の容器・包装に記載のない食品添加物の使用や，必要な事項が欠落している表示違反

　公的機関による検査の結果や監視の際に違反が発見された場合は，製造所を所管する都道府県に通報するとともに，食品の流通経路・数量などが調べられ，当該製品は，廃棄・返品・回収・販売禁止などの措置がとられる．

　表示については，諸外国でも，わが国と同様に合成品，天然品の区別なく表示することとされているが，天然ビタミン類，アミノ酸類，ミネラル類などは食品の原材料の一部として扱われることが一般的である．

6・7　おもな食品添加物

現在，比較的よく使用されている食品添加物について述べる．

6・7・1 保 存 料

　近年，多種多様な加工食品が生産されている．この加工食品はおいしさに加えて衛生的に製造され，食中毒菌や病原菌の汚染のないことはもちろんで，保存性

のよいことも望まれる．食品の保存性を高めるために，古くから，燻煙，香辛料，塩漬け，砂糖漬け，酢漬け，などが用いられてきたが，現在の多様化した加工食品の保存性の向上にはこれらの方法だけでは対応できなくなってきた．また，健康志向から減塩，低糖の食品が望まれているが，これらの食品では保存性は悪くなる．一方，消費者ニーズの多様化，個別化，食の外部化の進展により加工食品を利用する人口も増えてきている．これらの加工食品は多量に生産され，流通システムの発達により広範囲に販売されることから，いったん有毒・有害な微生物に汚染されると被害が拡大する危険性がある．これらの食品の腐敗，変敗を防止し，食中毒を予防するために使用されるのが**保存料**である．以下のような効果が期待される．

① 食品の保存性を高め，食資源の有効利用に役立つ：食品の腐敗，変敗の原因となる微生物の発育を阻止し，保存性を高めることにより無駄を減らし，食資源を有効利用できる．
② 食中毒の予防に役立つ：食中毒菌の繁殖を抑える．ただし，大腸菌 O157 のように少ない菌数（10〜100 個）で発症するものについてはあまり効果はない．

　指定添加物として 21 品目，既存添加物として 5 品目（しらこタンパク抽出物，ポリリジンなど）が保存料としてリストに記載されている[*1]．指定添加物の人工保存料には酸型，エステル型，ペプチド型があり（表 6・4），酸型保存料は酸性でのみ効果がある．少量の使用で効果がよく発揮されるものしか許可されない．ナタマイシンは抗菌性を示すが，製造用剤として指定されている．

*1 2023 年 7 月現在．

ナタマイシン: *Streptomyces natalensis* のつくる抗生物質であり，カビおよび酵母の生育を特異的に阻害する．50 カ国以上で使用が認められている．ナチュラルチーズ（ハードまたはセミハードに限る）の表面に使用する場合以外は使用してはならない．製造用剤（表面処理剤）として食品添加物に指定された．

6·7·2 殺　菌　料

　食品原材料，製造用機械・器具・容器などを汚染している有害細菌の殺菌に使用される．過酸化水素，次亜塩素酸ナトリウム，亜塩素酸ナトリウム，亜塩素酸水，高度さらし粉[*2]，次亜臭素酸水，次亜塩素酸水および過酢酸製剤がある（表 6・5）．また，清涼飲料水および果実酒などの殺菌に二炭酸ジメチルの使用が認められた（2020 年 1 月）．これらには，成分規格が定められ，高度さらし粉以外は使用基準もある．弱い発がん性や毒性があるが，殺菌料は最終製品中には残留しないことが定められているため表示は免除されている．

*2 通常のさらし粉（有効塩素量 35〜37 ％）より安定で，有効塩素量が高い（60〜75 ％）．

6·7·3 酸 化 防 止 剤

　空気中に約 20 ％ 含まれている酸素は，動物の生存にはなくてはならないが，食品には必ずしもよい存在ではない．マーガリンや油で揚げた即席めんや菓子など油を多く含む食品では，中の油が保存中に酸素によって**酸化**され，色や風味が悪くなり，**過酸化物**などの有害物質が生成する．特に，不飽和脂肪酸を多く含む植物油や魚油などは酸化されやすく，その結果生成する過酸化物の毒性のため，消化器障害を起こすこともある．食品には油以外にも酸化されやすい成分が含まれ，これらの成分が酸化されると褐変，退色や風味の劣化をひき起こす．また，ビタミンなどの微量栄養素が酸化されると食品の栄養価が低下することになる．

148

6. 食 品 添 加 物

表 6・4 酸型，エステル型，ペプチド型保存料の種類と性質

種 類	保 存 料	説 明
酸型保存料	安息香酸 安息香酸ナトリウム	安息香酸は，低濃度であるが，ミカン，マンゴー，パパイヤ，メロンなど果実類，ニラ，タマネギ，キュウリ，キャベツなど野菜類，シナモン，タイム，クローブなどの香辛料からも検出される．また，チーズや醤油の製造工程中にも生成し，酸性食品のカビ，酵母，好気性細菌の増殖を抑制する（静菌作用）．キャビア，果汁，マーガリン，清涼飲料水，醤油などに使用されている．
	ソルビン酸 ソルビン酸カリウム ソルビン酸カルシウム	ソルビン酸は，1859 年にセイヨウナナカマドの未熟果汁に発見された物質である[†1]．広い抗菌スペクトルをもち，静菌的に働く．細菌よりも真菌（カビ・酵母）に対して有効である．魚肉ねり製品，食肉製品，ジャム，チーズ，ケチャップ，乳酸菌飲料など各種の食品に使用が認められている．
	プロピオン酸 プロピオン酸カルシウム プロピオン酸ナトリウム	プロピオン酸は発酵食品中に広く分布し，特にエメンタールチーズには高濃度に含まれている．醤油，魚醤，なれずし，くさや汁にも含まれる．添加の対象であるパンの発酵過程でも生成する．酵母に対する抗菌性が弱く，パン生地の発酵を阻害しないため，ロープ菌[†2] によるパンの腐敗やカビの発生防止に使用されている．
	デヒドロ酢酸ナトリウム	解離しにくいので中性付近でも効果があり，カビや酵母の増殖を抑制する．チーズ，バター，マーガリンに使用される．
エステル型保存料	パラオキシ安息香酸エステル類（イソブチル，イソプロピル，エチル，ブチル，プロピル）	カビや酵母の増殖抑制に効果がある．酸型保存料と異なり pH による影響は受けにくい．ブチルエステルの効果が強いためよく使われる．水に溶けにくく，アルコールや酢酸などに溶かして使われる．醤油，果実ソース，清涼飲料水，シロップなどに使用されている．
ペプチド型保存料	ナイシン	*Lactococcus lactis* subsp. *lactis* のつくる抗菌性ポリペプチドで，主成分はナイシンA．ホイップクリーム，チーズ，洋菓子，食肉製品，卵加工品などへの使用が認められている．

[†1] ソルビン酸（sorbic acid）の名称はセイヨウナナカマド（*Sorbus aucuparia*）にちなむ．
[†2] ロープ菌：含水量の多い食パン，焼き上げ不足のパンや高温多湿の所に保存したパンは，内部が茶色を帯び，軟らかくなり粘質物で糸を引くようになる．これをロープ（ropiness）という．この原因となる菌をロープ菌といい，おもに枯草菌（*Bacillus subtilis*）である．

表 6・5 おもな殺菌料

殺 菌 料	説 明
過酸化水素	無色透明の液体で，強い酸化力があり，これに起因する殺菌作用と漂白作用がある．おもに容器の殺菌に使用される．食品では釜揚げシラスおよびシラス干しなどに使用が認められている．
次亜塩素酸ナトリウム	無色から淡黄色の液体で塩素臭がある．空気中や沸騰水中では分解し，有機物が共存すると殺菌効果が低下する．殺菌作用と漂白作用がある．加工用機械，器具，飲料水，野菜，果実などの殺菌に使用される．
次亜塩素酸水	次亜塩素酸を主成分とする水溶液で，以下の 3 種類がある． ・強酸性次亜塩素酸水：0.2 % 以下の塩化ナトリウム水溶液を電気分解して，陽極側から得られる水溶液．有効塩素 20〜60 mg/kg. ・弱酸性次亜塩素酸水：適切な濃度の塩化ナトリウム水溶液を電気分解して，陽極側から得られる水溶液または陽極側から得られる水溶液に陰極側から得られる水溶液を加えたもの．有効塩素 10〜60 mg/kg. ・微酸性次亜塩素酸水：塩酸または塩酸に塩化ナトリウム水溶液を加えて適切な濃度に調整した水溶液を電気分解して得られる水溶液．有効塩素 10〜80 mg/kg.
亜塩素酸ナトリウム	かんきつ類果皮（菓子製造に用いるものに限る），サクランボ，フキ，ブドウ，モモ，カズノコ加工品，生食用野菜類などに使用できる．
過酢酸製剤	過酢酸またはそれぞれの成分規格に適合する氷酢酸もしくはそれを水で薄めたもの，過酸化水素，1-ヒドロキシエチリデン-1,1-ジホスホン酸またはオクタン酸を原料とし，過酢酸または氷酢酸もしくはそれを水で薄めたもの，および，過酸化水素に 1-ヒドロキシエチリデン-1,1-ジホスホン酸を混合したもの，またはこれにオクタン酸を混合したものでなければならない．牛，鶏および豚の食肉，果実ならびに野菜の表面殺菌の目的以外の使用は不可である．

表 6・6 おもな酸化防止剤

酸化防止剤	説 明
エリソルビン酸 エリソルビン酸ナトリウム	アスコルビン酸の異性体で，イソアスコルビン酸ともよばれるが，ビタミン C としての効果はない．強い還元力をもち，対象食品や使用制限はない．
エチレンジアミン四酢酸二ナトリウム（EDTA・Na$_2$） エチレンジアミン四酢酸カルシウム二ナトリウム（EDTA・CaNa$_2$）	種々の金属イオンと錯塩を形成するキレート剤である．これを利用して，食品中の酸化反応を促進させる銅，マンガン，鉛などの金属イオンを封鎖することで酸化防止効果が期待できる．EDTA・Na$_2$ は体内に吸収されるとカルシウムと結合して，これを体外に排泄させる作用があるが，EDTA・CaNa$_2$ にはこの作用がないため，EDTA・Na$_2$ は最終食品の完成前に EDTA・CaNa$_2$ にしなくてはならない．
ジブチルヒドロキシトルエン（BHT）	フェノール系脂溶性物質で他の酸化防止剤と比べて熱安定性が高く，加熱調理後でも効果が低下しない．単独ではなく，他の酸化防止剤（BHA やクエン酸）との併用により効果が増大する．冷凍魚介類，魚介乾燥品，油脂，バター，チューインガムなどに使用される．体外への排泄速度が遅く，体内蓄積性が指摘されている．
ブチルヒドロキシアニソール（BHA）	BHT 同様の優れた酸化防止剤である．諸外国ではマーガリンなどの原料であるパーム油に使用されている．わが国では BHT と同様の食品に使用される．
dl-α-トコフェロール	ビタミン E である．BHT や BHA に比べると酸化防止効果は弱いが，安全性が高いため，菓子類，油脂製品，乳製品などに広く使用されてきている．酸化防止の目的であれば，使用量の制限はない．

酸化防止剤は，食品成分に代わって自身が酸化されることにより食品の酸化を防止する（表 6・6）．酸化防止剤使用の利点として以下のことがある．

① 油脂食品の保存性を向上し，有害物質の生成を防ぐ: 過酸化物やフリーラジカルの生成を防止する．酸化防止剤のなかには，発がん物質や変異原性物質の生成を防止するものがある．

② 食品の品質を向上させる: 果実飲料の色調や風味の変化を防止し，ハム・ソーセージなどの食肉製品やタラコなどに発色剤とともに使用すると変色や退色が少なくなる．

ビタミン C

ペットボトルや缶の果汁飲料やお茶製品に酸化防止のためにビタミン C が使用されている．酸化防止剤としては指定されていないが，ビタミン C は酸化されやすく，酸化されて容器内の酸素を使う．容器内の酸素を減らすことで，お茶の酸化（変色）も防止でき，カビの発生も防止できる．

●ビタミン C 類によるニトロソアミンの生成防止

肉や魚のタンパク質に多い第二級アミンと，ハム・ソーセージなどの食肉製品，野菜の漬物などに多い亜硝酸が結合すると，発がん物質ニトロソアミンが生成する（p.145 欄外参照）．ビタミン C は亜硝酸を酸化窒素と水に還元することで，ニトロソアミンの生成を防ぐ効果もある．野菜に含まれる硝酸も口内細菌によって亜硝酸に変換される．亜硝酸は添加物として摂取する以上に唾液からの摂取が多く，亜硝酸（発色剤）なしのものを食べていても亜硝酸は摂取されている．

③ 食品の栄養価の維持と向上に役立つ: ビタミンなどの酸化による分解を防止し, 食品の栄養価の低下を防止する. ビタミン作用をもつものがあり, 食品の栄養価向上にも役立つ.

以下のような酸化防止剤が, 使用基準のあるものとして許可されている*.

・水溶性酸化防止剤: 亜硫酸塩, エチレンジアミン四酢酸二ナトリウム, エリソルビン酸など
・脂溶性酸化防止剤: dl-α-トコフェロール, ジブチルヒドロキシトルエン (BHT), 没食子酸プロピルなど

このほかに, 使用基準のないものとしては, L-アスコルビン酸 (ビタミン C, 前ページのコラム参照), L-アスコルビン酸ステアリン酸エステルなどがある.

6・7・4 甘 味 料

食品に甘味をつけるために添加され, 食欲促進にも重要な役割を果たす. 砂糖や水あめのような食品と, 食品添加物に分けられる. 食品添加物としての**甘味料**には人工甘味料 (化学的合成品) と天然由来甘味料がある (表6・7).

分　類	甘味料	説　明
人工甘味料	サッカリン サッカリンナトリウム	ショ糖 (スクロース) の 500 倍の甘味がある. サッカリンは難溶性であることから, わが国では対象食品はチューインガムに限定されている. ナトリウム塩は水溶性で, 漬物類, つくだ煮, 粉末清涼飲料など多くの食品に使用されている. 酸, アルカリに対して不安定で分解する. また, 発がんのプロモーターである疑いもある.
	グリチルリチン酸二ナトリウム	マメ科植物 "カンゾウ" の甘味成分でショ糖の 200 倍の甘味があり, わが国では味噌, 醤油に限って使用が許可されている. 使用量の制限はない.
	アスパルテーム	アミノ酸のアスパラギン酸とフェニルアラニンから成るジペプチドである. ショ糖の 500 倍の甘味がある. 水への溶解度は 1 % と低く, 熱に不安定である. わが国では食品添加物としての使用制限はなく, 清涼飲料水, 菓子, 漬物, アイスクリームなど広範な食品に低カロリー甘味料として使用されている. 体内に摂取されると構成アミノ酸のフェニルアラニンが遊離するのでフェニルケトン尿症の患者は, 過剰の摂取を避ける.
	D-ソルビトール	果実類に多く存在する糖アルコールの一種で, ショ糖の 60 % の甘味がある. ブドウ糖 (グルコース) を還元することで得られる. 口の中で溶解するときに吸熱するので清涼な甘味を感じる. 保湿性もあり, 食品の舌ざわりをよくする効果もあるので, 煮豆, あん, つくだ煮, ゼリー, 菓子などに使用される.
	キシリトール	D-キシロースの還元によって得られる. 微生物に利用されにくく, 虫歯になりにくい甘味料として種々の食品に使用されている.
天然由来甘味料	ステビア抽出物	キク科植物 "ステビア" の葉の抽出物で, 主成分はショ糖に近い甘味のステビオシドである. 甘味は清涼で, ショ糖の 300 倍の甘味がある. 低カロリーなので清涼飲料水, 冷菓, 味噌, 醤油などに広く使用されている.
	カンゾウ抽出物	マメ科植物 "カンゾウ" の抽出物は薬用にも古くから使用されている. 主成分はグリチルリチン酸二ナトリウムである. ショ糖の 200 倍の甘味がある. 口に入ってしばらくして甘味を感じるので, ショ糖やステビア抽出物などと併用される.

表 6・7　おもな甘味料

6・7・5　着色料

食品の価値としては，単なる栄養の供給だけでなく，美しさやおいしさのような五感に訴える二次的な機能も必要である．きれいに盛りつけられた食品を見れば誰でも食欲がわき，おいしく食べることができると消化吸収もよくなる．人は昔からさまざまな加工食品をつくり出してきたが，食品に限らず，色の成分には不安定なものが多く，加工により，変色したり，退色したりする．われわれは，栗きんとんに加えるクチナシや，梅干しのシソのようなものを利用して，食品を着色して，きれいでおいしく食べられるよう工夫してきた．食品への着色は，粗悪な原料を使った食品の外観をごまかすためではなく，食品のおいしさを向上させるために使用される．カニかまぼこのような加工食品を生み出すためにも，着色は重要な加工技術である．

以下のような理由で**着色料**が使用される．

① 食品原料の色調の変動を補い，一定にする：枯草の牧草を食べさせたウシの乳からつくったバターの色は，緑色の牧草を与えたときより淡くなるので色調を一定にするために，β-カロテンなどを使用することがある．タラコはスケトウダラの魚卵を塩蔵加工したもので，スケトウダラの漁獲期や遠洋漁業による冷凍処理や血色素により変色するため，わずかな着色により色調を補っている．

② 食品の加工工程や，保存中の変色や退色を補う：クリームソーダやカクテル，洋菓子などに使われるレッドチェリーは，サクランボの収穫時期が限られるため缶詰で保存するが，保存中に退色する．美しい色を出すために，着色料が使われる．また，褐変防止のため，野菜などの漬物にも着色料が使われている．

③ 食品のおいしさや楽しさを演出する：白あんに種々の着色をして四季折々の芸術的な和菓子がつくられている．キャンディーやゼリーなどには，変化に富んだいろいろの色調のものがある．お祝い用の紅白の"らくがん"，細工かまぼこ，紅白まんじゅうも生活に欠かせない．

6・7・6　水素イオン濃度調整剤（pH 調整剤）

食品の酸性やアルカリ性の度合を調整する**pH 調整剤**は，イチゴの pH の違いにより色調が変化しやすいイチゴジャムや，pH によって牛乳のタンパク質が変性し，分離，沈殿したりするコーヒーホワイトナーなどに使用されている．

食品の色調や保存性，硬さや組織の安定，殺菌効率*などに pH は大変重要で，クエン酸，グルコノデルタラクトン，コハク酸，リン酸塩などが使用される．食品が適切な pH 領域に保たれると，以下のような利点がある．

① 食品の品質を安定にする：ゼリーやプリンなどのゲル状食品の硬さや組織を安定にするのに必要な pH 領域を保持する．ホイップクリームなどを滑らかで均一にする．

② 食品本来の色調を保つ：食品中に含まれる色素成分は pH によって色調が変化するため，食品の pH を調整することにより，本来の色調を保ち，変色を防止できる．

着色料: 以下のような種類がある．

　指定添加物: タール系色素，無機系色素，天然系基原由来の色素（水溶性アナトーなど）

　既存添加物: カラメル類，カロテン類，アントシアニン色素類など

　一般飲食物添加物: アカキャベツ色素，ブルーベリー色素など

＊　殺菌効率と pH: 同じ温度で加熱した場合，中性に比べて pH が低いほど，加熱殺菌の効率は高い．

日持ち向上剤: 特に保存性の低い弁当, 総菜, サラダなどに, 数時間から数日間の微生物の繁殖を抑えるために使用される. グリシン, 酢酸ナトリウム, 乳酸, リゾチーム, しらこタンパク抽出物, ペクチン分解物, キトサンなどを含む製剤がある.

③ 食品の保存性を高める: 微生物の増殖を抑制する保存料や日持ち向上剤の効果は, pH に大きく影響される. pH 調整剤の併用により, 食品の保存性を向上できる. また, 食品の pH を調整して酸性またはアルカリ性にするだけでも食品中の微生物の繁殖を抑制できる. pH 調整剤のなかにはキレート力をもち, 抗菌力を示す物質もあり, 単独でも微生物の繁殖を抑制できる. 酸化防止剤と併せて使用すると, 酸化防止効果が相乗的に高まる.

6・7・7 発色剤

肉の塩蔵は, 保存加工のため古くから行われてきた. この目的に岩塩を使用すると保存性が向上するだけでなく, 肉の色調や風味が向上することが経験的に知られている. この効果は, 岩塩に含まれる硝酸塩が肉中の微生物により亜硝酸塩に還元されたためであることがわかり, 亜硝酸塩が利用されるようになった. 亜硝酸塩にはボツリヌス菌の発育阻止効果もあり, 欧米では, ハム・ソーセージなどの食肉加工品による食中毒防止のため重要視されている.

発色剤には, 以下のような利点がある.

① ハム・ソーセージなどの色調, 風味を改善し, 保存性を高める: 食肉加工品は, 加工, 保存中に褐変しやすいため, 発色剤により鮮やかな肉の色調にすることで, 風味の向上効果が得られる.
② スジコ, タラコ, イクラの色調を鮮やかにする: 発色剤の使用によりスジコ, タラコ, イクラが変色するのを防ぐ.

ニトロソアミンの生成条件
① 亜硝酸とアミンが存在すると酸性側でニトロソアミンが生成する.
② ニトロソアミンの生成は亜硝酸濃度の2乗に比例する. 亜硝酸濃度が高ければその生成量も多くなる.
③ アスコルビン酸, フェノール化合物 (ピロカテコール, ピロガロール, 没食子酸など) は生成反応を阻害し, チオシアン酸 (ヒトの唾液に含まれる) は生成反応を促進する.

厳密には亜硝酸ナトリウム, 硝酸カリウム, 硝酸ナトリウムの三つが発色剤で, 一般的には野菜, 果実などに使用する硫酸第一鉄 (乾燥) および硫酸第一鉄 (結晶) も含まれる.

亜硝酸ナトリウムと発がん性

1967 年にノルウェーにおいて**亜硝酸ナトリウム**で処理したニシンにより家畜が多数中毒死するという事件が発生した. 死因となったジメチルニトロソアミンはニシン中の第二級アミンと保存料として使用した亜硝酸ナトリウムが, ニシンの乾燥工程中に反応して生成したものと判明した. 亜硝酸ナトリウムは発色作用以外に, ボツリヌス菌の発育抑制作用および塩漬け時の風味向上効果があるので使用中止にふみきれない. 現在, アスコルビン酸使用量の増加などにより**ニトロソアミン**の生成を抑え, またベーコンなど加熱して食べるものに対しては使用量を減らしている (ニトロソアミンの生成条件については欄外参照). 亜硝酸ナトリウム自体については毒性や発がん性は認められていない.

6・7・8 防カビ剤

かんきつ類やバナナなどの輸送・貯蔵中のカビの発生を防ぐために使用される食品添加物を**防カビ剤** (防ばい剤) という. ジフェニル, オルトフェニルフェノールとそのナトリウム塩, チアベンダゾール, イマザリル, フルジオキソニル, アゾキシストロビン, ピリメタニルがある. 詳細については§5・1・1 g (p.112) で述べた.

6・7・9　天 然 添 加 物

　以前は，食品添加物の規制の対象となるものは化学的合成品に限られ，天然由来の食品添加物は許可指定を受けていなくても使用が認められていた．これら1000種類以上に及ぶ**天然添加物**については化学的合成品のような安全性についてのデータは少なく，問題となっていた．1995年の食品衛生法の改正により，天然食品添加物のうち，当時既存添加物名簿に記載されていた489品目は従来の化学的合成品と同じように扱われることとなった．これまで食用に使用されてきたシソ色素やベニバナ色素，香料などは指定対象外となっている．

　既存添加物の安全性については，"既存添加物の安全性の見直しに関する調査研究"が行われている．アカネ色素は遺伝毒性および腎臓への発がん性が認められたため，2004年7月5日に消除された*.

　また，既存添加物名簿に記載されていても使用実態のないものなどとして，これまでに合計132品目が名簿から消除された．さらに使用実態のない既存添加物は調査が行われ消除される予定である．

*　食品安全部基準審査課，"既存添加物の安全性の見直しについて"(2015).

●━━ **重要な用語** ━━●

亜硝酸ナトリウム	既存添加物	食品添加物	pH 調整剤
安全係数	キャリーオーバー	ソルビン酸	BHT
一日摂取許容量	殺菌料	着色料	日持ち向上剤
（ADI）	酸化防止剤	天然香料	漂白剤
一括名表示	次亜塩素酸ナトリ	発色剤	防カビ剤
一般飲食物添加物	ウム	パラオキシ安息香	保存料
加工助剤	指定添加物	酸エステル	無毒性量
甘味料	使用基準	BHA	（NOAEL）

7 食品と寄生虫

1. 適切な処理をされていない魚介類や野菜などを生で食べて寄生虫に感染した例が報告されている.
2. 魚の生食による寄生虫が原因の食中毒が増えてきた.
3. 加熱や冷凍によって寄生虫を殺すことができる.
4. 飲料水・野菜・果実類を介して感染する寄生虫の被害と対策について理解する.
5. 魚介類から感染する寄生虫の被害と対策について理解する.
6. 獣肉類から感染する寄生虫の被害と対策について理解する.

　動物間で，ある動物が他の動物に宿り，栄養を得ながら，ある期間生活することを**寄生**という．寄生する側を**寄生虫**，寄生される側を**宿主**という．ヒトが寄生虫に感染すると腹痛，下痢，嘔吐，栄養障害だけでなく，貧血，高熱，新生児の脳水腫などをひき起こす場合がある．さらに，ヒトに寄生する寄生虫は食品を介して感染する場合が多いので食品衛生上重要である．以前，わが国は寄生虫感染率の高い国で，特に農村部で感染率が高かった．肥料として寄生虫病の感染源になる人糞を使用していたためで，化学肥料の普及や水洗トイレの普及など公衆衛生環境の向上によって寄生虫症は激減した．しかし，近年，グルメ・自然食ブーム，輸入食品の増加，魚を新鮮なままで冷蔵輸送する技術の発達，有機栽培農作物を好む消費者の志向などのため，寄生虫による被害が目立つようになってきた．野生鳥獣の肉（ジビエ）料理による寄生虫食中毒の増加も懸念されている．

　ヒトに寄生する動物は，原生動物，後生動物，節足動物（吸血性の昆虫類とダニ類）などであるが，食品衛生学的には前二者を扱う．

　ヒトへの寄生虫の感染経路はさまざまであるが，食品を媒介とする場合は，1) 飲料水・野菜・果実類を介する場合，2) 魚介類から感染する場合，3) 獣肉類から感染する場合，に大別される（表7・1）.

ヒトに寄生する動物の特徴
- 宿主から栄養分を摂取するため，消化器官は退化している.
- 眼，運動器官のないものもある.
- 生殖器は発達し，多数の卵を産み，卵の抵抗性も高い.

■ 7・1　飲料水・野菜・果実類を介して感染する寄生虫

a.　回虫　(*Ascaris lumbricoides*)　線虫類

　成熟卵が野菜などに付着しており，これをヒトが経口摂取して感染する．わが国での虫卵陽性率は約 0.002 % 程度だが，生鮮野菜輸入量の増加，有機栽培野菜に対する消費者の志向などにより，増加傾向にある．

　成虫の体長は 20〜30 cm 程度で，小腸に寄生する．一過性回虫肺炎などが，

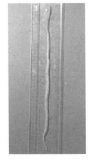
回虫（成虫）[写真提供: 東京都健康安全研究センター]

		表 7・1　寄生虫の寄生部位と寄生虫症の症状		
	寄 生 虫	感染源・中間宿主など†		寄生する部位	症 状

	寄 生 虫	感染源・中間宿主など†		寄生する部位	症 状
水や野菜から感染	回 虫	野菜・水		小 腸	一過性肺炎, 消化器障害
	多包条虫	野菜・水		肝 臓	肝機能障害, 発熱, 黄疸
	クリプトスポリジウム	水・野菜		腸 管	腹痛, 下痢
	サイクロスポーラ	水・野菜・果実		腸 管	水様性下痢
	鉤 虫	野菜・土壌		小腸（十二指腸）	消化器障害, 貧血
	蟯 虫	手 指		盲腸, 大腸	小児の不眠, 夜泣き
	鞭 虫	野 菜		盲 腸	腹痛, 下痢, 食欲不振
魚介類から感染	日本海裂頭条虫	(第一)ケンミジンコ	(第二)サケ, マス	小 腸	消化器障害, 貧血
	肺吸虫	(第一)カワニナ	(第二)サワガニ, モクズガニ	肺	咳, 血痰, 気胸
	横川吸虫	(第一)カワニナ	(第二)淡水魚（アユ, シラウオ, ウグイ）	小 腸	急性胃腸炎（腹痛, 下痢）
	アニサキス	(第一)オキアミ	(待機)海産魚（サバ, ニシン, サケ, マス, イワシ）	胃壁, 小腸粘膜	激しい腹痛, 嘔吐, じんま疹
	シュードテラノーバ	(第一)オキアミ	(待機)イカ, ホッケ, メヌケ, タラ	胃壁, 内臓, 筋肉	激しい腹痛, 嘔吐, じんま疹
	肝吸虫	(第一)マメタニシ	(第二)淡水魚（コイ, フナ, ウグイ）	胆 管	下痢, 肝肥大, 浮腫, 黄疸
	大複殖門条虫	イワシ, サバ, カツオ		小腸上部	下痢, 便秘, 腹痛
	クドア・セプテンプンクタータ	ヒラメ		ヒトには寄生しない	一過性の下痢, 嘔吐
獣肉類から感染	マンソン裂頭条虫	(第一)ケンミジンコ	(第二)ヘビ, カエル	皮下, 眼球, 臓器	移動性の腫瘤, 眼痛, めまい, 腹痛, 腰痛など
	無鉤条虫	ウシ		小 腸	軽度の消化器障害
	有鉤条虫	ブタ		小 腸	消化器障害, 腸閉塞
	旋毛虫	クマ, ウマ, ブタ		成虫: 小腸 幼虫: 筋肉	発熱, 筋肉痛
	トキソプラズマ	ブタ, ウシ, トリ, ネコ		臓器, リンパ節, 脳	死産・早産, リンパ節炎, 水頭症, 発熱, 発疹など
	サルコシスティス・フェアリー	(中間)ウマ, (終宿主)イヌ		ヒトには寄生しない	一過性の下痢, 嘔吐, 腹痛

†　第一: 第一中間宿主, 第二: 第二中間宿主, 待機: 待機宿主

幼虫が体内に侵入するとき, または体内を移行するときに起こる. また, 成虫が原因となって起こる症状には食欲の異常, 上腹部の鈍痛, 嘔吐などの消化器症状がある. その他, 回虫アレルギーによる胃痙攣様症状や多数寄生による腸閉塞および虫垂炎を起こすこともある.

　この寄生虫の予防法としては, 肥料として発酵不完全な堆肥や汚泥を使わないことや, 有機栽培された野菜は十分に洗浄するか加熱調理して食べるようにすることがあげられる.

キムチから回虫の卵:
2005 年, 市販の韓国産キムチ 1 件からヒト回虫（またはブタ回虫）と思われる虫卵が 2 個確認された（いずれも感染成立する段階に達しておらず, ブタ回虫はヒトへの感染性はない）. 健康被害の懸念はないものの, 輸入者は当該ロットを自主回収した.

b.　多包条虫（エキノコックス）（*Echinococcus multilocularis*）　条虫類

多包条虫の幼虫に感染した野ネズミをキツネやイヌが捕食すると, キツネなど

の小腸で成虫となり虫卵を排出する．虫卵直径は約 30 µm で，この虫卵に汚染された水や食物からヒトに感染する（図 7・1）．キタキツネ，イヌ，野ネズミ，ブタ，ヒトに寄生している．世界では常に 100 万人以上がエキノコックスに感染し，約 2 万人が死亡している．現在わが国では北海道での発症がほとんどであるが，青森県のブタからも検出されている．感染症法上は第 4 類感染症で，毎年 20〜30 件の感染が報告されている．潜伏期が大変長く，症状が現れるまで 5 年以上かかる．多包条虫が大きくなると肝臓の機能が低下，黄疸や発熱，肝機能障害が起こる．治療法は確立されており，早期診断が重要である．

　予防のためには多包条虫感染の危険のあるところでは，生で食べる野菜や果物などはよく水洗いしたり，未殺菌の井戸水などは飲まないようにする．

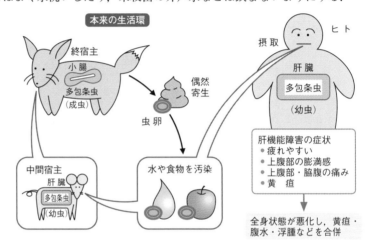

図 7・1　多包条虫のおもな生活環と感染時の症状

c.　クリプトスポリジウム （*Cryptosporidium* spp.）　　原虫類（胞子虫類）

哺乳類の腸管に寄生する直径 4〜6 µm の大きさの，小型の原虫である（欄外参照）．感染により大量の水様性下痢，激しい腹痛，吐き気，嘔吐をひき起こす．潜伏期間は 4〜10 日程度で，有効な薬剤や治療法は確立されていない．多くの症例では感染 1〜4 週間後に自然治癒するが，乳幼児や高齢者では重症化することもある．クリプトスポリジウム症は，感染症法上 5 類感染症（全数把握対象）である．

　クリプトスポリジウムは経口摂取により感染するが，1）ヒト → ヒト（糞便の経口感染），2）家畜 → ヒト（直接接触感染および飲料水，食品汚染による経口感染），3）水 → ヒト（放牧場，畜舎周囲，有機肥料による農地など環境汚染），などの経路がある．外国では水道水による大規模な集団感染の報告がある（次ページのコラム参照）．

　その他の事故例として，感染源として飲料水のほか，プール水や公園の池の水が特定されている．さらに，アップルサイダー（米国）やチキンサラダ（米国）などを原因とする本寄生虫症も報告されている．予防のためには，感染の危険がある水は短時間の煮沸（72 ℃なら 15 秒以上）を行う．

クリプトスポリジウムのオーシスト：クリプトスポリジウムなどの原虫は腸管を通過中に成熟し，壁が厚い耐久型のオーシストとなり，最終的に糞便中に排泄される．オーシストはつぎの宿主に感染するまで厳しい環境におかれるため，消毒剤などへの抵抗力が非常に強い．凍結や加熱には弱く，−20 ℃で 24 時間以上，あるいは 60 ℃以上で 30 分，煮沸では 1 分の処理，常温で 1〜4 日の乾燥などで不活化される．塩素に対して著しく耐性で，水道水の消毒程度の塩素で完全に不活化することは難しい．4 ℃の水中で 6〜9 カ月間生育活性があり，12 カ月後でも細胞への感染力をもつ．

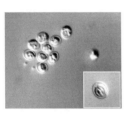

クリプトスポリジウムのオーシストの微分干渉像
［出典：国立感染症研究所ホームページ（https://www.niid.go.jp/niid/ja/kan-sennohanashi/396-crypto-sporidium-intro.html）］

> ### 集団的クリプトスポリジウム症の水系感染例
>
> 　テキサス州（1984 年）で 5900 人が深井戸の水の供給を受け，ジョージア州（1987年）では 32,000 人が汚染された河川を水源とする通常処理水道水が原因で感染した．1993 年にはウィスコンシン州ミルウォーキー市で，2 週間の間に湖水を水源とする水道給水を受けた 160 万人のうち 403,000 人が下痢を起こし，約 4000 人が入院，エイズ患者など 100 人が死亡した．
> 　1996 年 6 月には埼玉県越生町で小中学生を中心とした約 1000 人の集団感染が発生した．検便を行った下痢症患者の約半数からクリプトスポリジウムが検出された．感染源は越辺川の伏流水を水源とする町営水道水で，県営水道に切替えることにより，その後の発生は防止された．
> 　2004 年 8 月，長野県内のホテルでの水泳合宿に参加した 273 名中 222 例（85 ％）が下痢などの消化器症状を呈した．発症者 45 例の便検査で 45 例（100 ％）にクリプトスポリジウムが検出された．一次感染者は症状消失後にプールを使用していたが，感染者数が多く利用時間も長かったためプールの汚染に至ったと考えられた．米国では，クリプトスポリジウム症患者は，症状消失後 2 週間はプールの使用を禁止することを推奨している．

d.　サイクロスポーラ （*Cyclospora cayetanensis*）　　原虫類（胞子虫類）

　成熟したオーシストを経口摂取することで感染する．特に飲料水を介した感染により流行すると考えられている．感染すると水様性の下痢が起こる．

　米国では，ラズベリー，バジル，サヤエンドウ，ベビーリーフ，ミックスサラダ，パック入り生野菜の摂取による集団感染が起こっている．日本では海外で感染した例が多いが国内感染もある．予防のためには，感染の危険がある水は塩素消毒か，煮沸し，野菜は加熱調理する．

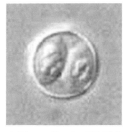

サイクロスポーラの感染型成熟オーシスト[写真提供：東京都健康安全研究センター]

　これらのほかに，飲料水・野菜・果実類を介して感染する寄生虫としては，ズビニ鉤虫，蟯虫，鞭虫，赤痢アメーバ などがある．

7・2　魚介類から感染する寄生虫

a.　日本海裂頭条虫 （*Diphyllobothrium nihonkaiense*）　　条虫類

　一般に“サナダムシ”として知られており，成虫は淡いベージュ色，幼虫は白色をしている．大きさは，幼虫で体長 1〜2 cm である．サケ，マスなどの魚の背びれ，あぶらびれの下の筋肉に被囊幼虫が寄生しており，これを食べた哺乳類が終宿主で（図 7・2），成虫になると体長 6〜10 m になる．

　ヒトに寄生して成虫になると，腹痛，便秘，下痢などの消化器症状を発症し，めまいやしびれなどの神経症状や裂頭条虫貧血（ビタミン B_{12} 欠乏性悪性貧血様）が現れることもある．

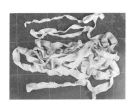

日本海裂頭条虫（成虫）[写真提供：東京都健康安全研究センター]

　予防法としては，サケ，マス類は生で食べないことがあげられる．これらの魚は米国では，−35 ℃ 以下で 15 時間，または −20 ℃ 以下で 7 日冷凍することが勧告されている．

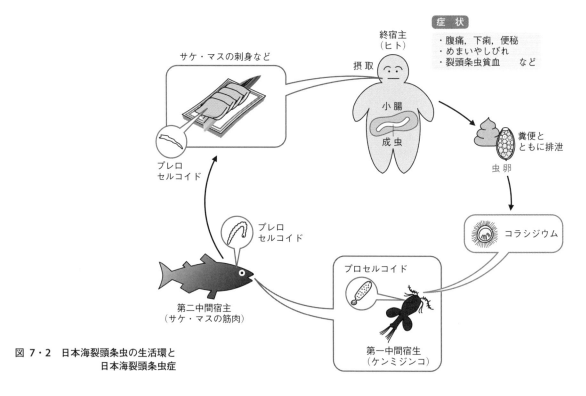

図 7・2　日本海裂頭条虫の生活環と
　　　　　日本海裂頭条虫症

b. 肺 吸 虫　　　吸虫類
・ウェステルマン肺吸虫　(*Paragonimus westermani*)
・宮崎肺吸虫　(*P. miyazakii*)

成虫は赤褐色でレモン状のコーヒー豆に似た形態をしており，大きさは，ウェステルマン肺吸虫が体長 7〜16 mm，体幅 4〜8 mm である．宮崎肺吸虫は体長 7〜8 mm，体幅約 3〜4 mm（成虫）である．

＊　市販食用サワガニの約 20％ が肺吸虫に汚染されている．

ウェステルマン肺吸虫はおもに肺に虫嚢をつくり寄生する．ヒトにはサワガニ＊，モクズガニを介して感染する．まれに，イノシシ肉からも感染することがある．予防法としては，これらの生食を避けることである．

宮崎肺吸虫は肺で成熟することはまれで，幼虫移行期に腹腔を経由して胸腔から肺実質に侵入し，気胸を起こすことが多い．

c. 横川吸虫　(*Metagonimus yokogawai*)　　吸虫類

成虫は体長 1〜2 mm の洋ナシ形である．アユなどに被嚢幼虫（メタセルカリア）の形で寄生している．北海道を除く全国に分布しており，特に東海，西日本地方に多い．アユ，シラウオ，ウグイなどの淡水魚や汽水魚に寄生しているため，これらの摂取量の多い地域では寄生率が高い．

成虫は小腸粘膜に寄生するため，寄生した数が多い場合，腹痛，下痢などの症状がみられることがあるが，少数が寄生しても自覚症状はほとんどない．

アユ，シラウオを生で食べない，調理の際に調理器具やふきんからの二次汚染に注意することで予防できる．

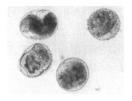

横川吸虫の被嚢幼虫（メタセルカリア）［写真提供：東京都健康安全研究センター］

d. アニサキス（*Anisakis* spp.）　線虫類

幼虫は体長は 2〜3 cm くらい，半透明白色で，渦巻き状をしていることが多い．成虫になると体長 10〜30 cm になる．サバ[*1]，ニシン，サケ，マス，イワシ，タラ，スルメイカ，アンコウなどの魚の内臓表面に幼虫が寄生している（図7・3）．サケやマスでは腹部の筋肉内にも多い．幼虫は，ヒトの体内では成虫になることはできず，通常排泄される．症状の程度により劇症型（急性）と緩和型（慢性）[*2] に分類される．劇症型（急性）では，魚を生で食べたとき胃や腸壁に侵入し，2〜8 時間後に激しい腹痛や嘔吐などの症状を呈する．胃痙攣，胃潰瘍，虫垂炎などの症状と似ている．近年，アニサキスアレルギー[*3] が報告されている．

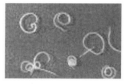

アニサキス［写真提供：東京都健康安全研究センター］

*1　マサバの内臓のアニサキス汚染率は 70％ 程度と高い．

*2　**緩和型アニサキス症**：自覚症状はなく胃壁や腸壁に見つかった肉芽腫内部に虫体の断片が見つかることがある．アニサキスに初感染した場合に緩和型，再感染した場合に即時型の過敏反応により劇症型になると考えられている．

*3　**アニサキスアレルギー**：アニサキスが寄生した青魚やイカを食べて発症し，じんま疹やアナフィラキシーを起こす場合がある．死んだアニサキスでも発症する．

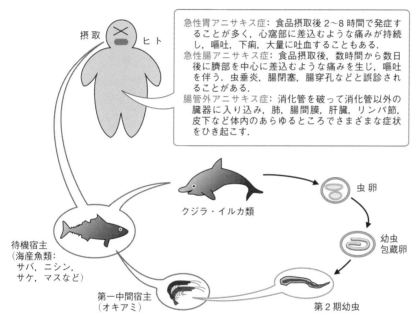

摂取　　ヒト

急性胃アニサキス症：食品摂取後 2〜8 時間で発症することが多く，心窩部に差込むような痛みが持続し，嘔吐，下痢，大量に吐血することもある．
急性腸アニサキス症：食品摂取後，数時間から数日後に臍部を中心に差込むような痛みを生じ，嘔吐を伴う．虫垂炎，腸閉塞，腸穿孔などと誤診されることがある．
腸管外アニサキス症：消化管を破って消化管以外の臓器に入り込み，肺，腸間膜，肝臓，リンパ節，皮下など体内のあらゆるところでさまざまな症状をひき起こす．

クジラ・イルカ類

虫卵

幼虫包蔵卵

待機宿主
（海産魚類：サバ，ニシン，サケ，マスなど）

第一中間宿主
（オキアミ）

第2期幼虫

図 7・3　アニサキスの生活環とアニサキス症

予防には加熱調理が最も効果的である（中心温度が 60℃ で 1 分以上で死滅）．本寄生虫は −20℃ 以下で 24 時間以上冷凍すると死滅するので[*4]，しめサバをつくる場合には −20℃ 以下で 1 日以上冷凍するのも予防となる．魚の死後，アニサキスは内臓から筋肉に移動するので，釣った魚，買った魚はすぐに内臓を取除くことが感染予防に有効である．

*4　ヨーロッパでは，生食または冷燻製用の魚と軟体動物については寄生虫駆除のため一定の冷凍処理が義務づけられている．

e. シュードテラノーバ（*Pseudoterranova*）　線虫類

成虫は茶褐色で，アニサキスよりやや大きく，渦巻き状にならない．イカ，ホッケ，メヌケ，タラ，アンコウ，オヒョウなどの内臓や筋肉に寄生している．アニサキスと同様，ヒトの胃や腸壁に侵入し，2〜10 時間後に激しい腹痛や吐き気，嘔吐などの症状を示すことがある．本寄生虫も −20℃ 以下で 1 日以上冷凍すると殺すことができる．

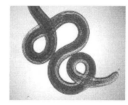

シュードテラノーバ［写真提供：東京都健康安全研究センター］

f.　大複殖門条虫 （*Diplogonoporus grandis*）　　条虫類

　幼虫は白色で，日本海裂頭条虫との区別が困難である．虫卵の大きさは約 60 µm×50 µm であるが，成虫は長さが約 3〜10 m になる．イワシ類，サバ，カツオなどに寄生していると思われるが，生活史が不明で，これらの生食時にヒトの体内に取込まれると思われる．

　ヒトの小腸上部に寄生し，症状としては下痢，便秘，腹痛などを起こす．

　予防はカツオ，イワシ，サバなどは生で食べず，加熱調理することである．

g.　クドア （粘液胞子虫）

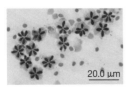

クドア・セプテンプンクタータ（ナナホシクドア）．粘液に覆われた胞子（色の濃いゴマ粒状のもの）［写真提供：水産総合研究センター（FRA）］

　クドア・セプテンプンクタータ （*Kudoa septempunctata*）は，ヒラメの刺身による原因不明の食中毒事例から発見された．クドアは大きさ約 10 µm と小さく，内部にコイル状の極糸をもつ極嚢という構造がある胞子を形成する．生態はよくわかっておらず，ゴカイとヒラメの間で交互に寄生していると考えられている．ヒトに寄生しない．クドアが筋肉に寄生したヒラメを刺身で食べると，一度に 10^7 個以上の胞子を摂取した場合に数時間で嘔吐や下痢を起こす．下痢症状は数時間続くが一晩で収まることが多い．メジマグロやカツオの刺身によりクドア食中毒同様の症状が報告されている．クドアは −20 ℃ で 4 時間の冷凍または 75 ℃ で 5 分の加熱処理で死滅する．国や自治体は，関係業者に対して上記のリスク低減処理を指導し，また，一部の輸入ヒラメや養殖ヒラメでモニタリング検査を行って食中毒発生防止に努めている．さらに水産分野における感染防除対策により，近年，発生件数は低下したが，1 件当たりの患者数は多い．

7・3　獣肉類から感染する寄生虫

a.　マンソン裂頭条虫 （成虫），　マンソン孤虫 （幼虫）
（*Spirometra erinaceieuropaei*）　　条虫類

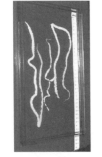

マンソン裂頭条虫（成虫）［写真提供：東京都健康安全研究センター］

　幼虫は乳白色で体長 1〜5 cm だが，成虫は体長約 1 m になる．世界中に分布しており，幼虫はヘビ，カエルに，成虫はイヌ，ネコ，キツネなどに寄生している．

　ヒトに幼虫が寄生 （マンソン孤虫症）すると，移動性の腫瘤となるが痛みはない．ほかにも，寄生部位により多様な症状を呈する．成虫による障害を受けることはごくまれである．

　予防のためには生および不完全調理のカエル，ヘビ，ブタ，ニワトリ，イノシシの肉を食べないようにする．

b.　無鉤条虫 （*Taenia saginata*）　　条虫類

　成虫は体長 3〜7 m，嚢虫は 9 mm×6 mm 程度である．輸入牛肉，牛たたき，レアステーキなど，加熱が不十分な牛肉からヒトに感染するが，症状は軽い．海外旅行先で感染する例が増えている．無鉤条虫感染者の糞便汚染による国産牛の集団感染例もあり，と畜場における検査の徹底が重要である．感染予防には十分な加熱調理が重要である （図 7・4）．

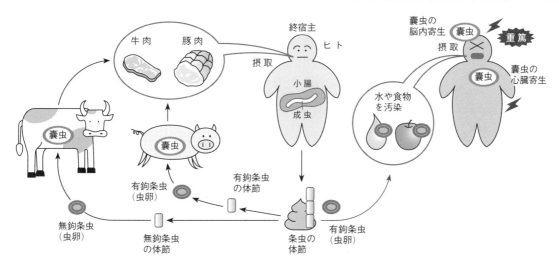

図 7・4　無鉤条虫および有鉤条虫の生活環とヒトへの感染

c. 有鉤条虫（*Taenia solium*）　条虫類

　成虫は体長 2〜5 m になる．ブタ，イノシシなどに寄生しているため，ヒトへの感染源としては生あるいは不完全調理の豚肉，虫卵に汚染された飲食物などがあげられる（図 7・4）．

　豚肉を一定時間以上（−5℃で 4 日，−15℃で 3 日，−24℃では 1 日）冷凍すれば，嚢虫は死滅する．予防のためには生や加熱不十分な豚肉は食べない．海外の本寄生虫流行地では生水，生野菜は避けるようにする．

d. 旋毛虫（トリヒナ）（*Trichinella* spp）　線虫類

　体長は雄は約 1.5 mm，雌は約 3〜4 mm である．不完全調理の豚肉，ソーセージなどには幼虫（筋肉内被嚢幼虫）が含まれていることがある．クマ，ウマ，ブタ，野生動物に寄生しており，わが国では，ツキノワグマやエゾヒグマの刺身からの感染が発生している．

　感染すると，発熱，筋肉痛や眼窩周囲の浮腫などが初期症状として起こる．感染後 1〜2 週目に腹痛，下痢などの症状が現れる．2〜6 週目になると眼瞼浮腫，筋肉痛や発熱が起こり，重症の場合は全身の浮腫，貧血，肺炎および心不全などにより，死亡することもある．

　予防法としてはクマ肉は生で食べない，豚肉や野生鳥獣肉（ジビエ）は十分加熱（中心温度 75℃で 1 分以上）してから食べることなどがあげられる．耐性が高いので冷凍や乾燥処理をしても食中毒の発生を防止できない．

e. トキソプラズマ（*Toxoplasma gondii*）　原虫類（コクシジウム類）

　栄養体は 5〜7 μm×3 μm 程度の大きさである．終宿主はネコ科の動物で，トキソプラズマ原虫で汚染肉を不完全調理で食べたとき，ハエやゴキブリによる伝播や，ネコ糞便中のオーシストにより汚染された食品などからヒトに経口感染す

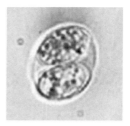

トキソプラズマのオーシスト［写真提供: 宇賀昭二氏］

る．国により差はあるが成人の 1/3 以上が抗体陽性（すでにトキソプラズマに感染している）で，多くは感染してから時間が経つと免疫機構により増殖が抑えられるためほとんど問題にならない．問題となるのは初感染妊婦からの胎児への感染（先天性トキソプラズマ症）と免疫不全者の感染である．

① 先天性トキソプラズマ症

　妊娠中にトキソプラズマ原虫に初感染すると，胎盤を通じて胎児に虫体が移行し胎内感染する．妊娠早期に初感染すると胎児は流産，死産することが多い．たとえこれを免れても網脈絡膜炎，水頭症，脳内石灰化，精神運動障害，痙攣，貧血，黄疸などの重い症状が新生児期から現れる．妊娠後期に初感染した場合，出産時に軽症か無症状であっても前述の症状が現れるが軽症である．わが国での先天性トキソプラズマ症は年間約 300 例と推定されている*．

＊　新世紀・「One Health」としての Zoonosis〈第34回〉，Zoonosis 協会編，大塚薬報 2014 年 7・8 月合併号（No.697）より．

② 後天性トキソプラズマ症

　大部分が無症状（不顕性感染）だが，時にリンパ節炎，発熱，網脈絡膜炎，心筋炎などが起こる．乳幼児が発症しやすく，失明することもある．

　米国疾病管理予防センター（CDC）の 2011 年の報告では，食品が原因の米国におけるトキソプラズマ症の年間患者数は 4428 人で，327 人が死亡していると推定している．

　予防には，トキソプラズマ抗体陰性の妊婦の初感染予防が最も重要で，子ネコとの接触を避ける．と畜場法や食鳥検査法などの規制によりトキソプラズマに感染している家畜は廃棄することになっているが，食肉は十分な加熱調理（55 ℃で 5 分以上，食肉中のトキソプラズマを殺すには中心が 67 ℃になるまでの加熱が有効）か −10 ℃以下で 3 日以上の凍結保存（または−12 ℃に達するまで冷凍）してから食べることが望ましい．

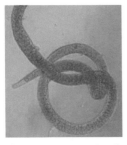

サルコシスティスのシスト
［写真提供：斉藤守弘氏］

f.　サルコシスティス・フェアリー（*Sarcocystis fayeri*）　原虫類（胞子虫類）

　馬刺による原因不明の食中毒事例から発見された．サルコシスティスのシスト（囊子）は体長数ミリから 1 cm 程度である．ウマを中間宿主，イヌを終宿主としており，感染してシストが筋肉中に形成された馬肉を生で食べると，食後数時間で嘔吐，下痢，腹痛を起こす．馬肉はいったん冷凍することで食中毒のリスクを低減できる．サルコシスティスを死滅させる冷凍条件は，−20 ℃で 48 時間以上，−30 ℃で 36 時間以上，−40 ℃で 18 時間以上とされている．厚生労働省は，馬刺について前述のリスク低減処理を行うよう提言している．

　近年普及してきたジビエの喫食により，トリヒナやサルコシスティスが原因の食中毒が発生している．ジビエの調理でも十分な冷凍処理や加熱調理が重要である．ほかにも，クレソンやセリ，加熱不十分な牛レバーの摂取による肝蛭やアジア条虫（サナダムシの一種）での食中毒も国内で発生している．また国内ではほとんど発生しないが，海外では生水を介した赤痢アメーバやジアルジア（ランブル鞭毛虫）といった原虫類による感染例も多数報告されている．

● 重要な用語 ●

アニサキス
衛生環境
回　虫
クドア
クリプトスポリジウム
サイクロスポーラ
サルコシスティス
生　食
トキソプラズマ
日本海裂頭条虫
肺吸虫
有機栽培

8 食品と異物・害虫

1. 人の健康に被害・障害を与える異物混入は食品衛生法違反となる.
2. 異物対策は食品取扱い者にとって重要な課題である.
3. 異物の種類ごとに由来と混入防止法を理解する.
4. 原料由来の異物混入防止には納入先の選定が重要である.
5. 毛髪など作業員由来の異物の管理では一人ひとりの心掛けが重要である.
6. 衛生動物や衛生害虫について理解を深め，その特徴に応じた対策を実施する必要がある.

8・1 食品異物と分類

　毎年，数多くの食品への**異物混入**による苦情や事故の発生が報告されている. "食品の苦情統計（2022 年度）"では表 8・1 に示すように報告されているが，このなかで異物混入についての苦情は有症苦情のつぎに多い.

　苦情の多かった食品としては，調理済み食品が圧倒的に多く，菓子類，畜産食品，水産食品がこれに続く（表 8・2）. 食品の異物混入は，消費者の苦情にとど

表 8・1 2022 年度における要因別食品の苦情件数と構成割合[a]

要　因	件　数	構成比（%）
異物混入	565	13.9
腐敗・変敗	75	1.8
カビの発生	53	1.3
異味・異臭	145	3.6
変　色	20	0.5
変　質	16	0.4
食品・器具の取扱い	515	12.7
従事者	193	4.7
表　示	257	6.3
有　症	1337	32.8
施設・設備	475	11.7
その他	420	10.3
合　計	4071	100

a) 東京都保健医療局・食品安全アーカイブス，令和 4 年度食品衛生関係苦情処理集計表より.

表 8・2 2022 年度における食品別苦情件数と構成割合[a]

分　類	件　数	構成比[†]（%）
水産食品	175	4.5
水産加工食品	60	1.6
畜産食品	184	4.8
畜産加工品	80	2.1
農産食品	75	1.9
農産加工食品	120	3.1
菓子類	247	6.4
飲　料	135	3.5
油　脂	2	0.1
調理済み食品	1567	40.7
そう菜半製品	11	0.3
その他の食品	72	1.9
食品添加物	0	0.0
器具容器包装	9	0.2
おもちゃ	3	0.1
食品類以外	735	19.1
不　明	372	9.7
合　計	3847	100

† 四捨五入のため，合計と一致しない.
a) 東京都保健医療局・食品安全アーカイブス，令和 4 年度食品衛生関係苦情処理集計表より.

まらず，人に健康被害を与えなくても社会問題として大きく取上げられることがある．特に食品企業において，異物混入が判明すると大規模な製品の自主回収が必要となり，社会的信用も失墜させることになる．"異物混入"の苦情で，一般に異物の種類として多いのは虫（ハエ，ゴキブリ等）であり，ついで金属（11.0%），人毛（10.4%），その他の樹脂（9.4%），ビニール（6.8%），食品の一部（6.1%）などが続く（表8・3）．

食品に混入する可能性のある異物は表8・4のように分類することができる．

表8・3　全国における食品への異物混入被害実態[a]（2016〜2019年の4年間の合計）

異物の種類		件数（%）	異物の種類		件数（%）
ハ　エ		495（3.4）	人　毛		1532（10.4）
ゴキブリ		875（6.0）	獣　毛		114（0.8）
虫卵・幼虫・さなぎ		383（2.6）	ヒトの歯		192（1.3）
その他の虫		1270（8.6）	その他動物由来		666（4.5）
不明な虫		484（3.3）	動物性異物	小計	2504（17.1）
虫	小計	3507（24.0）	ビニール		992（6.8）
寄生虫　アニサキス		216（1.5）	ゴ　ム		192（1.3）
寄生虫　その他		187（1.3）	合成樹脂類　その他の樹脂		1381（9.4）
寄生虫	小計	403（2.7）	合成樹脂類	小計	2565（17.5）
ガラス		235（1.6）	植物性異物		509（3.5）
石・砂		216（1.5）	紙		275（1.9）
金　属		1609（11.0）	繊　維		234（1.6）
その他の鉱物		258（1.8）	たばこ		64（0.4）
鉱物性異物	小計	2318（15.8）	絆創膏		111（0.8）
			食品の一部		986（6.7）
			その他		1208（8.2）
合　計					14684（100）

a）厚生労働科学研究費補助金（食品の安全確保推進研究事業），"全国における食品への異物混入被害実態の把握（平成28年12月〜令和元年7月)"より．

表8・4　食品異物の分類

分　類	異物の例
動物性異物	昆虫，ダニなどの節足動物，虫卵，幼虫，さなぎ，成虫の体の一部，動物の毛，爪，糞
植物性異物	植物の種子，有毒植物の種（輸入穀類に混入していることがある），植物の細片，わらくず，紙片，植物繊維の断片，藻類，果実の実やその一部
鉱物性異物	土砂，ガラス片，金属片，茶碗・土器などの破片，さびなど
化学物質異物	各種添加物，有機・無機化合物，塩ビ（塩化ビニル）製品破片，化学繊維の断片など
その他	救急絆創膏など

8・2　食品異物検査

食品の**異物検査法**については，"食品衛生検査指針　微生物編"（日本食品衛生協会）や，"衛生試験法・注解"（金原出版）などの成書に記載されている．しかし，これら異物の分離や鑑別には特殊な技術と経験が必要である．

以下に異物検査法の概略を述べる.

8・2・1 動物性異物検査

① 尿: 尿に汚染された食品, 容器, 衣服, 布類は暗所で紫外線を照射すると青白色の蛍光を発する. 尿素の検出には, ウレアーゼ試験法, キサントヒドロール反応を行う.

② 哺乳動物の糞: ネズミの糞には毛が混入, 家畜の糞には植物の組織が混入しているので, 顕微鏡で確認する.

③ 昆虫の糞: 紫外線を照射すると, 蛍光を発する.

④ 動物の毛: 顕微鏡観察で判定可能である. さらに PCR 法で動物種の同定ができる.

> **キサントヒドロール反応:**
> 尿素があれば, キサントヒドロールと酢酸酸性下で反応させることでジキサンチル尿素の結晶を生じる.

8・2・2 植物性異物検査

有毒植物の種や木綿は, 目視による検査を行う. 化学物質異物のうち化学繊維なども同様の検査で検出できる. さらに DNA シークエンス法で植物種の同定ができる.

8・2・3 鉱物性異物検査

金属検出器, テレビカメラを使用した瓶内異物検査装置, X 線検査装置などによる検出が行われている.

8・3 異 物 の 管 理

食品中に混入した異物により消費者にケガを負わせると製造物責任を問われることもある. また, 異物混入により製造会社や調理施設の製品の品質が低いと判断され, 製品が売れなくなることもある. したがって, 異物の混入防止対策と出荷前の検査が必要である. 異物混入防止の原則は, 製品に入れない, 施設内に持ち込まない, 取除く, である.

8・3・1 金属異物の管理

a. 金属異物混入の原因　　金属異物混入の原因としては原料での混入, 製

表 8・5　金属異物混入の可能性と予防措置

異　物	原　因	予 防 措 置
ねじ, ボルト	機械からの離脱	機械の定期的点検, 監視
紙クリップ, ステープラー, カッターの刃	記録中や使用中になくす.	工場内ではクリップなどを使用しないナイフ使用後の確認
針金など	工事から, 不用意な使用	工事後掃除の徹底. 所定の保管場所に収納管理の徹底
ヘアピン	従業員の不注意	ヘアキャップ, 帽子の着用工場内には持込まない
時計, 指輪など	従業員の持込み	工場内へ持込ませない

表 8・6　金属以外の異物混入の原因と予防措置

混入時期	種　類	混入原因	予防措置
原料から	毛髪，動物毛，小骨片，石，砂，ガラス片，木片，枝，虫，穀類の殻，プラスチック，ビニール，ゴム	原料製造管理の不備	原料供給者と原料製品規格の確認 ふるいによる除去，異物選別台上で目視により検知・除去
製造工程中	ガラス片	容器の破損	作業場所から離して保管．破損したときは完全に清掃
	木くず	木製箱，パレット破片，設備から	木箱，木製パレットはプラスチック製に．古い物は使用しない．
	紙	記録用紙，包装紙の一部	作業場所近くで使用しない．
	プラスチック	プラスチック容器，袋から	作業台から離して保管
	毛　髪	作業員から	工場入場前のブラッシング．ヘアキャップ，帽子を正しくかぶる．
	爪	作業員が機械でケガをした	ケガをした場合は作業を中止し，ケガの手当てと同時に，混入を調べる．
	皮　膚	ケガをした場合	
	糸くず	作業服や原料袋	工場入場前の作業服の点検

造中における製造機械のねじの緩みや剝がれた金属片などの混入，工事中の金属片の混入，従業員の不注意による混入などの可能性がある．原因をなくすことが大事である．

**　b. 金属異物混入の可能性と予防措置**　　金属異物の混入は金属検出器で検出できるが，入らないようにすることが重要である（表8・5）．

**　c. 排除品の扱い**　　金属が検出された製品または原料は，つぎのような手順で確実に処理する．

① 金属が検出された製品や原料は，担当責任者が処理を行う．
② 再検査も責任者の立会いで行う．
③ 排除品は専用の容器に入れて正常品と区別する．
④ 金属異物が混入した原因を追及し，是正処置をとり，再発防止に努める．

8・3・2　金属以外の異物管理

　金属以外の異物としては虫，ガラス，石，プラスチック，人毛，木片，紙片，糸くず，ゴム片など種々のものがあるが，注意すれば混入を防止できる．

　これらの異物は，原料段階での混入と製造中における混入がある（表8・6）．虫，金属片に次いで消費者から苦情の多い異物は毛髪で，工場入場前のヘアブラッシングおよび，ヘアキャップや帽子を正しく着用することが大切である．粘着ローラーなどで作業服に付着した毛髪類の除去をすることも重要である．

　異物混入予防の基本は，工場内での 整理，整頓，清掃，清潔，習慣づけ の 5S である*．食品の事件や事故が報道されると消費者の食品に対する不信感が高まり，食品の異物混入苦情も多くなる傾向がある．食品事業者は，食品の安全性確保に対して真摯に取組むことが苦情件数の削減にもつながる．

*　いずれもサ行で始まるので 5S と称される．

近年，食品異物の苦情は直接企業などに来るよりも先に SNS 上で不特定多数に向けて発信されるようになってきているため，クレーム発生時の対応も準備しておく必要がある．

8・4　衛生動物・衛生害虫

衛生害虫とは，病原体（ウイルス・細菌・寄生虫など）を運んでヒトに病気を感染させる虫（媒介虫；ベクター）をいう．このなかには，体の表面に病原体を付着させて運ぶだけのキャリアーとよばれるもの（ハエやゴキブリ）と，体の中に病原体を取込んで増やしたり，育てたりしてヒトに感染させやすくするもの（カやダニなど）がいる．また，ヒトに衛生上の害を与える動物を**衛生動物**というが，ネズミは衛生動物の代表的存在である．

食品衛生上問題となる衛生害虫・衛生動物の代表は，**ハエ**，**ゴキブリ**，**ネズミ**，**貯蔵食品害虫**である．

法改正により，ゴキブリやネズミなどの衛生動物および衛生害虫対策として，以下の内容が HACCP の一般的衛生管理に関する基準の項目に含まれており，実施が求められている*．

① 窓および出入口は，原則として開放したままにしない．開放状態にする場合には，じん埃，ネズミおよび昆虫などの侵入を防止する措置を講ずる．

② 施設およびその周囲は，維持管理を適切に行うことができる状態を維持し，ネズミおよび昆虫の繁殖場所を排除する．

③ 窓，ドア，吸排気口の網戸，トラップおよび排水溝の蓋などの設置により，ネズミおよび昆虫の施設内への侵入を防止する．

④ 1 年に 2 回以上，ネズミおよび昆虫の駆除作業を実施し，その実施記録を 1 年間保存する．

⑤ 殺そ剤または殺虫剤を使用する場合には，食品または添加物を汚染しないようその取扱いに十分注意する．

⑥ 原材料，製品および包装資材などは容器に入れ，床および壁から離して保存する．

⑦ 一度開封したものについては，蓋付きの容器に入れるなどの汚染防止対策を講じて保存する．

⑧ 生ゴミなどの廃棄物は密閉容器に入れ，廃棄物容器は他の容器と明確に区別し，汚液または汚臭が漏れないように管理する．

⑨ 生ゴミなど廃棄物は，長期間放置しない．

8・4・1　ハ　エ

発生源の生ゴミの処理方法が進み，住宅の密閉度も高まり，網戸もしっかりしてきたため，家の中に入ってくるイエバエは減少した．しかし国立感染症研究所は，畜産施設やゴミ置き場などの周辺で調査した結果，病原大腸菌 O157 を保菌しているハエが全国に分布していると報告している．このハエが食品にたかれば O157 に汚染される可能性は高い（欄外参照）．食べる前に加熱しないと発症する恐れもある．ハエが飛んでいる厨房の恐ろしさを認識しなければならない．

ハエによる O157 の伝播

① 体表面に付着させて，食品の上にとまる．

② 食べたものを，別の所へ飛んでいって吐き出す．ハエの特徴的な習性である．

③ 糞として体外に排泄する．

以上だが，② の吐き出した場合の影響は大きい．〔西田 博，"着眼点-食品衛生：食品衛生関係者必携"，中央法規出版（1982）より〕

* 厚生労働省，"衛生管理基準の解説"，一般的な衛生管理に関する基準（別表第17）より．

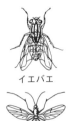

イエバエ

キノコバエ

ショウジョウバエ

図8・1　いろいろなハエ

a. ハエの種類と特徴　ハエを退治するには，少なくとも発生源や習性を知る必要がある．住宅内外で多いのは，イエバエの仲間，小型のキノコバエ，チョウバエなどである（図8・1）．

i) 発　生　源：イエバエの幼虫は，植物質をえさとして生活し，乾燥した土中に移動してさなぎになる．発生源となるのは，ゴミ箱，堆肥，畜舎，ゴミ処理場である．イエバエが卵から成虫になるまで，気温が20 °C では20日かかるが30 °C では10日程度と非常に早くなる．羽化後は数日で交尾・産卵する．1回の産卵数は50〜500個である．

ii) 行　動：イエバエの成虫の活動は，気温が20 °C 以上になると活発になるが35 °C では鈍ってくる．飛行距離は，100〜400 m 前後といわれている．イエバエを見かけたら，その半径400 m 以内に発生源があるということになるので，その場所を探して駆除する必要がある．

b. ハエ対策　ハエ対策は，施設や扱う食材によって大きく異なるので，適した方法の選択が必要である．発生源対策（幼虫駆除）と成虫対策に大別される．前者は，環境整備による発生源の除去が基本で，後者は発生した成虫の殺滅で，殺虫剤や機械器具による方法がある．ハエの行動半径（約400 m）や成虫になるまでの所要日数（10〜20日）を考慮に入れて調査し，対策を考える．

レストランなど飲食店の場合，

① 店の周辺の状況を調査する．

・ハエの発生源となる，ゴミ捨て場，堆肥置場の有無と衛生状態．

② 店の構造，内部の器材配置を調査する．

・窓，出入口，排気換気設備の網戸など防護設備の有無．

・湿気，ゴミやちりがたまりやすい場所の有無．

③ 材料の管理状況を調査する．

・購入，保存，調理，廃棄，処置などの状況を把握する．

＊　厚生労働省，"HACCPの考え方を取入れた衛生管理のための手引書"（委託給食事業者向け）より．

これらの状況を確認したうえで，一般的衛生管理の項目に従って以下の対策＊を行う．

① 必要に応じて捕虫器を使用する

② 出入り口や厨房の扉・窓を開放しない

③ 施設・設備を定期的に清掃し，汚れの蓄積を防ぐ

④ 生ゴミなどは早めに捨てる

⑤ 施設が老朽，破損している場合は，補修する．

8・4・2　ゴキブリ

ゴキブリは3億8千万年以上前の古生代に地上に現れ，ほとんど姿形を変えずにたくましく繁栄している昆虫である．ゴキブリによる重大な被害としては，病原菌の運搬，食品などの食害であるが，不快感をもたらし，悪臭（油くさい臭い）も発生する．

a. ゴキブリのもっている病原体　　以下のようなものがある.

① 細菌: これまでにゴキブリから検出された病原性細菌類は, 約40種にものぼり, おもなものはコレラ, ハンセン病, 腸チフス, 赤痢, 食中毒などの原因菌である. 実験的にゴキブリによって媒介された感染症には, 脳脊髄膜炎, 肺炎, 破傷風, 結核などがあり, 実際に報告されたものとして表8・7のような例がある (下記コラムも参照).

表8・7　ゴキブリの媒介する細菌		
細 菌 名	ゴキブリと器官	検出された場所
サルモネラ属菌	チャバネゴキブリの消化管	病院の病室（ベルギー）
	ワモンゴキブリの消化管	下水のマンホール（米国）
	トウヨウゴキブリの脚と糞	チフス患者の家（イタリア）
赤痢菌	ワモンゴキブリの消化管	米　国
大腸菌	チャバネゴキブリの消化管と糞	イタリア
	トウヨウゴキブリの消化管と糞	フランス

ゴキブリが食中毒にかかわった例

　ベルギーの病院の小児科病棟育児室で, サルモネラ属菌による食中毒が発生し, 患者の隔離などの処置を講じても新感染が2カ月続いた. 夜勤の看護師が, チャバネゴキブリがベッドや子どもの上を走り回っているのを見つけ, ゴキブリを検査した結果, サルモネラ属菌を保持していた. ゴキブリ駆除の結果, 食中毒は収まった.

---

② ウイルス類: 国内で, 小児麻痺 (ポリオ) が流行したとき, ハエとゴキブリによる感染が疑われた. 米国では, ポリオウイルスの4系統がチャバネゴキブリとワモンゴキブリから検出されている.

③ 真菌 (カビ) 類: これまでに, 約40種のカビと6種の酵母がゴキブリから検出されている.

④ 原生動物: エジプトなどで採集されたゴキブリから, アメーバ赤痢の病原体が検出された. 約90種に及ぶ非病原性原生動物も分離されている.

⑤ 寄生虫: 10種以上の寄生虫がゴキブリを中間宿主にすると報告されている.

b. ゴキブリの種類と特徴　　世界中には4000種類以上いるが, わが国におけるゴキブリ (害虫種) のおもなものを表8・8に示す.

ゴキブリは, 以下のような特徴がある.

① 飢えに強い: ゴキブリは, そのほとんどの害虫種が飢えに強く, 水さえあれば, 一番弱いチャバネゴキブリの雄で約1週間, 最も強いワモンゴキブリの雌で90日生存する.

② 何でも食べる: 嫌いな臭いでなければ食べる.

③ 種族繁栄: ゴキブリは昼間, 暗くて湿気が多く暖かい場所を巣としている. 夜になると活動し, 再び戻ってくる. これは, 巣にたまっている糞の中の化学物質 (集合フェロモン) による. このため雄と雌の出会いが多くなり, 種族が繁栄する.

④ 学習能力が高い: Y字路の一方の通路は暗くして電気ショックの罠を仕掛け, 一方は明るくて無害な通路にしてゴキブリを放すと, ゴキブリは習性で暗い通路に入り, 電気ショックを受ける. この実験を繰返すと, 平均50回で学習が成立し, 電気ショックを避ける行動をとりはじめた.

表 8・8　日本のおもなゴキブリ

種　類	特　　　徴	外　観 (雄)[†]
チャバネゴキブリ	体長 11〜15 mm. 日本全国にいる黄褐色の小さなゴキブリで，屋内性の害虫. マンション，アパートなどのコンクリート建造物から新幹線の中にまでいる. 寒さに弱い. 九州以南では，年に 2 回以上世代交代し，発育もよく大発生する.	
クロゴキブリ	体長 30〜40 mm. どこにでもいる，黒くてつやつやした大型種で，本州中部以北にもいるが，暖地に多い. ふ化した幼虫は，7 回目か 8 回目の脱皮後 100 日以上そのままで過ごし，1 年近くになってやっと成虫になる.	
ヤマトゴキブリ	体長 25〜35 mm. クロゴキブリと同じ仲間で，やや細身の体型で寒さに強い日本土着種. 東北から北陸，関東，近畿地方に分布し，南限は山口辺りである. 北日本地域にも分布していて，世界的に最も北限に生息するゴキブリである.	
ワモンゴキブリ	体長 40〜48 mm. 害虫種最大で，体色は栗色，前胸背板には黄褐色の環状斑紋があるので "輪紋 (ワモン)" の名前がついた. 世界中に分布しており，九州南部より南西諸島，沖縄に分布し，低温に弱い. 都市のビルなど暖房設備が整った大都市に多い.	

† ゴキブリの写真は KINCHO ホームページより.

表 8・9　おもなネズミ[a)]

一般名	ドブネズミ	クマネズミ	ハツカネズミ
外　観			
性　質	下水，側溝わき，植込み，石垣，建物縁，土台下に生息している. 平面的な活動をし，雑食性. 気は荒いが，鈍感で警戒心が薄い.	天井裏，梁の上，壁の中，機械の上や隅，乾燥した高い場所に生息している. 敏捷性があり，用心深く立体的な活動をする. 雑食性で，臆病である.	他の種類が入らない小空間を好み，配電箱の中や物置に生息している. 潜行的な活動をし，雑食性で，穏和である.
体　重	250〜500 g	100〜200 g	15〜25 g
全　長	30〜45 cm (鼻から尾の先端まで)	35〜45 cm (鼻から尾の先端まで)	15〜19 cm (鼻から尾の先端まで)
頭部, 体躯	ずんぐりした頭部. 大柄な体. 18〜25 cm	尖った頭部. スマートな体. 16〜20 cm	小さい. 6〜9 cm
尾	頭と体の長さより短い. 動きは少ない. 15〜20 cm	頭と体の長さより長い. 鞭のような動き. 19〜25 cm	頭と体の長さとほぼ同じかそれよりも少し長い. 8〜10 cm
耳	小さい. 半分表皮に埋まっている.	際立って見える. 表皮から出ている.	際立って見える. 体の大きさの割に大きい.
毛　色	剛毛. 赤褐色ないしは灰褐色	黒色ないしは灰色	シルクのような毛. 暗灰色

a) "バイエル動薬ニュース" (バイエル社技術資料) より.

c. ゴキブリ対策　　ゴキブリ退治の基本は，その住処を見つけ，残効性のある殺虫剤で処理することである．まず，以下の点を考慮する必要がある．

① ゴキブリの発生源は建物内部にあるので，家屋内の整理整頓と清潔を保つ．
② 幼虫も成虫も同じ所にいるので，幼虫対策と成虫対策を分けて考える必要はない．
③ ゴキブリは日ごろわれわれの目にふれにくい引き出しの裏側，ガス台の奥などに潜んでいる．

ゴキブリ駆除の方法には，1) 環境的な方法，2) 殺虫剤，3) 粘着トラップ，がある．トラップ（罠）で，かなりのゴキブリを捕らえることができる．実験では，6 畳間程度に粘着トラップを 10 台ほど設置すると，約 1 週間で室内のゴキブリをほとんど捕獲できる．トラップでゴキブリを完全に退治するには，室内の環境整備，すなわちゴキブリのえさとなる食品の始末，隠れ場所をなくす，清掃など，が重要である．

8・4・3　ネ　ズ　ミ

衛生動物・衛生害虫による被害のうちネズミによる被害件数は他の動物・害虫より 1 桁多い．都会で害が一番問題になっているのはネズミである．都会のビルは，夏涼しく，冬は暖かで，飲食店が地下街にあるため，えさに不自由はない．ネズミは 1 日に自分の体重の 1/3 ものえさを食べ，ヒトの食べる食品だけでなく共食いもする．臆病で警戒心が強く，学習能力も高いので，トラップにかかった仲間を見るとそのトラップにはかからない．繁殖力旺盛で，条件がよければ年間 6 回出産し，1 度に 12 匹もの仔を生み，2〜3 カ月で繁殖可能な成獣になる．

ネズミは，病原微生物を含む汚物を体に付けて住居と不衛生な場所を駆け回り，病原菌（ペスト・チフス・赤痢）を体内にもつノミ・シラミ・ダニやサルモネラ属菌に汚染された尿で住居内を汚染する．ヒトだけでなく，家畜にも病原菌を感染させ，仔ウシの白便症，ウマの流産などもネズミが原因となることがある．

a. ネズミの種類と特徴　　よく見かけるネズミは，ドブネズミ，クマネズミ，ハツカネズミである（表 8・9）．このほかアカネズミ，ハタネズミ，エゾヤチネズミなども日本に生息している．

b. ネズミ対策　　哺乳類なので，毒餌に使う殺そ剤にしてもネズミにだけ作用するものはない．ネズミを殺せる薬剤は，われわれやペットをも殺す"毒"である．

① 毒餌（殺そ剤）：どのようにしてネズミに食べさせるのかが問題である．殺そ剤を購入し，細かく切ったちくわやドーナツなどと一緒にネズミの通り道に置く．子どもやペットがいる所での毒餌の使用は，悲劇を招く可能性がある．
② 忌避剤：名が示すようにネズミを忌避させる薬剤である．現在使用されている薬剤には，トウガラシの辛み成分カプサイシン，ハッカ油，人工的に山火事の臭いを再現したもの，ワサビの成分などを含有したものがある．使用方法として，ネズミの通路や侵入口，ネズミにかじられやすいケーブ

ルなどに防そ工事の際，塗布または噴霧する．

③ 物理的防除方法: 捕獲器を用いる方法にはえさを使用する生け捕り式の
ケージトラップ（かご式ネズミ捕り，一般にネズミ捕りといわれる）があ
る．えさを使用せず捕獲できる粘着トラップにも種々の製品がある．粘着
トラップは，ネズミに寄生するイエダニやノミも同時に処理できるので衛
生的である．また，ネズミ追放補助装置としては，ヒトに聞こえにくく，
ネズミに聞こえる波長（20 kHz 以上）の音でネズミを忌避させる超音波防
そ器がある．電気配線に信号を送り，ネズミの嫌う電磁場をつくる機器，
超音波と電磁場の併用型もある．

④ ネズミの侵入を防ぐ: "侵入したネズミを殺すよりもまず侵入させない" の
のが最良の方法で，ネズミが出入りしているのがわかったら，穴に毒餌を入
れて，上から小石や土をかけて穴をふさいでしまう．また，家の壁や床に
あけられた穴も毒餌を入れてからふさぐ（表 8・10）.

表 8・10　住居のチェックポイント

住居の隙間をふさぐ．	壁と柱の間，床下に通じる土間の隙間，1.5 cm の隙間があればネズミは簡単に侵入する．
すべての配線・配管のネズミの通り道の隙間をチェックする．	エアコンのパイプ，配電盤の配線，ガス・水道の配管，換気扇など，すべてがネズミの侵入口になる．金網・板・セメント・コーキング剤など，あらゆるものを使って隙間をふさぐ．

8・4・4　貯蔵食品害虫

　貯蔵食品害虫として知られる虫は，コナダニ類を含めて 200 種以上存在し，海
外より侵入した種も多い．現在わが国では発見されていないが，外国ではすでに
重要な害虫として扱われており，穀類や貯蔵農産物に大きな害を与える恐れのあ
る虫が，国内に入ってくる可能性も高い．また，これらの害虫は，人体に皮疹を
生じたり，アレルギー性疾患をひき起こしたりする．当然食品の変質の原因とも
なるので食品衛生上問題である．

　a. 貯蔵食品害虫の分類　　下記のように分けられる（表 8・11）.

表 8・11　貯蔵食品害虫の分類

分　類	食　品	害　虫
乾燥食品グループ	穀物（小麦粉，米，トウモロコシなど），乾燥果物，野菜，干魚など	• 甲虫（コクゾウ類，ゴミムシダマシ類，マメゾウムシ類，ヒラタムシ類，ホソヒラタムシ類，カッコウムシ類，ケシキスイ類，ヒメマキムシ類など） • ガ（ノシメマダラメイガ，スジマダラメイガ，スジコナマダラメイガ，ツヅリガ，バクガ） • ダニ（コナダニ類）
多水分食品グループ	漬物，味噌，醤油，ソースなど	• ハエ（チーズバエ類，ノミバエ類，クロバネキノコバエ類，カバエ類，ショウジョウバエ類）

　貯蔵食品害虫は，たとえ食べてしまったとしてもヒトが死亡する可能性はほと
んどない．

　b. 貯蔵食品害虫対策　　表 8・12 のような防除方法がある．害虫の被害を
受けた食品に殺虫剤を直接散布することは，食品衛生法で禁止されている．

表 8·12 貯蔵食品害虫の防除方法

清 掃		清掃はこれらの害虫の発生源となる床の上や隅の方，タイルの隙間に散らばった穀物や食品の粉を除去するためには最も効果的である．
温度と湿度の管理	低温貯蔵	日本国内では，低温米として低温倉庫に貯蔵しているが，これには，品質保持のために加え，害虫の増殖を抑制する効果がある．
	高温貯蔵	コクゾウ類は 47.8～48.9℃ に 1 時間以上置けば全滅する．貯蔵食品の場合，62.8℃ に 5 分間曝せば，害虫はすべて殺滅できる．
	湿度の調節：乾燥	貯蔵食品害虫の発生抑制に有効．食料（米・小麦粉・加工食品などや乾物）の保管場所を常に低湿に保つことは厨房においても害虫防除に有効である．
包 装		食品の流通過程で害虫の侵入を防ぐために有効である．食品の品質保持のための"真空包装"や"ガス置換包装（内部を窒素ガスや炭酸ガスで充塡した包装）"は，害虫やダニを酸素欠乏によって殺す．

c. 建物内外の防虫対策　　食品工場や食品倉庫，飲食店の周辺には多くの食品害虫が飛んでおり，侵入の機会を狙っている．そのため，建物にも防虫のための対策が必要である．食品工場や倉庫では，一般的には以下の対策がとられている．

1) 建物および建物内の防虫対策
 ① 出入口は二重ドアにする．
 ② 防虫カーテンを出入口に備える．
 ③ 窓および換気扇口に防虫網を備える．
 ④ 柱と壁などの隙間をなくす．
 ⑤ 換気ファンを装備し，工場・倉庫・厨房室内部を陽圧に保つ．
 ⑥ 電撃殺虫機を装備する．
 ⑦ 窓際の照明は，防虫用の黄色蛍光灯に替える．
2) 建物外の防虫対策
 ① 建物周辺の植木・花壇・芝生などは定期的に害虫駆除を実施する．
 ② 樹木は，建物から離れた所に植える．
 ③ 敷地内のゴミ捨て場は定期的に清掃し，ゴミは 1 日以上放置しない．

8·4·5 総合的有害生物管理

建築物衛生法に基づく建築物環境衛生管理基準における"ねずみ等の防除*"には，**総合的有害生物管理**（IPM, integrated pest management）の考え方が取入れられている．これは，最も経済的な手段によって，人や財産，環境に対する影響が最も少なくなるよう，生息状況調査を重視した防除の体系である．

 ① ネズミなどの発生場所，生息場所および侵入経路ならびにネズミなどによる被害の状況について 6 カ月以内ごとに 1 回調査する．
 ② 調査結果に基づき，ネズミなどの発生を防止するため必要な措置を講ずる．
 ③ 家庭や事業所でネズミなどの防除のため殺そ剤または殺虫剤を使用する場合は，"医薬品，医療機器等の品質，有効性及び安全性の確保等に関する法律（薬機法）"の規定による承認を受けた医薬品または医薬部外品を用いる．

＊　厚生労働省，"建築物環境衛生管理基準について"より．

● **重要な用語** ●

異物混入事故
衛生害虫
衛生動物
感染症
食品の苦情
侵入対策
貯蔵食品害虫
総合的有害生物管理

9 食品衛生対策

1. 細菌性食中毒予防の 3 原則は常に意識すべきものであるが，ウイルス性食中毒の予防では汚物などからの飛沫感染にも注意する必要がある．
2. 食中毒原因微生物の汚染経路および食中毒対策としての殺菌消毒法を理解する．
3. 自然毒による食中毒は死に至ることがあり，予防法としては，信頼できる原材料の使用，有害な部位の除去が重要である．
4. 寄生虫食中毒の予防における食材の冷凍，十分な加熱調理の重要性を理解する．
5. 化学物質による食中毒は，誤認などによる有毒・有害な物質の混入が原因で起こるので，食材，調味料や添加物容器への適切な表示，バーコードなどによる管理を行う．
6. 食物アレルギーと，鮮度低下した魚のヒスタミンが原因で発生するアレルギー様食中毒（厚生労働省の食中毒統計では化学物質による食中毒に区分）の違いを理解し，それぞれに適した対策を行う．
7. 食品取扱い施設で衛生確保に努めることは最も大切だが，職場で気持ちよく働けるよう人間関係の維持向上も重要である．
8. 食品の変質あるいは異物混入を防止するには，各食品の特性に応じた対策を立てることが重要である．
9. 一般衛生管理と HACCP について十分理解し，その考え方を取り入れた"大量調理施設衛生管理マニュアル"や"HACCP の考え方を取り入れた衛生管理のための手引書"に沿って食品衛生管理を行う必要性を理解する．

9・1 食中毒の予防

　食品衛生の最も重要な課題は食中毒発生の防止である．食中毒の大部分は細菌性食中毒とウイルス性食中毒であるが，近年，寄生虫による食中毒も増えてきた*．もちろん，これら以外に自然毒食中毒や化学物質による食中毒も比率は低いが起こっているので，それらに対する予防対策についても簡単に述べる（次ページのコラム参照）．

9・1・1 細菌性食中毒予防の 3 原則

　細菌性食中毒は，それぞれの食中毒菌によって食中毒発生のメカニズムは異なるが，各種の食中毒菌が食品を汚染し，増殖した場合に発生するケースが圧倒的に多い．しかし，大腸菌 O157 などでは，少量の汚染菌数でも発症する場合もある．したがって，食中毒菌の"汚染"，"増殖"，"死滅の有無"が重要なポイント

*　水，野菜類，魚介類，畜肉類などを介した寄生虫による食中毒の予防には，食材の冷凍と十分な加熱調理が有効である（第 7 章参照）．

<table>
<tr><td>

食中毒の区分

　食中毒は，① 細菌性，② ウイルス性，③ 化学物質，④ 自然毒，⑤ アレルギー様，⑥ 寄生虫・原虫類など，⑦ その他，に区分される（p.63 表4・1参照）．

　① はサルモネラ属菌などの病原菌，② はノロウイルスなどによるもので，③ には古い金属容器から溶出した銅[*1]などの化学物質によるもの，④ にはフグ毒やキノコ毒に代表される自然毒によるものがある．⑤ にはサバなどにみられるヒスタミンによるものが，⑥ にはアニサキスやクリプトスポリジウムなどによるものが含まれる．

</td><td>

食品による大規模な健康被害例

　過去にわが国で発生した食品による大規模な健康被害例としては，ヒ素ミルク中毒（1955 年），水俣病（1953 年ごろ），米ぬか油による油症（1968 年），イタイイタイ病（1965 年ごろ），腸管出血性大腸菌 O157：H7 集団感染（1996 年），牛乳のブドウ球菌食中毒（2000 年），牛生肉（ユッケ）による腸管出血性大腸菌 O111 集団感染（2011 年）などがある．また，ノロウイルスやカンピロバクターによる食中毒は毎年多発している．いわゆる健康食品による健康被害も増えてきた．2024 年の紅麹原料を含む機能性表示食品による健康被害は，大きな社会問題となった．詳細は第 5 章〔O157：H7 は§4・4・5 b（p.78）参照〕．

</td></tr>
</table>

になるため，"付けない"，"増やさない"，"殺す"（または "やっつける"）を**細菌性食中毒予防の 3 原則**とよんでいる[*2]．

　細菌性食中毒が発生するのはこれらの 3 原則のすべてが守られなかった場合（菌が汚染し，増え，適切に殺されなかった場合）である．言い換えれば，3 原則のうち一つでも実施できれば大部分の食中毒が予防できる．したがって，細菌性食中毒の予防はそれほど難しいことではない．

　ただし，ブドウ球菌食中毒およびセレウス菌食中毒（嘔吐型）に関しては，これらの菌が食品中で増殖し，ひとたび毒素が蓄積されれば，それらの毒素は耐熱性（100 ℃，30 分の加熱でも破壊されない）であり，3 原則のうちの "殺す"（または "やっつける"）が無効なので（菌は殺せても毒素は破壊されない），"付けない"，"増やさない" のいずれか，または両方により防止する必要がある．

9・1・2　ウイルス性食中毒の予防

　ノロウイルスなどによる**ウイルス性食中毒**の予防も，基本的には細菌性食中毒予防と同じであるが，大きく違う点は，ウイルスは食品中では一切増殖しない点と，ウイルス性食中毒患者（感染者）の汚物などから直接に飛沫感染する（食品や水を介さない感染）こともある点である．ウイルスは微量でも発症させるので，前項の "細菌性食中毒予防の 3 原則" のうちの，"付けない"，"殺す"（または "やっつける"）のいずれか，または両方により防止する必要がある．具体的には，ノロウイルスなどのウイルス感染が疑われるとき（腹痛や下痢症状があるとき）には食品を素手では触らないことや，ウイルスの汚染が疑われる食品は中心温度が 85〜90 ℃ で 90 秒以上の加熱が望まれる〔ウイルス性食中毒については，§4・5（p.90）を参照〕．

9・1・3　二次汚染の発生理由と防止対策

　食材にはさまざまな食中毒菌がもともと付着していることもあるし，他の汚染源から手指や器具類を通して食中毒菌が食品を汚染することもある．もともと生

*1　銅が使われた古い金属容器にスポーツ飲料・乳清飲料などの酸性飲料を入れて使用した場合，長時間・長期間にわたると腐食により銅が溶出して食中毒が発生した事例がある．銅製のやかんなどには注意が必要である．

*2　以前は "清潔"：食中毒菌を汚染させない，"迅速"：迅速に調理を行うなど食品取扱い作業を素早く行うことで菌が増殖する時間を与えない，"温度管理"：冷蔵保存や適切な加熱温度により菌の増殖を抑制または死滅させる，を 3 原則とよんでいたが，現在では，"付けない"，"増やさない"，"殺す"（または "やっつける"）を細菌性食中毒予防の 3 原則ということが多い．

肉や生魚介類などの食材に付着していた食中毒菌が，調理従事者の手指や調理器具，調理機器，冷蔵庫内での食材同士の接触，ゴキブリなどの衛生害虫の徘徊を介して汚染を広げることなどにより，他の食品を汚染することを**二次汚染**とよび，食中毒発生の大きな原因になっている．たとえば，食肉に付着していたサルモネラ属菌が調理員の手指やまな板などの調理器具を介して野菜に移行し，その野菜でつくったサラダの保管中にサルモネラ属菌が増殖したため，サラダを食べた人たちが発症した食中毒はその典型である．このような二次汚染が原因の食中毒が毎年多発しており，二次汚染対策が細菌性食中毒の最重要課題といっても過言ではない．二次汚染の概念図を図9・1に示す．

二次汚染と二次感染: 二次汚染とは，食中毒菌などがある食品からある食品へ何らかのルートを通じて汚染することをいい，**二次感染**とは人から人へ病原菌が感染することをさす．二次感染を起こす微生物として，赤痢菌やコレラ菌などの感染症菌（過去にこれらは"伝染病菌"とよばれた）や腸管出血性大腸菌O157：H7やノロウイルスなどがある．他の食中毒では通常，二次感染は起こらない．

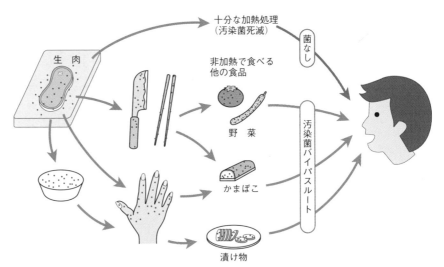

図 9・1　二次汚染の概念図　食中毒菌が付いている食材（食品）から，調理器具や手指を介して食中毒菌が他の食品を汚染する．

二次汚染が起こる大きな理由は，

・食中毒菌は肉眼では見えないため，付着していることに気づかない
・手指や器具類を水や石けん（または洗浄剤）で洗浄しただけでは食中毒菌は除去できない

ためである．そのため食材に付着していた菌が手指や器具類に移行しても気づかず，それらを水洗いしても菌は残存しており，菌が付着した手や器具が他の食品や器具類に触れれば食中毒で汚染されてしまうことになる．

二次汚染が起こる原因とその予防対策をまとめるとつぎのようになる．

a. 手指の消毒

1）調理作業前や作業中にトイレに行った後は必ず逆性石けんなどで手指を消毒する〔手指の消毒法については，図9・3（p.183）を参照〕．
2）生肉，生魚を扱った後はすぐ手指を逆性石けんなどで消毒する．
3）清潔作業（盛りつけ，加熱調理後の食品の細切，非加熱調理食品の混合など）にとりかかる前には必ず手指を逆性石けんなどで消毒する．

b. 調理器具の殺菌消毒，二次汚染対策

1) 清潔作業で使用する包丁，まな板，ボウル，ざる，バット，混合用器具は，使用前に必ず熱湯消毒か塩素消毒をする．

2) 和え物やサラダなどに使用する調理器具は可能なかぎり専用化する．（ボウルやバット，たらいなどには，和え物・サラダ専用であることがわかるように色分けするか色つきビニールテープを巻く．）

3) 清潔作業に使用する器具類と他の作業（たとえば生の食材を扱う作業）に使用する調理器具類は必ず別々にして，重ねずに保管する．

4) 清潔作業に使用する器具類は，夜間に徘徊するゴキブリやネズミを介した微生物汚染を防ぐために，必ず格納（蓋付き・扉付き容器に収納）する．

c. 調理機器の殺菌消毒，二次汚染対策

1) 清潔作業に使用する調理機器（ミキサー，サラダ用フードプロセッサーなど）は使用前に必ず熱湯消毒か塩素消毒をする．

2) 食品に触れる部分（回転刃など）は可能なかぎり分解して洗浄する．

3) 清潔作業に使用する調理器具は使用後洗浄し，ゴキブリなどが入り込まないように必ず格納（ビニール袋で包んでもよい）する．

d. 食材の保管段階での二次汚染防止　　前述のとおり，ゴキブリ，ネズミ，農作物の収穫前から付着しているナメクジなどは微生物汚染につながる．そのため，食材の保管場所には調理器具以上にゴキブリなどが入り込む可能性が高いので，食材は虫やネズミが侵入しない保存容器に入れ，**むき出しで保管しない**．

e. 冷蔵庫内での食材間の相互汚染防止　　生肉，生魚介類と他の食品が触れ合わないよう，またそれらからのドリップ液（浸出液）が他の食品に付着しないようにする．

1) 冷蔵庫に保管する食品は，すべて容器に入れるかラップして保管する．特に，生肉，生魚介類は必ず底がある容器に入れ，蓋かラップをして冷蔵庫に収納する．

2) 冷蔵庫内を食材別，食品別に区画し，常時整理整頓しておく（乱雑に入れておくと食材同士が触れ合うだけでなく，探す人の手があれこれさわる際に二次汚染が広がる）．特に，生肉，生魚介類は浸出液が容器から漏れて他の食品食材に付着する可能性を考慮し，冷蔵庫の最下段の決めた場所に保管する．

3) 非加熱調理食品用の食材（サラダや和え物に用いる野菜など），調理済み食品，トッピング食品は，生肉，生魚介類よりも高い棚，または別の冷蔵庫に収納・保管する．

9・1・4　殺菌・消毒法

食中毒予防には，食中毒菌が付着している可能性のある食材に加え，二次汚染の原因となる手指や器具類についても適切な洗浄，殺菌・消毒を行うことが重要である．調理施設などの食品取扱い施設で行われるおもな殺菌・消毒法の特徴を表9・1に示す．

a. 化学的方法　　食品取扱い施設で使用される消毒剤としては**次亜塩素酸**

微生物制御に関わる用語

滅菌（sterilization，英語の語源は不妊手術のように不妊化すること）：有害・無害を問わず，対象物に存在しているすべての微生物およびウイルスを死滅させるか除去することである．

殺菌（microbiocidal effect, bacteriocidal-）：文字どおり菌を殺すこと．対象や程度を含まない概念であるため，極端な話をすれば1割の菌を殺して9割が残っている状態でも"殺菌した"ということは可能．

消毒（disinfection）：対象物に存在している病原性のある微生物を，その対象物を使用しても害のない程度まで減らすことである．

　以下は学術的な専門用語としてはあまり使われず，より噛み砕いた，あるいはあいまいな意味で用いられることがある．

除菌（decontamination）：対象物から菌を除いて減らす．手を水で洗うことから，沪過などにより菌を取除くなど，さまざまな程度の範囲がある．

抗菌（antimicrobial effect, antibacterial-）：（細）菌の増殖を阻止することである．経済産業省の定義では，対象を細菌のみとしている．

無菌（aseptic, sterile）：滅菌または除菌により，その環境中に生菌，活性状態にあるウイルスが存在しない状態．

防カビ（antimicrobial effect, anti-mold）：真菌（カビ，酵母）の増殖を阻止する．殺菌や除菌に用いる次亜塩素酸ナトリウムや消毒用エタノールは，ただちに殺菌効果がなくなるため，塗布しても継続的な防カビ効果はない．

静菌（microbiostatic effect, bacteriostatic-）：菌を殺さないがその増殖を止めること（低温保存など）である．対象や程度を含まない概念である．

表 9・1　食品取扱い施設で用いられるおもな殺菌・消毒方法の比較[†]

	薬剤または方法	市販品の例	価格	適する対象	特 徴	適さない対象
化学的方法	次亜塩素酸ナトリウム	ピューラックス ハイター ブリーチ	安価	器具，ふきん，配管内，食器，野菜	臭気，漂白作用，強アルカリ性，殺菌力，ウイルス不活力，洗浄力	手指（繰返すと手荒れ），金属器具（長時間浸漬）
	逆性石けん（塩化ベンザルコニウムなど）	オスバン ハイアミン	中間	手指，作業台などの表面	有機物（食品成分，汚れ）存在下では即，失活	食品，ふきん，調理器具内部，ウイルス
	アルコール製剤	アルタン 消毒用アルコール ウェルパス	中間	水分がない（少ない）ものの表面	脱脂作用強，引火性あり	濡れた器具や手指，水分が多い食品
	オゾン水	複数社が生成装置を販売	高価	水槽に浸漬できる器具，野菜など	臭気，長時間の処理が必要	手指，水に浸漬すると成分が溶出する食品
	強酸性次亜塩素酸水 酸性次亜塩素酸水 微酸性次亜塩素酸水	複数社が生成装置を販売	高価	野菜，器具，ふきん，食器	殺菌液の自動供給，次亜塩素酸ナトリウムよりも低い有効塩素濃度で有効	有機物が多いもの
物理的方法	加　熱			耐熱性の器具，食品全般	75 ℃以上，1分以上で有効．湿熱と乾熱で殺菌力に差	手指，非耐熱性器具
	熱湯消毒			乾いた調理器具表面	80 ℃以上，10秒以上かける．食品成分が付いている場合は効果が減弱	濡れているか，冷たい器具や布ふきん
	煮沸消毒			器具，ふきん，食品	80 ℃以上，10分以上煮沸する	
	紫外線	殺菌灯	安価	なめらかで平面的な器具の表面	紫外線が光線として当たる部分のみ有効．殺菌灯は光源から距離が遠いと無効	傷が深いまな板，凹凸の多い器具，器具内面
		日光消毒	無料			

[†]　食品取扱い施設内の消毒薬品としては，クレゾール，ヒビテン，過酸化水素は不適である．

ナトリウム液（通常，有効塩素濃度 100 mg/L か 200 mg/L に希釈して使用），**ア
ルコール製剤**（通常，エタノール濃度[*1] 75〜80 % を使用），**逆性石けん液**（通
常，逆性石けん濃度 0.2〜1 % で使用）が用いられる．次亜塩素酸ナトリウム液
は調理器具や野菜の殺菌，アルコール製剤は乾いた器具類や手指の消毒に適して
おり，逆性石けん液は手指の消毒に適している[*2]．これらの消毒液には長所と
短所があるため，適切に使い分ける必要がある．逆性石けん（成分は塩化ベンザ
ルコニウムなどの第四級アンモニウム塩）は，普通石けんが化学的にはマイナス
（−）に荷電しているのに対してプラス（＋）に荷電しているため逆性石けん
（または陽性石けん）とよばれる．

　また，近年では，**次亜塩素酸水**（非解離の次亜塩素酸分子が有効成分）生成装
置を導入している施設も多いが，次亜塩素酸ナトリウム液より低い有効塩素濃度
で効果があり，特に酸性および微酸性次亜塩素酸水は器具の金属腐食性が低く，
塩素臭も少ないため使いやすい．オゾン水も殺菌・消毒に用いられるが，殺菌力
がやや弱い難点がある．

　b．物理的方法　　**加熱殺菌**する場合には，食品の中心温度が 75 ℃ 以上，1
分以上（ノロウイルスの汚染が考えられる場合は 85〜90 ℃ で 90 秒以上）に
なることを確かめる．まな板や調理器具類は沸騰水中で数分以上の加熱を行う．
熱湯をかける場合はかけた表面が手でさわれないほど熱くなるまで（80 ℃
以上で 10 秒以上）熱湯をかけないと殺菌は不十分である．熱には**乾熱**と**湿熱**が
あり，同じ温度でも殺菌力に大きな差がある．**乾熱**とは，オーブンのような水分
の少ない状態（空気中）での加熱であり，熱の伝導が非常に悪いため（サウナ風
呂でやけどしないのはそのため），殺菌に要する時間が湿熱に比べて非常に長く
かかる．**湿熱**とは沸騰水中のような水分が多い状態での加熱であるため，熱の
伝導が速く殺菌に要する時間も短くてすむ．したがって，加熱による殺菌を行う
場合は，乾熱殺菌なのか湿熱殺菌なのかを考えて有効な加熱時間を設定する必要
がある．

　加熱調理のうち，焼く，炒める，揚げる，などは乾熱調理であり，煮る，ゆで
る，蒸す，などは湿熱調理に相当する．したがって，ハンバーグをフライパン上
で焼くなどの乾熱調理では中心温度が上がりにくく，十分な時間加熱しないと中
心部の食中毒菌が死滅しない．油で揚げるフライやから揚げでは，油の温度は高
くても乾熱加熱のため食品の中心部までの熱の通りが悪いため，殺菌不十分にな
りやすい．加熱調理にあたっては乾熱加熱なのか湿熱加熱なのかに注意して作業
することが重要である．

　紫外線による殺菌は，紫外線が光線として当たる部分は殺菌可能だが，陰に
なっている部分やくぼみの部分の殺菌は期待できない．紫外線殺菌装置付きの熱
風式包丁・まな板殺菌乾燥（保管）庫もあるが，重なったまな板の裏側などには
効果がなく，熱風による殺菌しか期待できないことに注意する．紫外線殺菌を利
用した他の方法として，昔から利用されてきた日光消毒もふきんやまな板などの
殺菌消毒法として有効であるが，天候の具合や季節，日光の当たる角度などによ
り効果に著しい差が生じる難点がある．

有効塩素：殺菌作用や漂白
作用を示す化学反応を起こ
す塩素化合物（次亜塩素酸
分子や次亜塩素酸イオン）
中に含まれる塩素のこと．

*1　日本の消毒用エタノー
ル（アルコール）濃度：76.9
〜81.4 %
厚生労働省通達のコロナ対
策エタノール濃度：原則
70〜95 %

*2　次亜塩素酸ナトリウム
液や逆性石けん液は複数社
から販売されており，用法
に従って希釈して使用す
る．特に，次亜塩素酸ナト
リウム液は希釈すると保存
中に殺菌力が低下するの
で，その都度希釈して使用
する．

9・1・5 水の衛生

　調理場だけでなく食品を取扱うすべての施設は，使用する**水の衛生**にも注意を払う必要がある．食品を洗う水だけでなく，器具類や装置類，食器などの洗浄に用いる水は衛生的なものでなければならない[*1]．

　食品衛生法では，食品を扱う施設の使用水は食品衛生法の規格基準で規定される**食品製造用水**（調理用も含む）の基準を満たす水を使用しなければならない．
1）水道法に規定する水道事業の用に供する水道，専用水道もしくは簡易専用水道により供給される水〔水質基準を表9・2（a）に示す〕，

　2）表9・2（b）に掲げた26項目の基準に適合する水

と定められており，1）または2）のどちらかの水でなければ食品取扱い施設で使用（製造・加工・調理・器具や手の洗浄など）してはならない．

　過去には，使用していた井戸水が病原菌に汚染されていたために起こった大規模な食中毒事例も多い[*2]．このような水系感染による食中毒は，その水に接触した食品や器具類などを広範囲に病原菌が汚染するので多数の患者が出る大規模事例になりやすい．したがって，使用する水が2）の水に相当する井戸水（地下水）である場合には必ず塩素殺菌装置を取りつける．

　また，水道法では水道末端（蛇口水）で**残留塩素**が0.1 mg/L以上存在するように調整して供給されるが，病院や学校，工場などでは，それらの水道水をいったん受水槽に貯留しており，受水槽内での細菌汚染の可能性も考えられる．そのため，食品取扱い施設では，1），2）の水の種類にかかわらず，毎日，使用する水に必ず残留塩素が0.1 mg/L以上存在することを確かめる．

9・1・6 自然毒および化学物質による食中毒の予防

　フグ毒やキノコ毒などの自然毒による食中毒については§4・7（p.95）に記したように，ほとんどが，魚介類（有毒魚や有毒化した貝類など）か植物（毒キノコや有毒植物など）が原因食品であり，食用種（部位）と有毒種（部位）との誤認，すなわち生半可な知識で鑑別した食材を使用した素人料理に基づくことが多い．したがって自然毒食中毒の予防は，信用できる業者からの食材のみを使用し，素人が海や山から採取してきた食材は使用しないことに尽きる．ただし，ジャガイモの発芽部位のソラニン（有毒アルカロイド）のような，保存中に有毒物質が生じるものにあっては，適切な保管と発芽部位の除去を行うなど調理に従事する者が適切な対策を行う必要がある．

　調理場における化学物質による食中毒[*3]として，1964年に即席めんに含まれる油脂の劣化による食中毒事件が発生した（油の過酸化物による食中毒については§9・2・2c参照）が，即席めん中の油脂の規格基準が設定されたことによりこのような事例は激減した[*4]．ほかには，食塩や砂糖などの調味料と間違えて他の粉末薬剤を加えて食中毒が起こった事例もある．

　したがって，化学物質による食中毒の予防には，新鮮な食材の使用と食材の適切な保管，粉末調味料などを誤認しないための容器への表示と食品保管庫内の整理整頓などが重要である．

[*1] 厚生労働省では，2020年に有機フッ素化合物の一種であるPFOS（ペルフルオロオクタンスルホン酸）およびPFOA（ペルフルオロオクタン酸）を水質管理目標設定項目に位置づけ，PFOSとPFASの合算値で50 ng/L以下とする暫定目標値を定めている（§5・1・5b, p.119参照）．

[*2] O157（p.78 §4・4・5b），クリプトスポリジウム（p.156 §7・1c）の井戸水から集団感染の例などがある．

残留塩素：公的施設から供給される水道水は，浄化されたあと塩素消毒されて配水されている．大部分の有効塩素は殺菌時や有機物との接触などにより分解消失するが，水道水中には殺菌力のある塩素（次亜塩素酸イオンなどとして存在）が残る．を残留塩素とよび，これは水道管を通って蛇口から出てくるまでの水道水の安全性を保つために必要で，水道末端水（家庭などの蛇口水）で0.1 mg/L以上存在するように調整されている．

[*3] 鮮度が悪い青魚に含まれていることがあるヒスタミンによる食中毒を化学物質性食中毒に含める考え方もあるが，本書では"アレルギー様食中毒"として独立させている．表4・1(p.63)，§4・8（p.105），§9・2・2a（p.189）を参照．

[*4] 事件時の過酸化価は400〜600と非常に高かった（過酸化物価についてはp.190欄外参照）．一方2009年，即席めんの摂取による吐き気，腹痛，下痢，発疹の症例報告があったが，油脂の酸価および過酸化物価には問題がなく，原因不明であった．過酸化脂質そのものでなく，二次生成物のアルデヒド，ケトン，アルカンなどが原因である可能性も指摘されている．

表 9・2　食品製造用水の水質基準[†1]

(a) 水道法による水道水の水質基準[†2]

項　目	規　格　値	項　目	規　格　値
●細菌数		●有機ハロゲン化合物など（つづき）	
1. 一般細菌	集落数 100/mL 以下	27. トリクロロ酢酸	0.03 mg/L 以下
2. 大腸菌	検出されないこと	28. 臭素酸	0.01 mg/L 以下
		29. ホルムアルデヒド	0.08 mg/L 以下
●有毒物質			
3. カドミウムおよびその化合物	0.003 mg/L 以下	●カビ臭物質	
4. 水銀およびその化合物	0.0005 mg/L 以下	30. ジェオスミン	0.00001 mg/L 以下
5. セレンおよびその化合物	0.01 mg/L 以下	31. 2-メチルイソボルネオール	0.00001 mg/L 以下
6. 鉛およびその化合物	0.01 mg/L 以下		
7. ヒ素およびその化合物	0.01 mg/L 以下	●金属元素など	
8. 六価クロム化合物	0.02 mg/L 以下	32. 亜鉛およびその化合物	1.0 mg/L 以下
9. シアン化物イオンおよび塩化シアン	0.01 mg/L 以下	33. 鉄およびその化合物	0.3 mg/L 以下
10. フェノール類	0.005 mg/L 以下	34. 銅およびその化合物	1.0 mg/L 以下
		35. ナトリウムおよびその化合物	200 mg/L 以下
●有機ハロゲン化合物など		36. マンガンおよびその化合物	0.05 mg/L 以下
11. フッ素およびその化合物	0.8 mg/L 以下	37. 塩化物イオン	200 mg/L 以下
12. 四塩化炭素	0.002 mg/L 以下	38. カルシウム, マグネシウムなど（硬度）	300 mg/L 以下
13. 1,4-ジオキサン	0.05 mg/L 以下	39. アルミニウムおよびその化合物	0.2 mg/L 以下
14. 塩素酸	0.6 mg/L 以下	40. ホウ素およびその化合物	1.0 mg/L 以下
15. ジクロロメタン	0.02 mg/L 以下		
16. シス-1,2-ジクロロエチレンおよびトランス-1,2-ジクロロエチレン	0.04 mg/L 以下	●その他	
17. テトラクロロエチレン	0.01 mg/L 以下	41. 蒸発残留物	500 mg/L 以下
18. トリクロロエチレン	0.01 mg/L 以下	42. 陰イオン界面活性剤	0.2 mg/L 以下
19. ベンゼン	0.01 mg/L 以下	43. 非イオン界面活性剤	0.02 mg/L 以下
20. クロロホルム	0.06 mg/L 以下	44. 硝酸態窒素および亜硝酸態窒素	10 mg/L 以下
21. ブロモホルム	0.09 mg/L 以下	45. 亜硝酸態窒素	0.04 mg/L 以下
22. ジブロモクロロメタン	0.1 mg/L 以下	46. 有機物（全有機炭素（TOC）から算出）	3 mg/L 以下
23. ブロモジクロロメタン	0.03 mg/L 以下	47. pH 値	5.8 以上 8.6 以下
24. 総トリハロメタン（20〜23 の計）	0.1 mg/L 以下	48. 味	異常でないこと
25. クロロ酢酸	0.02 mg/L 以下	49. 臭気	異常でないこと
26. ジクロロ酢酸	0.03 mg/L 以下	50. 色度	5 度以下
		51. 濁度	2 度以下

(b) 食品衛生法による 26 項目の基準[†3]

項　目	規　格　値	項　目	規　格　値
●細菌数		●金属元素など	
1. 一般細菌	集落数 100/mL 以下	12. 亜鉛	1.0 mg/L 以下
2. 大腸菌	検出されないこと	13. 鉄	0.3 mg/L 以下
		14. 銅	1.0 mg/L 以下
●有毒物質		15. マンガン	0.3 mg/L 以下
3. カドミウム	0.01 mg/L 以下	16. 塩素イオン	200 mg/L 以下
4. 水銀	0.0005 mg/L 以下	17. カルシウム, マグネシウムなど（硬度）	300 mg/L 以下
5. 鉛	0.1 mg/L 以下		
6. ヒ素	0.05 mg/L 以下	●その他	
7. 六価クロム	0.05 mg/L 以下	18. 蒸発残留物	500 mg/L 以下
8. シアン（シアン化物イオンおよび塩化シアン）	0.01 mg/L 以下	19. 陰イオン界面活性剤	0.5 mg/L 以下
9. フェノール類	0.005 mg/L 以下（フェノールとして）	20. 有機物など（過マンガン酸カリウム消費量）	10 mg/L 以下
		21. 有機リン	0.1 mg/L 以下
		22. pH 値	5.8 以上 8.6 以下
●有機ハロゲン化合物など		23. 味	異常でないこと
10. 硝酸性窒素および亜硝酸性窒素	10 mg/L 以下	24. 臭気	異常でないこと
11. フッ素	0.8 mg/L 以下	25. 色度	5 度以下
		26. 濁度	2 度以下

†1　水道水，専用水道水，簡易専用水道水を使用する場合は (a) の基準が，それ以外の水（井戸水など）を使用する場合は (b) の基準が適用される.
†2　2020 年 4 月 1 日施行.
†3　2018 年 2 月 27 日改正.

9・2　一般衛生管理

　調理場などの食品取扱い施設では，施設内を清潔に保つ，従業員の手洗い，異物混入対策を適切に行うなどの**一般衛生管理**が食中毒予防や異物混入防止にはもちろん，後述の HACCP（危害要因分析重要管理点）システムを導入するにあたっても重要かつ不可欠〔§9・3（p.191）参照〕であるので，一般衛生管理の具体策について解説する．

9・2・1　調理場などの食品取扱い施設での衛生確保

　調理場などの食品取扱い施設での**衛生確保**については，施設や設備などのハード面と，従事者の実際の作業や衛生意識，衛生管理マニュアルの整備などのソフト面の両方の整備と充実が不可欠である．

　a. 施設設備の衛生管理　食品取扱い施設の施設面における衛生上の最重要点は，施設内部が“汚染（作業）区域”，“準清潔（作業）区域”，“清潔（作業）区域”に区分（これを**ゾーニング**という）されていることである．それぞれが壁や扉で区画されている方がより望ましいが，区画されていなくても床の色を変えるとか，テーピングするとかによって区分する．**汚染区域**とは，食材の搬入・保管，皮むきなどの下処理，従業員トイレ，回収後の食器の洗浄場所など，病原菌汚染の可能性の高い場所をさす．**準清潔区域**とは，下処理後の食材を殺菌洗浄やカットしたり，加熱処理などを行う場所をさす．**清潔区域**とは，加熱後の食品をカットしたり和えたり盛りつけたりする場所で，病原菌汚染があってはならない作業を行う箇所をさす．“汚染区域”，“準清潔区域”，“清潔区域”に区分された食品取扱い施設の例を図9・2に示す．

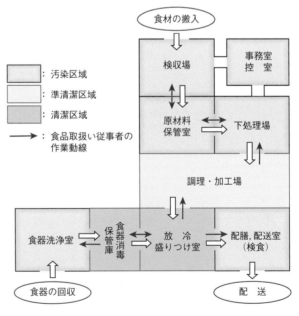

図 9・2　食品取扱い施設の区分（ゾーニング）例

これらの区域を区分（区画）することで，作業動線*の簡素化を図ると同時に，従事者の衛生意識の向上につながる．区域が異なれば当然使用する器具や機器類も専用化されることになり，交差汚染を防ぐことも可能になる．このような区分（区画）を確保するには，調理場内の設備（流しや手洗い，加熱設備など）や機器類（冷蔵庫，冷凍庫，ミキサーなど）の配置（レイアウト）が重要となる．したがって，調理場内の衛生向上を図るには，"汚染区域"，"準清潔区域"，"清潔区域"のゾーニングを基本に作業動線を考え，設備や機器類を適切にレイアウトすることが必要である．

さらに，各区域とも床に水を垂れ流す（これはウェットシステムとよばれる）ことは病原菌の温床となりやすいため，水があふれたり，水を流したりしない**ドライシステム**に切替えることが望ましい．流しを水が床に落ちにくい縁壁つきのものに変えたり，床にこぼれた水はモップでふきとるようにするほか，作業靴をスニーカーに変更することなどでドライシステム化が可能となり，床や壁が細菌の温床になるのを防ぐことができる．また，作業区域別に履物の履き替えを行う必要がある．

b. 従事者の衛生管理　食品の病原菌汚染は食品取扱い施設内で働く食品取扱い従事者（調理員，栄養士，食品工場の作業員など）が介在して起こる場合が多い．調理員が病原菌の保菌者であったり，調理員の手指を介しての病原菌の

* 調理場や食品製造施設内で，従事者が調理や製造・加工などの作業をする際に動き回る経路を**作業動線**とよぶ．作業動線は単純でなければならない．〔可能なかぎり一方通行（ワンウェイ）が望ましい．〕

ドライシステム: 調理場の床などを水を流さず清掃し，作業者もゴム長靴ではなくスニーカーで作業するシステム．

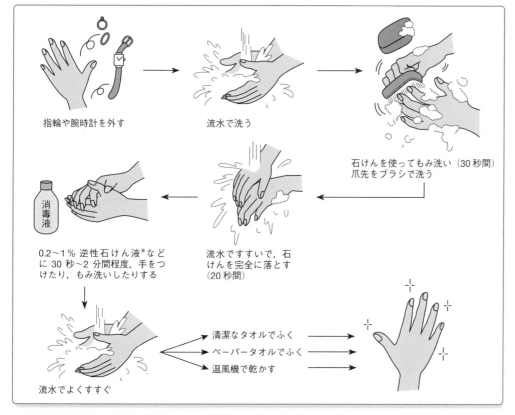

指輪や腕時計を外す

流水で洗う

石けんを使ってもみ洗い（30秒間）爪先をブラシで洗う

流水ですすいで，石けんを完全に落とす（20秒間）

消毒液

0.2〜1% 逆性石けん液*などに 30 秒〜2 分間程度，手をつけたり，もみ洗いしたりする

流水でよくすすぐ

清潔なタオルでふく →
ペーパータオルでふく →
温風機で乾かす →

図 9・3　手指の消毒法　（*アルコール噴霧剤で代替する場合は，手指の水分を完全にふき取ったのち，アルコール噴霧剤を手に擦り込む．）

二次汚染や器具などの殺菌処理が不十分で食中毒が発生した事例も過去に多数発生している．したがって，従事者の衛生意識や衛生的作業の実行が食中毒予防に重要である．調理場で働く調理員や栄養士，食品工場の作業員は病原菌の保菌者にならないように食生活に気をつけるとともに定期的な検便を行い病原菌を保有していないことを確認しておく必要がある．さらに，衛生管理マニュアルや作業マニュアルの整備を行うと同時に，それらが忠実に実行されているかどうかを点検することも重要である．従事者は，作業中に指輪やマニキュア，イヤリング（ピアス）などは外すことはもちろん，清潔な作業服（必要に応じてエプロンをつける）と作業帽，マスクなどを身につけ調理場専用の靴を履き，手指の殺菌消毒を逆性石けんなどで入念に行って作業に従事する．手指の殺菌消毒は作業開始前だけでなく作業中にも適宜行う．また，従事者は定期的な研修会や講習会などを通じて衛生に対する知識や技術の向上に努めることも大切である．調理場などで働く従事者が行う望ましい手指の消毒法を図9・3に示す．

この殺菌消毒法で，逆性石けん液での殺菌消毒をていねいに行うことが最も重要なポイントであることはいうまでもないが，普通石けん洗浄後の水洗と最後のペーパータオルなどによる水分除去も大切なポイントとなる．その理由は，前者は普通石けん成分を完全に流水で洗い流しておかないと逆性石けんの殺菌効果を消してしまう（普通石けんはマイナスに荷電しており，残っていると逆性石けんのプラス荷電を打消す）ためであり，後者はせっかく殺菌消毒した手指を共用の布タオルなどでふくと細菌やウイルスによる再汚染が起こるからである．

c. 調理作業における衛生管理　　調理作業の各場面における衛生上の問題点とその対策を表9・3に示す．

食中毒菌の汚染は多様な箇所で生じるため，それぞれの箇所においてその対策を考えておく必要がある．なかでも，§9・1・3で述べた二次汚染対策や加熱温度の管理は最も重要な衛生管理事項といえる．

加熱温度の管理では，**中心温度測定**がポイントとなる．中心温度測定により，加熱している食品の中心部分まで熱が通っているかどうかを調べ，加熱による殺菌が十分であるかどうかを確認することができる．炊飯中のごはんのように中心温度を測定しにくい場合はその代替法を用いてもよい．たとえば炊飯中のごはんの加熱温度の確認には，炊飯中の湯気の噴出とその時間の測定により確認するとか，揚げ物では油温と揚げ時間で代替（ただし，同じ大きさのもので中心温度の上昇を確認しておく必要がある）することも可能である．

加熱調理にあたっては中心温度を常に確認することが大切であるが，すべての加熱食品に対して行うことができない場合もある．その場合には表9・4（p.186）に示した優先順位を参考に実行するとよい．

d. 食品・器具の洗浄と殺菌・消毒

i）食品の洗浄と殺菌・消毒

わが国で問題となる食品（食材）の汚れとしては，野菜類に付着した土汚れや昆虫類，丸体鮮魚に付着した異物くらいであり，これらは調理作業における下処理過程で注意深く水洗浄と目視検査（ハンドピック）を行えば除去できる．野菜

表 9・3 調理作業における衛生上の問題点とその対策

区分	作業	考えられる衛生上の問題点	対策例
汚染作業	野菜の皮むき・洗浄	皮表面の微生物・汚れの器具，手指，シンクなどへの二次汚染	器具やシンクの専用化か洗浄・消毒
	ジャガイモの芽取り・皮むき	芽取り・皮むき不十分による毒素（ソラニン，チャコニン）の残存	発芽・緑色部分の完全除去
	生肉の袋出し	生肉に付着している微生物の手指，器具，他の食品への二次汚染	垂れたドリップ液や肉をさわった手指の洗浄・消毒
	生魚，冷凍魚の袋出し	魚に付着している微生物の手指，器具，他の食品への二次汚染	垂れたドリップ液や魚をさわった手指の洗浄・消毒
	冷凍食品の解凍	解凍後の不適切な保管〈温度，時間〉による細菌増殖，解凍後のドリップによる微生物の手指,器具,他の食品への二次汚染	短時間の解凍（前日からの室温解凍は危険！），ドリップが垂れない，漏れないような保存容器中での解凍
	野菜の細切	細切器具・機械からの微生物汚染 野菜から器具・機械への微生物汚染	使用前後の洗浄・消毒
	生肉・生魚のカット	生肉・生魚から器具・手指への微生物汚染	器具の専用化,作業後の手指・器具の洗浄・消毒
	割 卵	非新鮮卵の混入，割卵液の不適切な保管による微生物増殖，器具・容器への微生物汚染，殻破片の混入	異常卵の廃棄，割卵液の長時間放置・保管はしない，使用した器具の洗浄・消毒，殻破片の完全除去
準清潔作業	加熱加工食品のカット	細切器具・機械からの微生物汚染	使用前後の洗浄・消毒
	グリル・オーブンで焼く	厚い食品内部での微生物の生残	中心部までの熱の通りを中心温度計で確認
	炒める	加熱不十分による微生物の生残	十分な撹はんと中心温度計による複数箇所の温度測定
	揚げる	加熱不十分による微生物の生残	中心部までの十分な加熱,中心温度計で確認
	煮る・ゆでる・蒸す	加熱不十分による微生物の生残	決められた加熱時間を守る
	焼いたもの，揚げたもの，ゆでたものの放冷・保管・水切り	容器（バット，ざるなど）からの微生物汚染ならびに増殖，長時間保管中の生残微生物・芽胞の発芽・増殖	容器の使用前後の洗浄・消毒，長時間の室温保管はしない
	鍋のまま放冷	放冷中の生残微生物・芽胞の発芽・増殖	撹はんしながらの送風による急速冷却（長時間の室温放冷は非常に危険！）
	中間品の冷蔵保管	冷却不十分による生残微生物・芽胞の発芽・増殖	急速冷却後に冷蔵庫に入れる，冷蔵庫の温度確認
清潔作業	調味液の作製	器具・機器からの微生物汚染，長時間室温保管中の微生物増殖	容器の使用前の洗浄・消毒，長時間の室温保管はしない
	和える・混ぜる	手指・器具・機械からの微生物汚染	作業前に手指，器具，機械の洗浄・消毒，手袋の使用
	配 缶†	配缶器具，缶，手指からの微生物汚染	作業前に配缶器具，缶，手指の洗浄・消毒，手袋の使用
洗浄・後処理作業など	調理器具・機械の洗浄	器具・機械の表面の微生物の生残と増殖，夜間の害虫などの徘徊による微生物汚染	汚染除去に適した洗浄・消毒と乾燥，むき出し保管をしない
	食器の洗浄	食器表面の微生物残存と増殖，夜間の害虫などの徘徊による微生物汚染	汚染除去に適した洗浄・消毒と乾燥，むき出し保管をしない
	調理室の清掃と床洗浄	食品くず片や濡れた箇所での微生物の増殖，ゴキブリなどの繁殖	隅々までの清掃，ドライ化に努める，害虫駆除
	調理台，シンクの洗浄	食品で汚れた箇所や濡れた箇所での微生物の増殖	汚染除去に適した清拭と消毒，乾燥
	保存食の採取	手指からの微生物の汚染や食品間の相互汚染 → 検体としての不良化	素手で触らないようにビニール袋を裏返して間接的に採取するか，食品ごとに採取器具（殺菌済み）を替える
	室温保管食材の保管	乾燥・吸湿・酸化などによる品質劣化，微生物の増殖，害虫侵入	先入れ先出し，使用期限の確認，湿気・防虫対策

† 配缶: 調理場内で食缶の中に給食を入れること

表 9・4　加熱調理における中心温度測定の優先順位

中心温度測定†の必要性	乾熱加熱料理（焼く，炒める，揚げる）	湿熱加熱料理（煮る，蒸す，ゆでる）
大（必ず実施する）	ハンバーグ・サイコロステーキ(結着肉) 八宝菜など炒め物中の肉団子 スクランブルエッグ 厚焼き卵 鶏肉のから揚げ 生肉片入りの炒め物 卵とじ類（強加熱でとじるもの） 貝類の焼き・炒め・揚げ物 焼きギョウザ（蒸し操作なし）	再加熱時の大鍋汁物 肉団子の煮物 冷凍魚（切身）の煮物 茶碗蒸し 鍋料理中の生カキ 再加熱時のカレールー・スープ・シチュー
中（可能なかぎり実施）	ビーフステーキ・サイコロステーキ（結着肉以外） 焼き魚 トンカツ 魚・エビのてんぷら コロッケ	汁中の肉団子・魚肉つみれ 貝類の煮物・汁物 蒸しギョウザ・水ギョウザ 煮魚 ゆで卵 すき焼き風の煮つけ おでん中のスジ肉・鶏肉
小（実施が望ましい）	ウインナーソーセージなどの炒め物 イカのてんぷら ドーナツなどの揚げ菓子 野菜だけの炒め物 野菜のてんぷら ゆでたスパゲティーの炒め物	イモ，ニンジンなどの煮物 ラーメン・チャンポン 蒸しまんじゅう・肉まん カレールー・スープ・シチュー 煮豆 米飯，ゆでマカロニ・スパゲティー おでん中の魚ねり製品・野菜

†　食品の中心温度が測定しにくい（食品片が小さすぎる，薄すぎる，毎回の測定操作が困難など）場合は，代替法〈煮物やごはんの炊飯温度 → 湯気の噴出と噴出時間〉，〈揚げ物 → 油温と揚げ時間〉でもよい．ただしいずれの場合も，同一品での中心温度測定を 1 回は行って確認しておく．

3 槽シンク：シンク槽が三つ連結されたシンクで，第 1 槽で下洗い，第 2 槽で塩素消毒，第 3 槽で仕上げ洗いを行う．

類の洗浄にあたっては，**3 槽シンク**を用いることが望ましい．野菜用の洗浄剤を利用してもよいが，その場合には，食品衛生法で定められた“洗浄剤の使用基準”を遵守する．サラダなどに用いる生食用の野菜は，それらを原因食品とする大腸菌 O157 食中毒事例なども報告されていることから，**塩素消毒**するか沸騰水中につけて 5～10 秒程度の表面殺菌を行う．

ii）調理器具類の洗浄と殺菌・消毒

まな板・包丁殺菌庫：紫外線照射と加熱処理ができる密閉式収納庫．

　まな板は可能なかぎり木製を避け，プラスチック製かゴム製を使用する方が，洗浄と殺菌・消毒も容易であり，包丁傷内の汚染細菌も殺菌できる．まな板や包丁などの殺菌・消毒には**まな板・包丁殺菌庫**を利用するとよい．ピーラー（ジャガイモなどの皮むき機），ミキサー，フードプロセッサーなどは，使用後に刃を外して洗浄する．これらの内部は熱湯か塩素剤で殺菌・消毒する．冷蔵庫内の洗浄と殺菌・消毒も，定期的（週に 1 回程度）に内部の食品をすべて出して，まず逆性石けん液か塩素剤を染み込ませた清潔な布ふきんで拭き，水拭き後，消毒用アルコールで拭き上げる．

iii）食器の洗浄と殺菌・消毒

　食器の汚れは食品残渣由来の油脂，タンパク質，デンプンであり，これらが複

合して汚れを形成する．これらの汚れは乾燥するといっそう除去が難しくなるので，使用後の食器は乾燥する前に洗浄することが重要である．食器の汚れで特に除去しにくいのは油汚れであり，これは水洗いだけではほとんど除去できないので食器用洗剤を使用して洗浄するが，洗剤に頼りすぎるのではなく，スポンジやたわしを用いて手でよくこすり落とすことが大切である．脂肪分解酵素などの酵素入り洗剤を利用する場合は，数十分程度の浸け置きをしてから洗浄すると効果的である．食器の洗浄に洗剤を用いる場合も食品衛生法で決められた“洗浄剤の使用基準”を遵守する．乾燥してこびり付いた汚れや，茶しぶなどが染みついた食器や湯飲みなどを洗浄するときは，研磨剤（クレンザー）を付けたブラシや金属たわしで十分にこすり落とす．食器が少量の場合は，通常は洗浄後に水分を拭き取って自然乾燥させればよいが，大量の場合や衛生度が強く求められるときは食器用熱風（温風）乾燥消毒機を利用すると効果的である．それがない場合には，塩素剤（漂白剤）処理または熱湯消毒を行う．最近は，ジェット水流による自動洗浄と熱風乾燥を連続的に行う洗浄乾燥装置も多く市販されているので，それらを利用することも可能である．食器の洗浄が完全に行われたかどうかを調べる簡易検査法[*1]も多用される．

e. メニュー別の衛生的危険度と検査用保存食の採取・保管　調理して提供するメニューには多種多様なものがあるが，衛生的な観点からそれらの**危険度**を考えてみると表9・5のようになる．すなわち，まず，加熱メニューか非加熱メニューかによって危険度は大きく変わるし，加熱メニューでも加熱後に手を加えるものは危険度が増加する．また，同じ加熱でも乾熱加熱か湿熱加熱かによっても危険度は異なる（§9・1・4bを参照）．したがって，危険度が高いメニューほど，厳重な衛生管理が必要となることはいうまでもない．

検査用保存食（以降は単に**保存食**と記す）の採取と保管は，万一，食中毒などの事故があった場合の最も有用な調査試料となる[*2]．保存食を調べることで，食中毒などの原因が明らかになる場合もあるし，逆に陰性証明（食中毒の原因食ではなかったことの証明）にもなるので，必ず保存食は2週間以上，冷凍保管する．その採取にあたっては，それぞれの食品ごとに約50gを異なった容器（または清潔なビニール小袋）に採り，いつのメニューかわかるようにラベルを貼って冷凍保管する．可能なかぎり，原材料も同様に保管する．それぞれの食品の採取時に相互汚染させないよう，採取用具を変えるなどの注意も必要である．

保存食の保管は，提供した食事の全食品と原材料のすべての2週間分を保存することが原則である．しかし，病院給食などでは，一般食（常食）のほか，肝臓病食，糖尿病食，腎臓病食，さらにはその刻み食など1回の食事のメニューが多種類にわたるうえ，1日の3回（朝，昼，夕）分の食事の全食品と原材料のすべてを2週間以上保存することは実際には容易なことではない．それを可能にするためには保存食専用の大型冷凍庫が必要となる．もし，調理場内にそのような大型冷凍庫がない場合や既存の冷凍庫に十分な保管スペースがない場合には，表9・6（p.189）に示した優先順位を参考に保管するとよい．

[*1]　デンプン汚れの残留チェックにはヨウ素液を，油分汚れの残留チェックにはオイルオレンジ色素液を，タンパク質汚れの残留チェックにはニンヒドリン液を掛けて調べる．汚れが残っていると，その箇所がそれぞれ発色する．比較的安価な簡易検査キットも市販されている．

[*2]　**検食と保存食**：学校給食法では調理直後に児童に問題なく提供できるか確認するために学校長などが安全かどうかを確認することを**検食**という．また，万が一食中毒が疑われた場合に検査用で保存しておくものを**保存食**とよんでいる．一方，食品衛生法施行条例，大量調理施設衛生管理マニュアルでは，検査用に保存しておくものを**検食**とよんでいる．学校給食における検食と保存食（検査用保存食）の違いに留意する．

表 9・5 メニュー別の衛生的危険度

	調理方法		提供方法または食材	メニュー例	危険度†2	考えられる危険	食中毒事故防止法
加熱メニュー	加熱†1調理後,手や包丁には触れない	a.	調理後熱いうちに提供	ラーメン,ビーフステーキ,てんぷら,ギョウザ,茶碗蒸し	1		
		b.	数時間置くこともある(固形)	煮魚,焼き魚,野菜煮,ピラフ,チャーハン,パスタ	2	保管中の芽胞形成食中毒菌の増殖	保管温度・時間に注意
		c.	数時間置くこともある(汁物)	カレールー,スープ,シチュー	2	放置中のウェルシュ菌の増殖	長時間放置しない,低温保管
	加熱調理後,手やまな板,包丁などに触れる(こともある)	d.	触れた後すぐ提供	トンカツ	1		
		e.	数時間置くこともある	にぎりめし,厚焼き卵	3	ブドウ球菌やサルモネラ属菌などの汚染と増殖	加熱後の清潔な取扱い,低温保管
	加熱調理後,冷やす(冷えた状態になる)	f.	冷えてまもなく提供	そうめん,ざるそば	1		
		g.	数時間置くこともある	冷製スープ	2	放置中のウェルシュ菌の増殖	長時間放置しない,急速冷却,低温保管
	加熱調理後,非加熱のものと混ぜる		非加熱メニューに該当 → (m, n)				
	加熱調理品を複数合わせる(混ぜる)	h.	調理後熱いうちに提供	カレーライス(ルーはcに相当),あんかけ	1		
		i.	数時間置くこともある	野菜煮物の盛合わせ	2	盛合わせ時の食中毒菌,ウイルス汚染と増殖	盛合わせ時の清潔な取扱い,低温保管
	加熱を半生状でとどめる(こともある)	j.	調理後すぐ提供	カツ丼,親子丼,目玉焼き	3	卵のサルモネラ属菌生残	新鮮卵,殺菌(液)卵の使用
		k.	数時間置くこともある	スクランブルエッグ,たたき	4	サルモネラ属菌生残と増殖	新鮮卵,殺菌(液)卵の使用,低温保管
	細切,混合した非加熱品を盛る	l.	客に加熱調理させる	焼肉,しゃぶしゃぶ,鍋物	3	加熱不十分,二次汚染によるサルモネラ属菌,O157などの汚染	菌非汚染食材の提供,生食材用はしの提供
非加熱メニュー	加熱品と非加熱品を混ぜる(合わせる)	m.	非加熱品が魚介・肉でない	冷めん,マカロニサラダ,白和え	3	二次汚染などによる食中毒菌,ウイルス汚染と増殖	新鮮な食材の使用,低温で短時間の保管
		n.	非加熱品が魚介・肉・卵	にぎりずし,ちらしずし,鉄火丼	4	非加熱食材の食中毒菌,ウイルス汚染と増殖	新鮮な食材の使用,調理時の二次汚染防止
	非加熱品を細切または混合する(魚介類)	o.	冷凍魚介か酢漬け	冷凍魚の刺身,しめサバ	3	腸炎ビブリオ,コレラ菌汚染	検品の実施(生食用食材の吟味)
		p.	それ以外	非冷凍魚の刺身,生カキ	4	腸炎ビブリオなどの汚染と増殖	新鮮な食材の使用,調理時の二次汚染防止
	非加熱品を細切または混合する(食肉類)	q.	微加熱や酢漬け後に提供	酢モツ,トリ皮	3	サルモネラ属菌,カンピロバクターの生残	食材の十分な洗浄,二次汚染の防止
		r.	それ以外	レバー刺し,トリ刺し,ユッケ	4	サルモネラ属菌,カンピロバクター,O157の感染	生食用に解体された食材の使用
	非加熱品を細切または混合する(野菜類)	s.	細断,細切のみ	千切りキャベツ,パセリ	2	食中毒菌,ウイルスの濃厚汚染もまれにある	念のため殺菌消毒する
		t.	和えたり,塩もみなどをする	ポテトサラダ,キュウリもみ	2	二次汚染などによる食中毒菌,ウイルス汚染と増殖	二次汚染の防止(手指,調理器具の消毒)
		u.	漬込み後に提供	漬物(浅漬け)	2	二次汚染などによる食中毒菌,ウイルス汚染と増殖	二次汚染の防止(手指,調理器具の消毒)
	魚介類,食肉類,野菜類以外の非加熱品をそのまま,または細切・混合後提供	v.	冷蔵品を提供	冷や奴,ミルク	1	冷蔵保管中の食中毒菌,ウイルス汚染と増殖	食中毒菌,ウイルス汚染の防止(手指消毒),短時間の保管
		w.	常温保存品を提供	塩辛,納豆,ジャム	1	カビの発生や食中毒菌,ウイルス汚染と増殖	未開封の賞味期限内のものを使用

†1 ここでいう"加熱"とは"沸騰以上の加熱"をさす.
†2 1: 食中毒事故がほとんどない, 2: 事故がときどきある, 3: 事故が多い, 4: 事故が非常に多い.

表 9・6　検査用 "保存食" として保存すべき食品の優先順位	
保存すべき優先順位	食品
高 ↑ 必ず保存	"一般食" のおかずおよび調理ご飯（炊いた後で手を加えるもの） 5 食以上の "特別食" のおかずおよび調理ごはん（同上） "一般食" および "特別食" のデザート（カットした果物など） 食材（肉，魚） 食材（卵，非加熱調理で提供する野菜）
できるだけ保存	食材（加熱調理しない加工食品，かまぼこなど） 5 食以下の "特別食" のおかずおよび調理ごはん
可能なら保存 ↓ 低	熱い汁物（スープ，味噌汁，お吸い物など） ごはん（炊いた後に手を加える調理ごはんを除く） 瓶または紙箱入りの牛乳，ヨーグルト，プリン 食材（加熱後摂取の冷凍食品および加工食品） 食材（加熱調理に使用する野菜，カットなどをしない果物） 食材（乾物類[*1]，缶詰品，瓶詰品）

*1　刻みのりが原因のノロウイルス食中毒が 2017 年に発生し，1000 人以上の患者を出したことがある．ノロウイルスは乾燥状態でも 2 カ月以上感染力を保持していた．

9・2・2　食品の変質防止・微生物対策

a. 魚の対策　魚は水揚げ後，死後硬直を経て，徐々に魚体の組織中で細胞の自己融解が始まり，細胞成分がゆっくりと分解されはじめる．それがある程度進むと組織の軟弱化が始まり，細胞の一部が壊れていく．すると魚体表面や腸管内に生息していた細菌が壊れた細胞の成分を利用して増殖を始める．そのあとは，急速に魚体組織の破壊と細菌増殖が進行していく．細菌増殖が対数的に進み，魚体組織の分解に伴ってアンモニアやアミン類，有機酸などが生じてきて腐敗臭や変色などがみられるようになると腐敗が始まったことになる．したがって，鮮度のよい[*2]魚とは，死後硬直後のまだ自己融解がそれほど進んでいない状態の魚をさし，それを調べる方法として **K 値測定法**〔§3・6d（p.60）を参照〕がある．漁獲後の保存温度が低いほど K 値は上昇しない．

揮発性塩基性窒素（VBN） はアンモニアや揮発性のアミン類の総量をさす．これらの成分は食品の腐敗の初期から発生しはじめるので，VBN を測定することで腐敗の進行程度を知ることができる．VBN 値は保存温度が高いほど早く上昇する．一般には，VBN 値が 25〜50 mg% を初期腐敗域，50 mg% を超えたものを腐敗域としている．VBN のうち，特に**トリメチルアミン（TMA）** は海産魚類の初期腐敗の指標として重要である．魚介類中のトリメチルアミンオキシドは，死後時間の経過とともに微生物の酵素によって TMA に変換される．新鮮な魚介類には TMA はほとんど存在しないが，TMA 量が 4〜5 mg/100 g になると初期腐敗の段階と判断される．ただし，エイやサメでは新鮮なものでも VBN 値が高いので，これらには当てはまらない．

ヒスタミンは，不揮発性アミンの一種で，魚体中に遊離のヒスチジンを多く含む青魚（サバ，アジ，イワシ，サンマなど）の自己融解の後に付着細菌の増殖に伴って，ヒスチジンから生じる〔図 9・4，§3・6b（p.60）を参照〕．

生じたヒスタミンが蓄積した生魚や干し魚などを食べると顔面紅潮，じんま疹

*2　**食品の鮮度**とは食品の新鮮さをいう．鮮度のよい食品とは科学的につぎのような食品をさす．
- 自己融解（オートリシス）がそれほど進んでおらず，細菌などの微生物の増殖もほとんどみられていない食品．
- 空気酸化や光による変化，形状の変化，異常な乾燥や湿度上昇がみられていない食品．したがって，色つやもよく弾力性に富み，張りがある食品．

VBN: volatile basic nitrogen（揮発性塩基性窒素）．§3・6c（p.59）を参照.

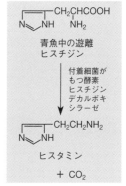

図 9・4　ヒスタミンの生成

などの症状を呈する**アレルギー様食中毒**[*1]を起こす．このアレルギー様食中毒はサバによるものが多く，昔から"サバの生き腐れ"といって注意を喚起してきたのは先人の知恵ともいえる．米国では健康障害を及ぼすヒスタミン量を50 mg/100 gとし，水産加工原料に対して5 mg/100 gの基準値を設けている．

魚の鮮度維持，変質防止には捕獲後すぐの冷蔵（氷冷）または冷凍，ならびに迅速な低温流通が最も重要である．10 ℃以下の低温では自己融解も細菌増殖も起こりにくいからである．魚の保存法にはほかに，乾燥して干物にする，塩漬けにする，燻製にするなどがあるが，これらもすべて細菌の増殖を抑制することにより保存性を高めている．

b. 食肉の対策　　生の畜肉類（主として牛，豚，鶏の肉および内臓）は，サルモネラ属菌，カンピロバクター，腸管出血性大腸菌などが汚染している可能性が高い食材なので，その取扱いには，特に注意を要する．また，牛肉のミオグロビン（色素タンパク質）は，空気に触れるとミオグロビン中の鉄分が空気中の酸素と結合してオキシミオグロビンが形成され，鮮やかな赤に発色する．さらに時間が経って酸化が進むと，オキシミオグロビンがメトミオグロビンへと変化して黒くなる．また，食肉中の脂肪も酸化されると風味が悪くなる．微生物の増殖によっても変色したり，ねとが発生したりする．この防止のためには，生の畜肉類はドリップ液がもれないように真空包装などにより密封して，5 ℃以下で冷蔵または冷凍保存する．生肉に触れた手指や調理器具は必ず殺菌・消毒する．ステーキ肉など肉塊を加熱調理する場合は，表面の色が変わるまで**十分に加熱する**[*2]．特に，ひき肉で作ったハンバーグや成型肉を加熱調理する場合には，内部に食中毒菌が潜んでいることも多いので，中心までしっかりと熱が通る（中心温度が75 ℃以上で1分以上）ように加熱をすることが重要である[*3]．

c. 油の対策　　油（食用油で揚げた菓子や即席めんなど）は空気（酸素）に接触していると徐々に酸化され，過酸化物（ペルオキシド）や酸化ラジカル，低級脂肪酸を生じる．いったん酸化が始まると自動的かつ加速度的に酸化が進むので，これを油の**自動酸化**とよぶ[*4]．これらの酸化物はヒトの細胞や組織にとって有害であり，急性的には吐き気，嘔吐，頭痛，腹痛，下痢を起こし，慢性的な症状としては老化促進や細胞壊死，さらには発がんにも関係していると考えられている．

油の変質に関係する因子は，**酸素**（空気），**光**，**加熱**の繰返し，**金属**との接触，などがおもなものである．したがって，油の変質を防止する方法としては，

① 酸素（空気）にさらさない（密封するか酸素を含まないガスに置換する）
② 光を当てない（暗所に置くか遮光する）
③ 加熱を繰返さない（特に，高温での加熱に注意）
④ 金属容器との接触を避ける

などが重要である．他の方法としては食品添加物を利用する方法もある．油の酸化を抑制するものを**酸化防止剤**とよび，わが国では水溶性のエリソルビン酸や脂溶性の*dl*-α-トコフェロール（ビタミンE）など数種類の酸化防止剤が食品添加物として認められている．これらの酸化防止剤は使用基準が定められている[*5]．

*2 ステーキの調理（焼成時の断面の色の変化）（https://www.fsc.go.jp/sozaishyuu/steak.html，食品安全委員会より）

*3 ハンバーグの調理（https://www.fsc.go.jp/sozaishyuu/hamburg.html，食品安全委員会より）

*4 変質油の判定：酸化が進み，摂取しない方がよい油を変質油（変敗油）という．酸価（acid value；AV）が3以上または過酸化物価（peroxide value；POV）が30以上の油は変質油とみなしてよい．調理場では簡易試験紙であるAVチェッカーやPOVチェッカーを利用すると迅速に油の酸化状態をチェックできる．

*5 巻末付録8 "食品添加物の使用基準"の酸化防止剤の項（p.223）を参照．

d. 卵の対策　　殻つき卵も保存中に徐々に新鮮さを失う. 鮮度[*1] の低下と
ともに比重も低下し, 割った場合, 卵黄の張りが失われる. 比重が低下する理由
は, 殻内部の水分が徐々に殻の表面から蒸散し, 殻内部の気室が拡大するため
で, 比重が 1.09 以上であれば新鮮卵, 1.09〜1.07 であればやや古い卵, 1.07 以下
であれば古い卵である[*2]. 鮮度の低下とともに卵黄や卵白の張りが失われていく
理由は, 卵内部にわずかに存在する酵素による自己融解や水分減少に伴う高分子
構造の変化などがおもな理由であり, 必ずしも卵内部の細菌増殖が原因ではな
い. しかし, 卵内部に細菌が存在し, それらが保存中に徐々に増殖することもあ
り, 過去 (1985〜1990 年代) に *Salmonella* Enteritidis の卵内汚染 (in egg 型汚
染) は大きな問題となった〔図 4・8 (p.69) を参照〕. したがって, 新鮮でない
鶏卵の生食や加熱不足には十分に注意する必要がある.

　　卵の鮮度低下と細菌増殖は, 保存日数に比例して直線的に進むのではなく, あ
る一定期間を過ぎると急激に起こる. その理由は, 卵内には成分保護構造やリゾ
チームなどの抗菌物質が存在するためで, それらの活性が失われると急激に鮮度
低下と細菌増殖が起こる. それらの進行は温度が高いほど早く進むため, 卵 (鶏
卵やウズラ卵など) は冷蔵保存すべきである.

e. その他の食品の対策　　前述の食品以外でも, 微生物 (細菌, カビ, 酵
母) の増殖が最も重要な変質原因であることはいうまでもないが, 長期保存する
食品では特に**カビ**による変質に注意しなければならない. 穀類や乾燥食品, 塩蔵
食品などでも保管中にカビが増殖して変色や変質の原因になることも多い. した
がって, カビ対策のためには, 冷蔵できない食品では湿り気を与えない, 密封保
管する.

f. 異物混入対策　　食品に混入する**異物**の種類は §8・1 (p.163) に述べた
とおりであるが, 調理場などの食品取扱い施設で発生する異物混入としては虫な
どの混入が最も多い. また, 作業従事者の毛髪の混入事例も発生しているので,
施設内では作業帽 (調理帽) を髪がはみ出さないようにきちんとかぶることが大
切である.

　　食材中に異物が含まれていることもあるので, 食材の検品時, 下処理時に異物
混入のチェックや除去を行う必要もある. もちろん, ネズミやゴキブリだけでな
くこれらの糞などの異物を混入させないためには, ネズミや昆虫類の駆除や, 施
設内の整理整頓に努めることも忘れてはならない.

　　以上の一般衛生管理事項の実行には日常的に **5S** (整理, 整頓, 清潔, 清掃,
習慣づけ[*3]) を励行することも忘れてはならない.

9・3　HACCP による衛生管理

9・3・1　HACCP の概念

HACCP とは Hazard Analysis (and) Critical Control Point の頭文字を取った言
葉で, 日本語では "危害要因分析重要管理点" と訳されている. なお, HACCP
は通常, ハサップと呼称されることが多い. HACCP システムはもともと, 宇宙

*1 鶏卵の鮮度を数値的に
示す指標として, **卵黄係
数**, **卵白係数**などがある.
卵黄係数は鶏卵を割って水
平に置いたときの卵黄の高
さ (盛り上がり) を卵黄の
直径で除した値で 0.4 以上
であれば新鮮鶏卵である.
卵白係数は濃厚卵白に着目
して求める. 米国では, こ
れらの代わりに**ハウユニッ
ト** (HU) とよぶ指標が用
いられている.

*2 §4・4・1 コラム (p.
70) を参照.

*3 いずれもサ行で始まる
ので 5S と称される.

危害要因の区分：HACCP システムでは危害要因（食品衛生上の問題点）を，食中毒菌やウイルスや寄生虫などによる**生物学的危害要因**，残留農薬やヒスタミンなど有害化学物質による**化学的危害要因**，金属異物やガラス片など口内裂傷を起こす可能性があるものによる**物理的危害要因**に分類している．毛髪などの異物は消費者に不快感・嫌悪感を与えるだけでなく，細菌やウイルスなどが付着している可能性も高く，健康危害を起こすことも考えられるため混入防止対策が重要であるが，一般衛生管理の対象である．なお，これら多種多様な危害要因が食材に含まれていないか，作業工程で混入しないか，などをあらかじめ分析検討することを**危害要因分析**（hazard analysis；HA）という．

飛行士用の宇宙食の安全性を確保するために開発された衛生管理手法であったが，それが食品の安全性確保の科学的方法として認められ，現在は全世界共通の食品衛生管理法として普及しており，わが国の食品衛生法でも 2018 年の法改正により，原則としてすべての食品関連事業者が HACCP または HACCP の考え方による衛生管理を実施することが制度化された．

　HACCP の手法は，一言でいえば"工程管理"法であり，従来の品質管理が最終製品の"製品検査"によるものであったのと大きく異なる．すなわち，従来の衛生管理法は，最終製品の検査によって，その食品の製造・加工などが衛生的であったかを確認する手法であったが，HACCP システムでは，あらかじめ，その食品の製造・加工などにおける**危害要因**（消費者に健康被害をもたらす食品衛生上の問題点）を予測しておき（これを**危害要因分析**という），それらの危害要因の管理に必須（重要）な工程部分を厳密に監視・評価・記録することで最終製品の品質を管理する．

9・3・2　7原則と12手順

　HACCP システムを行うには，つぎの 7 原則と 12 手順に従う．

手順 1　　HACCP チームを編成する
手順 2　　製品の特徴を確認する
手順 3　　製品の使用方法を確認する
手順 4　　製造工程一覧図，施設図面および標準作業書を作成する
手順 5　　製造工程一覧図などの現場確認をする
手順 6　　危害要因を分析する　　　　　　　　→ 原則 1
手順 7　　重要管理点（CCP）を設定する　　　→ 原則 2
手順 8　　管理基準（CL）を設定する　　　　 → 原則 3
手順 9　　測定（モニタリング）方法を設定する → 原則 4
手順 10　管理基準逸脱時の改善措置を設定する → 原則 5
手順 11　検証方法を設定する　　　　　　　　→ 原則 6
手順 12　記録の維持管理法を設定する　　　　→ 原則 7

CCP：critical control point（重要管理点）

CL：critical limit（管理基準）

　HACCP システムの要点は原則の 1〜7 に示されている．

原則 1：まず，対象とする食品の製造・加工・調理工程において，どのような**危害要因**が存在するかをあらかじめ分析する．この場合の"危害要因"とは，"飲食後に健康被害を起こすような食品衛生上の問題点"という意味であり，食中毒の発生の原因物質がその典型といえる．使用する食材に潜む危害要因や工程中に生じる危害要因などを分析・検討し，それらをリストアップする．

原則 2：ついで，それらの危害要因の発生を防いだり減らすために重要な作業箇所を見つけ，そこを**重要管理点**（**CCP**）として設定する．

原則 3：それらの重要管理点を管理するための基準を**管理基準**（**CL**）として定める．（たとえば，加熱工程の管理のために，"中心温度が 75 ℃ で 1 分以上の加熱"と定めるなどが一例である．）

原則 4：定めた管理基準が守られているかどうかをチェックするための方法

（モニタリング方法）を定める．（上の例でいえば，"中心温度は中心温度計で，加熱時間はタイマーで測定する"などがそれに相当する．）

原則 5：管理基準逸脱時の改善措置とは，モニタリングした結果，もし定めた管理基準が守られていない（基準値に達していない）場合にはどうするかをあらかじめ決めておくことをさす．（たとえば，加熱温度や加熱時間が定めた管理基準に達していなかった場合は"管理基準値に達するまで再加熱を行う"などがその措置にあたる．）

原則 6：設定した HACCP プランが妥当なものであるか，プランと現場での運用が一致しているかなどを検証する方法も決めておく．（たとえば，"第三者機関に定期的に現場確認をしてもらう"などがそれに相当する．）

原則 7：衛生管理に必要な記録（たとえば，測定した中心温度の記録や製品保管時の冷蔵温度の記録など）の記録の仕方や，記録の保存方法などについても定めておく．

　これらの原則や手順に従って行うことで，食品の製造工程において客観的で信頼性の高い衛生管理が可能となる．また，何か問題が発生した場合の"さかのぼり調査"も可能となる（トレーサビリティの確保）．

　2018 年の食品衛生法改正により原則としてすべての食品関連事業者が HACCP または HACCP の考え方による衛生管理を実施することが制度化された．この制度では，上記の 7 原則に基づいた HACCP により衛生管理を実施しなくてはならない ① "HACCP に基づく衛生管理"が求められる事業者（大規模事業者，と畜場設置者・管理者，畜産業者，食鳥処理業者）と ② "HACCP の考え方を取入れた衛生管理（具体的には，業界団体が作成し，厚生労働省がその内容を確認した"手引書"の内容を実施する）"が求められる事業者（小規模な営業者等）に区別されており，どちらの事業者に該当するかにより内容の厳格さが異なる*.

*　最新情報は厚生労働省の発表を確認すること．（https://www.mhlw.go.jp/stf/seisakunitsuite/bunya/0000197196.html）

9・3・3　一般衛生管理事項の重要性

　HACCP システムを導入するにあたって重要なことは，上記の手順や原則だけに目を奪われるのではなく，§9・2 で述べた食品を扱ううえで当然必要な一般衛生管理事項，たとえば，清潔な作業衣を着用するとか作業開始前に手指を消毒するなどの基本的衛生管理事項を守ることであり，それにより初めて HACCP システムが機能することを忘れてはならない．このような基本的な衛生管理事項を**一般衛生管理プログラム**（または**前提条件プログラム，PP**）とよぶ．これを運用するためには，各項目の具体的な実施方法を決めておく必要がある．たとえば，手指の消毒法や器具の洗浄法などの標準的な方法を定めておく〔そのような作業手順書を**標準衛生作業手順書（SSOP）**とよぶ〕ことが重要である．

　なお，2018 年の食品衛生法改正で示された HACCP の制度化においても，各事業者において，一般衛生管理に関する衛生管理計画の策定が必要となっている．

　一般衛生管理プログラムとして定めておく必要がある項目としてつぎのような項目があげられる．

PP: prerequisite program（前提条件プログラム）.

SSOP: standard sanitation operation procedure（標準衛生作業手順書）

- 施設設備の管理方法：清潔維持や給水設備の保守管理方法など
- 食品の衛生的管理法：食材の衛生的な保管方法や検収方法など
- 衛生管理体制の確立：食品衛生責任者の選定や標準衛生作業手順書の作成など
- 従業員の衛生教育：教育訓練計画や内容など
- 製品などのチェック方法や設備の保守管理：製品の検査方法や機械設備の点検・保守方法など

表 9・7　鶏肉のから揚げにおける HACCP プランの例

調理工程	危害要因	防除手段	PP[†] / CCP	一般衛生管理として行うべき作業の例			
				管理基準（CL）	監視項目および測定方法	管理基準逸脱時の改善措置	記　録
原料受入	病原菌汚染，有害化学物質残留，異物混入	受入時の検品・納入業者の検査証明書	PP	鮮度，異物混入，搬入温度などをチェックする．不良品は返品する．衛生検査証明書を徴収し，検収日時記録とともに保存する			
原料保管	微生物の増殖	冷蔵または冷凍	PP	生鮮食材は 5 ℃以下で 2 日以内の保存にとどめ，保管温度は自記温度計でチェックし，保管時間は仕入れ日時のラベル表示で確認する			
醤油とみりんを3:1に混ぜて調味液を作製	計量カップ,ボウル,はしからの細菌汚染	使用器具の使用前の洗浄	PP	汚れや異物の付着がないことを肉眼で確認する			
鶏肉を時々しゃもじで攪はんしながら調味液に30分漬け込む	しゃもじからの細菌汚染	使用器具の使用前の洗浄	PP	汚れや異物の付着がないことを肉眼で確認する，漬込み時間を記録する			
バット中で鶏肉に小麦粉をまぶす	バットや手指からの病原菌汚染，小麦粉中の異物混入（付着），毛髪の混入	清潔なバット，異物のない小麦粉の使用，手指の洗浄，作業帽着用	PP	汚れや異物の付着がないことを肉眼で確認する			
油で揚げる	加熱不足による病原菌残存，変質油の付着	十分な加熱，変質油は不使用	CCP	中心温度が75 ℃以上，1分以上，使用油のAVは3未満，POVは30未満	中心温度計による中心温度測定とタイマーによる時間測定,油の変質度をチェッカーで測定	揚げ直し，変質油であれば新鮮油に取替える	中心温度と加熱時間，AV，POV値を記録
バットで放冷	バットからの病原菌汚染	バットの洗浄消毒	PP	汚れや異物の付着がないことを肉眼で確認する			
容器に小分け（盛りつけ）	トングや手指からの病原菌汚染，毛髪混入	トングや手指から菌を付けない，作業帽使用	PP	トングの洗浄消毒，手指の洗浄消毒または使い捨て手袋を使用する．盛りつけ終了時刻の記録と表示をする			
保　管	残存病原菌の増殖	保管時間と保管温度の管理	CCP	25 ℃以下または 55 ℃以上で最大 10時間	盛りつけ終了時刻からの時間を時計で測定，保管温度を測定	廃棄	保管温度，保管時間，廃棄量の記録

AV: acid value（酸価），POV: peroxide value（過酸化物価）
†　PP（前提条件プログラム）は一般衛生管理として行うべき作業工程であることを示す．その箇所で行う衛生管理例を右側に記入した．

　これらの一般衛生管理プログラムが機能することで，毛髪混入などの苦情発生や品質低下など，健康被害に直結はしないが重要な衛生上の問題点も同時に防止できる．

9・3・4　調理における HACCP プラン例

　調理における HACCP プランの一例として，"鶏肉のから揚げ"でのプラン例を表9・7に示した．

　HACCP プラン表作成にあたっては，CCP については当然，管理基準（CL），監視項目と測定方法（モニタリング方法），管理基準逸脱時の改善措置，記録すべき事項，の記載が必要である．CCP には該当しない作業箇所で，二次汚染防止などの一般衛生管理事項として管理が前提である箇所は，PP としてプランの例に示した．必要な一般衛生管理事項は別途，SSOP に記載してもよい．

　HACCP の考え方を基本にした調理上の衛生管理のガイドラインとして "大量調理施設衛生管理マニュアル" が厚生労働省から示されている[*1]．このなかで，大量調理施設は，"一時に多種類または大量の食品[*2] を取扱い，弁当や給食を調製している施設，または食品の仕入れから下処理，調理・加工に至る作業を分担して行い，各作業工程が組織されている施設" と定義されている．これらの施設で調製した食品によって食中毒が発生した場合には多数の患者発生が予想されることから，本マニュアルが衛生管理の指針として示されたものであるが，上記の定義に相当しない中小規模の調理施設でも本マニュアルに従うことが望ましい．大量調理施設衛生管理のポイントについては，文部科学省から示されている "調理場における衛生管理&調理技術マニュアル" も理解に役立つ．

　また，HACCP との類似点も多い国際的な品質管理規格である **ISO**（9000 シリーズ，22000 シリーズなど）については "§1・4 e 品質保証と食品安全マネジメントシステム"（p.15）を参照されたい．

　食品事業者は，一般衛生管理と HACCP に基づく総合衛生管理に加え，今後は第三者機関による認証制度の利用や製品情報などの情報公開などの品質保証システムの導入を行っていくことがいっそう求められる．

[*1] 大量調理施設衛生管理マニュアル（https://www.mhlw.go.jp/file/06-Seisakujouhou-11130500-Shokuhinanzenbu/0000168026.pdf）

[*2] 通常は，1 回に同一メニューを 300 食以上または 1 日に 750 食以上程度をさす．

重要な語句

ISO
一般衛生管理
異物混入対策
細菌性食中毒予防
　3 原則
殺菌消毒
洗　浄
総合衛生管理製造
　過程
7 原則と 12 手順
二次汚染
HACCP
水の衛生
大量調理施設
CCP
PP
SSOP

■ 付　　録 ■

（2024 年 6 月現在）

1. 食品安全基本法（抜粋）*

$$\left(\begin{array}{l}\text{平成 15 年 5 月 23 日　法律第 48 号}\\\text{最終改正　令和 5 年 6 月 7 日　法律第 47 号}\end{array}\right)$$

第1章 総則

〔目的〕

第1条 この法律は，科学技術の発展，国際化の進展その他の国民の食生活を取り巻く環境の変化に適確に対応することの緊要性にかんがみ，食品の安全性の確保に関し，基本理念を定め，並びに国，地方公共団体及び食品関連事業者の責務並びに消費者の役割を明らかにするとともに，施策の策定に係る基本的な方針を定めることにより，食品の安全性の確保に関する施策を総合的に推進することを目的とする．

〔定義〕

第2条 この法律において「食品」とは，全ての飲食物（医薬品，医療機器等の品質，有効性及び安全性の確保等に関する法律〔昭和 35 年法律第 145 号〕に規定する医薬品，医薬部外品及び再生医療等製品を除く．）をいう．

〔食品の安全性の確保のための措置を講ずるに当たっての基本的認識〕

第3条 食品の安全性の確保は，このために必要な措置が国民の健康の保護が最も重要であるという基本的認識の下に講じられることにより，行われなければならない．

〔食品供給行程の各段階における適切な措置〕

第4条 農林水産物の生産から食品の販売に至る一連の国の内外における食品供給の行程（以下「食品供給行程」という．）におけるあらゆる要素が食品の安全性に影響を及ぼすおそれがあることにかんがみ，食品の安全性の確保は，このために必要な措置が食品供給行程の各段階において適切に講じられることにより，行われなければならない．

〔国民の健康への悪影響の未然防止〕

第5条 食品の安全性の確保は，このために必要な措置が食品の安全性の確保に関する国際的動向及び国民の意見に十分配慮しつつ科学的知見に基づいて講じられることによって，食品を摂取することによる国民の健康への悪影響が未然に防止されるようにすることを旨として，行われなければならない．

〔国の責務〕

第6条 国は，前3条に定める食品の安全性の確保についての基本理念（以下「基本理念」という．）にのっとり，食品の安全性の確保に関する施策を総合的に策定し，及び実施する責務を有する．

〔地方公共団体の責務〕

第7条 地方公共団体は，基本理念にのっとり，食品の安全性の確保に関し，国との適切な役割分担を踏まえて，その地方公共団体の区域の自然的経済的社会的諸条件に応じた施策を策定し，及び実施する責務を有する．

〔食品関連事業者の責務〕

第8条 肥料，農薬，飼料，飼料添加物，動物用の医薬品その他食品の安全性に影響を及ぼすおそれがある農林漁業の生産資材，食品（その原料又は材料として使用される農林水産物を含む．）若しくは添加物（食品衛生法〔昭和 22 年法律第 233 号〕第4条第2項に規定する添加物をいう．）又は器具（同条第4項に規定する器具をいう．）若しくは容器包装（同条第5項に規定する容器包装をいう．）の生産，輸入又は販売その他の事業活動を行う事業者（以下「食品関連事業者」という．）は，基本理念にのっとり，その事業活動を行うに当たって，自らが食品の安全性の確保について第一義的責任を有していることを認識して，食品の安全性を確保するために必要な措置を食品供給行程の各段階において適切に講ずる責務を有する．

② 前項に定めるもののほか，食品関連事業者は，基本理念にのっとり，その事業活動を行うに当たっては，その事業活動に係る食品その他の物に関する正確かつ適切な情報の提供に努めなければならない．

③ 前2項に定めるもののほか，食品関連事業者は，基本理念にのっとり，その事業活動に関し，国又は地方公共団体が実施する食品の安全性の確保に関する施策に協力する責務を有する．

〔消費者の役割〕

第9条 消費者は，食品の安全性の確保に関する知識と理解を深めるとともに，食品の安全性の確保に関する施策について意見を表明するように努めることによって，食品の安全性の確保に積極的な役割を果たすものとする．

〔法制上の措置等〕

第10条 政府は，食品の安全性の確保に関する施策を実施するため必要な法制上又は財政上の措置その他の措置を講じなければならない．

第2章 施策の策定に係る基本的な方針

〔食品健康影響評価の実施〕

第11条 食品の安全性の確保に関する施策の策定に

---

* 食品安全基本法の全文は，e-Gov ポータル（https://www.e-gov.go.jp）の食品安全基本法（令和 7 年 4 月 1 日施行，https://elaws.e-gov.go.jp/document?lawid=415AC0000000048）や厚生労働省のホームページ（https://www.mhlw.go.jp/web/t_doc?dataId=78aa4919&dataType=0&pageNo=1）を参照．改正内容や施行期日などについては，同ポータルなどで最新情報の確認を行う必要がある．

当たっては，人の健康に悪影響を及ぼすおそれがある生物学的，化学的若しくは物理的な要因又は状態であって，食品に含まれ，又は食品が置かれるおそれがあるものが当該食品が摂取されることにより人の健康に及ぼす影響についての評価（以下「食品健康影響評価」という．）が施策ごとに行われなければならない．ただし，次に掲げる場合は，この限りでない．

　　一　当該施策の内容からみて食品健康影響評価を行う
　　　　ことが明らかに必要でないとき．
　　二　人の健康に及ぼす悪影響の内容及び程度が明らか
　　　　であるとき．
　　三　人の健康に悪影響が及ぶことを防止し，又は抑制
　　　　するため緊急を要する場合で，あらかじめ食品健康
　　　　影響評価を行ういとまがないとき．

②　前項第 3 号に掲げる場合においては，事後において，遅滞なく，食品健康影響評価が行われなければならない．

③　前 2 項の食品健康影響評価は，その時点において到達されている水準の科学的知見に基づいて，客観的かつ中立公正に行われなければならない．

〔国民の食生活の状況等を考慮し，食品健康影響評価の結果に基づいた施策の策定〕

第 12 条　食品の安全性の確保に関する施策の策定に当たっては，食品を摂取することにより人の健康に悪影響が及ぶことを防止し，及び抑制するため，国民の食生活の状況その他の事情を考慮するとともに，前条第 1 項又は第 2 項の規定により食品健康影響評価が行われたときは，その結果に基づいて，これが行われなければならない．

〔情報及び意見の交換の促進〕

第 13 条　食品の安全性の確保に関する施策の策定に当たっては，当該施策の策定に国民の意見を反映し，並びにその過程の公正性及び透明性を確保するため，当該施策に関する情報の提供，当該施策について意見を述べる機会の付与その他の関係者相互間の情報及び意見の交換の促進を図るために必要な措置が講じられなければならない．

〔緊急の事態への対処等に関する体制の整備等〕

第 14 条　食品の安全性の確保に関する施策の策定に当たっては，食品を摂取することにより人の健康に係る重大な被害が生ずることを防止するため，当該被害が生じ，又は生じるおそれがある緊急の事態への対処及び当該事態の発生の防止に関する体制の整備その他の必要な措置が講じられなければならない．

〔関係行政機関の相互の密接な連携〕

第 15 条　食品の安全性の確保に関する施策の策定に当たっては，食品の安全性の確保のために必要な措置が食品供給行程の各段階において適切に講じられるようにするため，関係行政機関の相互の密接な連携の下に，これが行われなければならない．

〔試験研究の体制の整備等〕

第 16 条　食品の安全性の確保に関する施策の策定に当たっては，科学的知見の充実に努めることが食品の安全性の確保上重要であることにかんがみ，試験研究の体制の整備，研究開発の推進及びその成果の普及，研究者の養成その他の必要な措置が講じられなければならない．

〔国の内外の情報の収集，整理及び活用等〕

第 17 条　食品の安全性の確保に関する施策の策定に当たっては，国民の食生活を取り巻く環境の変化に即応して食品の安全性の確保のために必要な措置の適切かつ有効な実施を図るため，食品の安全性の確保に関する国の内外の情報の収集，整理及び活用その他の必要な措置が講じられなければならない．

〔表示制度の適切な運用の確保等〕

第 18 条　食品の安全性の確保に関する施策の策定に当たっては，食品の表示が食品の安全性の確保に関し重要な役割を果たしていることにかんがみ，食品の表示の制度の適切な運用の確保その他食品に関する情報を正確に伝達するために必要な措置が講じられなければならない．

〔食品の安全性の確保に関する教育，学習等〕

第 19 条　食品の安全性の確保に関する施策の策定に当たっては，食品の安全性の確保に関する教育及び学習の振興並びに食品の安全性の確保に関する広報活動の充実により国民が食品の安全性の確保に関する知識と理解を深めるために必要な措置が講じられなければならない．

〔環境に及ぼす影響の配慮〕

第 20 条　食品の安全性の確保に関する施策の策定に当たっては，当該施策が環境に及ぼす影響について配慮して，これが行われなければならない．

〔措置の実施に関する基本的事項の決定及び公表〕

第 21 条　政府は，第 11 条から前条までの規定により講じられる措置につき，それらの実施に関する基本的事項（以下「基本的事項」という．）を定めなければならない．

②　内閣総理大臣は，食品安全委員会及び消費者委員会の意見を聴いて，基本的事項の案を作成し，閣議の決定を求めなければならない．

③　内閣総理大臣は，前項の規定による閣議の決定があったときは，遅滞なく，基本的事項を公表しなければならない．

④　前 2 項の規定は，基本的事項の変更について準用する．

第 3 章　食品安全委員会

〔設　置〕

第 22 条　内閣府に，食品安全委員会（以下「委員会」という．）を置く．

〔所掌事務〕

第 23 条　委員会は，次に掲げる事務をつかさどる．

　　一　第 21 条第 2 項の規定により，内閣総理大臣に意
　　　　見を述べること．
　　二　次条の規定により，又は自ら食品健康影響評価を
　　　　行うこと．

三　前号の規定により行った食品健康影響評価の結果に基づき，食品の安全性の確保のため講ずべき施策について内閣総理大臣を通じて関係各大臣に勧告すること．

四　第 2 号の規定により行った食品健康影響評価の結果に基づき講じられる施策の実施状況を監視し，必要があると認めるときは，内閣総理大臣を通じて関係各大臣に勧告すること．

五　食品の安全性の確保のため講ずべき施策に関する重要事項を調査審議し，必要があると認めるときは，関係行政機関の長に意見を述べること．

六　第 2 号から前号までに掲げる事務を行うために必要な科学的調査及び研究を行うこと．

七　第 2 号から前号までに掲げる事務に係る関係者相互間の情報及び意見の交換を企画し，及び実施すること．

②　委員会は，前項第 2 号の規定に基づき食品健康影響評価を行ったときは，遅滞なく，関係各大臣に対して，その食品健康影響評価の結果を通知しなければならない．

③　委員会は，前項の規定による通知を行ったとき，又は第 1 項第 3 号若しくは第 4 号の規定による勧告をしたときは，遅滞なく，その通知に係る事項又はその勧告の内容を公表しなければならない．

④　関係各大臣は，第 1 項第 3 号又は第 4 号の規定による勧告に基づき講じた施策について委員会に報告しなければならない．

第 24 条　省略

〔資料の提出等の要求〕

第 25 条　委員会は，その所掌事務を遂行するため必要があると認めるときは，関係行政機関の長に対し，資料の提出，意見の表明，説明その他必要な協力を求めることができる．

第 26 条　省略

〔緊急時の要請等〕

第 27 条　委員会は，食品の安全性の確保に関し重大な被害が生じ，又は生じるおそれがある緊急の事態に対処するため必要があると認めるときは，国の関係行政機関の試験研究機関に対し，食品健康影響評価に必要な調査，分析又は検査を実施すべきことを要請することができる．

②　国の関係行政機関の試験研究機関は，前項の規定による委員会の要請があったときは，速やかにその要請された調査，分析又は検査を実施しなければならない．

③　省略

〔組　織〕

第 28 条　委員会は，委員 7 人をもって組織する．

②　委員のうち 3 人は，非常勤とする．

〔委員の任命〕

第 29 条　委員は，食品の安全性の確保に関して優れた識見を有する者のうちから，両議院の同意を得て，内閣総理大臣が任命する．

②　委員の任期が満了し，又は欠員が生じた場合において，国会の閉会又は衆議院の解散のために両議院の同意を得ることができないときは，内閣総理大臣は，前項の規定にかかわらず，同項に定める資格を有する者のうちから，委員を任命することができる．

③　前項の場合においては，任命後最初の国会で両議院の事後の承認を得なければならない．この場合において，両議院の事後の承認を得られないときは，内閣総理大臣は，直ちにその委員を罷免しなければならない．

〔委員の任期〕

第 30 条　委員の任期は，3 年とする．ただし，補欠の委員の任期は，前任者の残任期間とする．

②　委員は，再任されることができる．

③　委員の任期が満了したときは，当該委員は，後任者が任命されるまで引き続きその職務を行うものとする．

第 31 条〜第 35 条　省略

〔専門委員〕

第 36 条　委員会に，専門の事項を調査審議させるため，専門委員を置くことができる．

②　専門委員は，学識経験のある者のうちから，内閣総理大臣が任命する．

③　専門委員は，当該専門の事項に関する調査審議が終了したときは，解任されるものとする．

④　専門委員は，非常勤とする．

第 37 条　省略

〔政令への委任〕

第 38 条　この章に規定するもののほか，委員会に関し必要な事項は，政令で定める．

　　　　附　則（令和 5 年 6 月 7 日法律第 47 号）抄

〔施行期日〕

第 1 条　この法律は，国立健康危機管理研究機構法（令和 5 年法律第 46 号）の施行の日（以下「施行日」という）から施行する．ただし，附則第 5 条の規定は，公布の日から施行する．

〔政令への委任〕

第 5 条　前 3 条に定めるもののほか，この法律の施行に関し必要な経過措置は，政令で定める．

2. 食 品 衛 生 法 (抜粋)*

(
昭和 22 年 12 月 24 日　法律第 233 号
最終改正　令和 5 年 6 月 14 日　法律第 52 号
)

第1章　総　則

〔目　的〕

第1条　この法律は，食品の安全性の確保のために公衆衛生の見地から必要な規制その他の措置を講ずることにより，飲食に起因する衛生上の危害の発生を防止し，もつて国民の健康の保護を図ることを目的とする.

〔国，都道府県，保健所を設置する市及び特別区の責務〕

第2条　国，都道府県，地域保健法（昭和22年法律第101号）第5条第1項の規定に基づく政令で定める市（以下「保健所を設置する市」という.）及び特別区は，教育活動及び広報活動を通じた食品衛生に関する正しい知識の普及，食品衛生に関する情報の収集，整理，分析及び提供，食品衛生に関する研究の推進，食品衛生に関する検査の能力の向上並びに食品衛生の向上にかかわる人材の養成及び資質の向上を図るために必要な措置を講じなければならない.

②　国，都道府県，保健所を設置する市及び特別区は，食品衛生に関する施策が総合的かつ迅速に実施されるよう，相互に連携を図らなければならない.

③　国は，食品衛生に関する情報の収集，整理，分析及び提供並びに研究並びに輸入される食品，添加物，器具及び容器包装についての食品衛生に関する検査の実施を図るための体制を整備し，国際的な連携を確保するために必要な措置を講ずるとともに，都道府県，保健所を設置する市及び特別区（以下「都道府県等」という.）に対し前2項の責務が十分に果たされるように必要な技術的援助を与えるものとする.

〔食品等事業者の責務〕

第3条　食品等事業者（食品若しくは添加物を採取し，製造し，輸入し，加工し，調理し，貯蔵し，運搬し，若しくは販売すること若しくは器具若しくは容器包装を製造し，輸入し，若しくは販売することを営む人若しくは法人又は学校，病院その他の施設において継続的に不特定若しくは多数の者に食品を供与する人若しくは法人をいう. 以下同じ.）は，その採取し，製造し，輸入し，加工し，調理し，貯蔵し，運搬し，販売し，不特定若しくは多数の者に授与し，又は営業上使用する食品，添加物，器具又は容器包装（以下「販売食品等」という.）について，自らの責任においてそれらの安全性を確保するため，販売食品等の安全性の確保に係る知識及び技術の習得，販売食品等の原材料の安全性の確保，販売食品等の自主検査の実施

その他の必要な措置を講ずるよう努めなければならない.

②　食品等事業者は，販売食品等に起因する食品衛生上の危害の発生の防止に必要な限度において，当該食品等事業者に対して販売食品等又はその原材料の販売を行つた者の名称その他必要な情報に関する記録を作成し，これを保存するよう努めなければならない.

③　食品等事業者は，販売食品等に起因する食品衛生上の危害の発生を防止するため，前項に規定する記録の国，都道府県等への提供，食品衛生上の危害の原因となつた販売食品等の廃棄その他の必要な措置を適確かつ迅速に講ずるよう努めなければならない.

〔定　義〕

第4条　この法律で食品とは，全ての飲食物をいう. ただし，医薬品，医療機器等の品質，有効性及び安全性の確保等に関する法律（昭和35年法律第145号）に規定する医薬品，医薬部外品及び再生医療等製品は，これを含まない.

②　この法律で添加物とは，食品の製造の過程において又は食品の加工若しくは保存の目的で，食品に添加，混和，浸潤その他の方法によつて使用する物をいう.

③　この法律で天然香料とは，動植物から得られた物又はその混合物で，食品の着香の目的で使用される添加物をいう.

④　この法律で器具とは，飲食器，割ぽう具その他食品又は添加物の採取，製造，加工，調理，貯蔵，運搬，陳列，授受又は摂取の用に供され，かつ，食品又は添加物に直接接触する機械，器具その他の物をいう. ただし，農業及び水産業における食品の採取の用に供される機械，器具その他の物は，これを含まない.

⑤　この法律で容器包装とは，食品又は添加物を入れ，又は包んでいる物で，食品又は添加物を授受する場合そのままで引き渡すものをいう.

⑥　この法律で食品衛生とは，食品，添加物，器具及び容器包装を対象とする飲食に関する衛生をいう.

⑦　この法律で営業とは，業として，食品若しくは添加物を採取し，製造し，輸入し，加工し，調理し，貯蔵し，運搬し，若しくは販売すること又は器具若しくは容器包装を製造し，輸入し，若しくは販売することをいう. ただし，農業及び水産業における食品の採取業は，これを含まない.

⑧　この法律で営業者とは，営業を営む人又は法人をいう.

⑨　この法律で登録検査機関とは，第33条第1項の規定により厚生労働大臣の登録を受けた法人をいう.

---

*　食品衛生法の全文は，e-Gov ポータル（https://www.e-gov.go.jp，令和6年4月1日施行，https://elaws.e-gov.go.jp/document?lawid=322AC0000000233）または，厚生労働省のホームページ（https://www.mhlw.go.jp/web/t_doc?dataId=78330000&dataType=0&pageNo=1）を参照. 施行時期の違いにより，条文によっては文言や番号も変わることがあるため，厚生労働省のホームページや e-Gov ポータルなどを参照し，改正内容や施行時期について最新情報の点検を行う必要がある.

第 2 章　食品及び添加物

〔清潔衛生の原則〕

第 5 条　販売（不特定又は多数の者に対する販売以外の授与を含む．以下同じ．）の用に供する食品又は添加物の採取，製造，加工，使用，調理，貯蔵，運搬，陳列及び授受は，清潔で衛生的に行われなければならない．

〔不衛生食品等の販売等の禁止〕

第 6 条　次に掲げる食品又は添加物は，これを販売し（不特定又は多数の者に授与する販売以外の場合を含む．以下同じ．），又は販売の用に供するために，採取し，製造し，輸入し，加工し，使用し，調理し，貯蔵し，若しくは陳列してはならない．

一　腐敗し，若しくは変敗したもの又は未熟であるもの．ただし，一般に人の健康を損なうおそれがなく飲食に適すると認められているものは，この限りでない．

二　有毒な，若しくは有害な物質が含まれ，若しくは付着し，又はこれらの疑いがあるもの．ただし，人の健康を損なうおそれがない場合として厚生労働大臣が定める場合においては，この限りでない．

三　病原微生物により汚染され，又はその疑いがあり，人の健康を損なうおそれがあるもの．

四　不潔，異物の混入又は添加その他の事由により，人の健康を損なうおそれがあるもの．

〔新開発食品の販売禁止〕

第 7 条　厚生労働大臣は，一般に飲食に供されることがなかつた物であつて人の健康を損なうおそれがない旨の確証がないもの又はこれを含む物が新たに食品として販売され，又は販売されることとなつた場合において，食品衛生上の危害の発生を防止するため必要があると認めるときは，厚生科学審議会の意見を聴いて，それらの物を食品として販売することを禁止することができる．

② ～ ⑤　省略

〔特別の注意を必要とする成分等を含む食品による健康被害情報の届け出義務〕

第 8 条　食品衛生上の危害の発生を防止する見地から特別の注意を必要とする成分又は物であつて，厚生労働大臣及び内閣総理大臣が食品衛生基準審議会の意見を聴いて指定したもの（第 3 項及び第 70 条第 5 項において「指定成分等」という．）を含む食品（以下この項において「指定成分等含有食品」という．）を取り扱う営業者は，その取り扱う指定成分等含有食品が人の健康に被害を生じ，又は生じさせるおそれがある旨の情報を得た場合は，当該情報を，厚生労働省令で定めるところにより，遅滞なく，都道府県知事，保健所を設置する市の市長又は特別区の区長（以下「都道府県知事等」という．）に届け出なければならない．

②　都道府県知事等は，前項の規定による届出があつたときは，当該届出に係る事項を厚生労働大臣に報告しなければならない．

③　医師，歯科医師，薬剤師その他の関係者は，指定成分等の摂取によるものと疑われる人の健康に係る被害の把握に努めるとともに，都道府県知事等が，食品衛生上の危害の発生を防止するため指定成分等の摂取によるものと疑われる人の健康に係る被害に関する調査を行う場合において，当該調査に関し必要な協力を要請されたときは，当該要請に応じ，当該被害に関する情報の提供その他必要な協力をするよう努めなければならない．

〔包括的輸入禁止規定〕

第 9 条　厚生労働大臣は，特定の国若しくは地域において採取され，製造され，加工され，調理され，若しくは貯蔵され，又は特定の者により採取され，製造され，加工され，調理され，若しくは貯蔵される特定の食品又は添加物について，第 26 条第 1 項から第 3 項まで又は第 28 条第 1 項の規定による検査の結果次に掲げる食品又は添加物に該当するものが相当数発見されたこと，生産地における食品衛生上の管理の状況その他の厚生労働省令で定める事由からみて次に掲げる食品又は添加物に該当するものが相当程度含まれるおそれがあると認められる場合において，人の健康を損なうおそれの程度その他の厚生労働省令で定める事項を勘案して，当該特定の食品又は添加物に起因する食品衛生上の危害の発生を防止するため特に必要があると認めるときは，厚生科学審議会の意見を聴いて，当該特定の食品又は添加物を販売し，又は販売の用に供するために，採取し，製造し，輸入し，加工し，使用し，若しくは調理することを禁止することができる．

一　第 6 条各号に掲げる食品又は添加物

二　第 12 条に規定する食品

三　第 13 条第 1 項の規定により定められた規格に合わない食品又は添加物

四　第 13 条第 1 項の規定により定められた基準に合わない方法により添加物を使用した食品

五　第 13 条第 3 項に規定する食品

② ～ ④　省略

〔病肉等の販売等の制限〕

第 10 条　第 1 号若しくは第 3 号に掲げる疾病にかかり，若しくはその疑いがあり，第 1 号若しくは第 3 号に掲げる異常があり，又はへい死した獣畜（と畜場法〔昭和 28 年法律第 114 号〕第 3 条第 1 項に規定する獣畜及び厚生労働省令で定めるその他の物をいう．以下同じ．）の肉，骨，乳，臓器及び血液又は第 2 号若しくは第 3 号に掲げる疾病にかかり，若しくはその疑いがあり，第 2 号若しくは第 3 号に掲げる異常があり，又はへい死した家きん（食鳥処理の事業の規制及び食鳥検査に関する法律〔平成 2 年法律第 70 号〕第 2 条第 1 号に規定する食鳥及び厚生労働省令で定めるその他の物をいう．以下同じ．）の肉，骨及び臓器は，厚生労働省令で定める場合を除き，これを食品として販売し，又は食品として販売の用に供するために，採取し，加工し，使用し，調理し，貯蔵し，若しくは陳列してはならない．ただし，へい死した獣畜又は家きんの肉，骨及び臓器であつて，当該職員が，人の健康を損なうおそれがなく飲食に適すると認めたものは，この限りでない．

一～三　省略

② 獣畜の肉，乳及び臓器並びに家きんの肉及び臓器並びに厚生労働省令で定めるこれらの製品（以下この項において「獣畜の肉等」という。）は，輸出国の政府機関によつて発行され，かつ，前項各号に掲げる疾病にかかり，若しくはその疑いがあり，同項各号に掲げる異常があり，又はへい死した獣畜の肉，乳若しくは臓器若しくは家きんの肉若しくは臓器又はこれらの製品でない旨その他厚生労働省令で定める事項（以下この項において「衛生事項」という。）を記載した証明書又はその写しを添付したものでなければ，これを食品として販売の用に供するために輸入してはならない。（以下省略）

〔HACCP または HACCP の考え方に基づく食品製造等の原則〕

第 11 条　食品衛生上の危害の発生を防止するために特に重要な工程を管理するための措置が講じられていることが必要なものとして厚生労働省令で定める食品又は添加物は，当該措置が講じられていることが確実であるものとして厚生労働大臣が定める国若しくは地域又は施設において製造し又は加工されたものでなければ，これを販売の用に供するために輸入してはならない。

② 第 6 条各号に掲げる食品又は添加物のいずれにも該当しないこと，その他厚生労働省令で定める事項を確認するために生産地における食品衛生上の管理の状況の証明が必要であるものとして厚生労働省令で定める食品又は添加物は，輸出国の政府機関によつて発行され，かつ，当該事項を記載した証明書又はその写しを添付したものでなければ，これを販売の用に供するために輸入してはならない。

〔添加物等の販売等の制限〕

第 12 条　人の健康を損なうおそれのない場合として内閣総理大臣が食品衛生基準審議会の意見を聴いて定める場合を除いては，添加物（天然香料及び一般に食品として飲食に供されている物であつて添加物として使用されるものを除く。）並びにこれを含む製剤及び食品は，これを販売し，又は販売の用に供するために，製造し，輸入し，加工し，使用し，貯蔵し，若しくは陳列してはならない。

〔食品等の規格及び基準〕

第 13 条　内閣総理大臣は，公衆衛生の見地から，食品衛生基準審議会の意見を聴いて，販売の用に供する食品若しくは添加物の製造，加工，使用，調理若しくは保存の方法につき基準を定め，又は販売の用に供する食品若しくは添加物の成分につき規格を定めることができる。

② 前項の規定により基準又は規格が定められたときは，その基準に合わない方法により食品若しくは添加物を製造し，加工し，使用し，調理し，若しくは保存し，その基準に合わない方法による食品若しくは添加物を販売し，若しくは輸入し，又はその規格に合わない食品若しくは添加物を製造し，輸入し，加工し，使用し，調理し，保存し，若しくは販売してはならない。

③ 農薬（農薬取締法〔昭和 23 年法律第 82 号〕第 2 条第 1 項に規定する農薬をいう。次条において同じ。）—省略—が，人の健康を損なうおそれのない量として内閣総理大臣が食品衛生基準審議会の意見を聴いて定める量を超えて残留する食品は，これを販売の用に供するために製造し，輸入し，加工し，使用し，調理し，保存し，又は販売してはならない。ただし，当該物質の当該食品に残留する量の限度について第 1 項の食品の成分に係る規格が定められている場合については，この限りでない。

〔農林水産大臣への協力要請〕

第 14 条　内閣総理大臣は，前条第 1 項の食品の成分に係る規格として，食品に残留する農薬，飼料の安全性の確保及び品質の改善に関する法律第 2 条第 3 項に規定する飼料添加物又は医薬品，医療機器等の品質，有効性及び安全性の確保等に関する法律第 2 条第 1 項に規定する医薬品であつて専ら動物のために使用されることが目的とされているもの（以下この条において「農薬等」という。）の成分である物質（その物質が化学的に変化して生成した物質を含む。）の量の限度を定めるとき，同法第 2 条第 9 項に規定する再生医療等製品であつて専ら動物のために使用されることが目的とされているもの（以下この条において「動物用再生医療等製品」という。）が使用された対象動物（同法第 83 条第 1 項の規定により読み替えられた同法第 14 条第 2 項第 3 号ロに規定する対象動物をいう。）の肉，乳その他の生産物について食用に供することができる範囲を定めるときその他必要があると認めるときは，農林水産大臣に対し，農薬等の成分又は動物用再生医療等製品の構成細胞，導入遺伝子その他厚生労働省令で定めるものに関する資料の提供その他必要な協力を求めることができる。

第 3 章　器具及び容器包装

〔清潔衛生の原則〕

第 15 条　営業上使用する器具及び容器包装は，清潔で衛生的でなければならない。

〔有毒器具等の販売等の禁止〕

第 16 条　有毒な，若しくは有害な物質が含まれ，若しくは付着して人の健康を損なうおそれがある器具若しくは容器包装又は食品若しくは添加物に接触してこれらに有害な影響を与えることにより人の健康を損なうおそれがある器具若しくは容器包装は，これを販売し，販売の用に供するために製造し，若しくは輸入し，又は営業上使用してはならない。

第 17 条　厚生労働大臣は，特定の国若しくは地域において製造され，又は特定の者により製造される特定の器具又は容器包装について，第 26 条第 1 項から第 3 項まで又は第 28 条第 1 項の規定による検査の結果次に掲げる器具又は容器包装に該当するものが相当数発見されたこと，製造地における食品衛生上の管理の状況その他の厚生労働省令で定める事由からみて次に掲げる器具又は容器包装に該当するものが相当程度含まれるおそれがあると認められる場合において，人の健康を損なうおそれの程度その他の厚生労働省令で定める事項を勘案し

て，当該特定の器具又は容器包装に起因する食品衛生上の危害の発生を防止するため特に必要があると認めるときは，厚生科学審議会の意見を聴いて，当該特定の器具又は容器包装を販売し，販売の用に供するために製造し，若しくは輸入し，又は営業上使用することを禁止することができる．

一　前条に規定する器具又は容器包装

二　次条第1項の規定により定められた規格に合わない器具又は容器包装

三　次条第3項の規定に違反する器具又は容器包装

② 省略

③ 第9条第3項及び第4項の規定は，第1項の規定による禁止が行われた場合について準用する．この場合において，同条第3項中「食品又は添加物」とあるのは，「器具又は容器包装」と読み替えるものとする．

〔器具・容器包装のポジティブリスト制度〕

第18条　内閣総理大臣は，公衆衛生の見地から，食品衛生基準審議会の意見を聴いて，販売の用に供し，若しくは営業上使用する器具若しくは容器包装若しくはこれらの原材料につき規格を定め，又はこれらの製造方法につき基準を定めることができる．

② 前項の規定により規格又は基準が定められたときは，その規格に合わない器具若しくは容器包装を販売し，販売の用に供するために製造し，若しくは輸入し，若しくは営業上使用し，その規格に合わない原材料を使用し，又はその基準に合わない方法により器具若しくは容器包装を製造してはならない．

③ 器具又は容器包装には，成分の食品への溶出又は浸出による公衆衛生に与える影響を考慮して政令で定める材質の原材料であつて，これに含まれる物質（その物質が化学的に変化して生成した物質を除く．）について，当該原材料を使用して製造される器具若しくは容器包装に含有されることが許容される量又は当該原材料を使用して製造される器具若しくは容器包装から溶出し，若しくは浸出して食品に混和することが許容される量が第1項の規格に定められていないものは，使用してはならない．ただし，当該物質が人の健康を損なうおそれのない量として内閣総理大臣が食品衛生基準審議会の意見を聴いて定める量を超えて溶出し，又は浸出して食品に混和するおそれがないように器具又は容器包装が加工されている場合（当該物質が器具又は容器包装の食品に接触する部分に使用される場合を除く．）については，この限りでない．

第4章　表示及び広告

〔表示の基準〕

第19条　内閣総理大臣は，一般消費者に対する器具又は容器包装に関する公衆衛生上必要な情報の正確な伝達の見地から，消費者委員会の意見を聴いて，前条第1項の規定により規格又は基準が定められた器具又は容器包装に関する表示につき，必要な基準を定めることができる．

② 前項の規定により表示につき基準が定められた器具又は容器包装は，その基準に合う表示がなければ，これを販売し，販売の用に供するために陳列し，又は営業上使用してはならない．

③ 販売の用に供する食品及び添加物に関する表示の基準については，食品表示法（平成25年法律第70号）で定めるところによる．

〔虚偽の又は誇大な表示や広告の禁止〕

第20条　食品，添加物，器具又は容器包装に関しては，公衆衛生に危害を及ぼすおそれがある虚偽の又は誇大な表示又は広告をしてはならない．

第5章　食品添加物公定書

〔食品添加物公定書〕

第21条　内閣総理大臣は，食品添加物公定書を作成し，第13条第1項の規定により基準又は規格が定められた添加物及び食品表示法第4条第1項の規定により基準が定められた添加物につき当該基準及び規格を収載するものとする．

第6章　監視指導

〔監視指導の連携〕

第21条の2　国及び都道府県等は，食品，添加物，器具又は容器包装に起因する中毒患者又はその疑いのある者（以下「食中毒患者等」という．）の広域にわたる発生又はその拡大を防止し，及び広域にわたり流通する食品，添加物，器具又は容器包装に関してこの法律又はこの法律に基づく命令若しくは処分に係る違反を防止するため，その行う食品衛生に関する監視又は指導（以下「監視指導」という．）が総合的かつ迅速に実施されるよう，相互に連携を図りながら協力しなければならない．

〔広域連携協議会の設置〕

第21条の3[†1]　厚生労働大臣は，監視指導の実施に当たつての連携協力体制の整備を図るため，厚生労働省令で定めるところにより，国，都道府県等その他関係機関により構成される広域連携協議会（以下この条及び第66条において「協議会」という．）を設けることができる．

② 協議会は，必要があると認めるときは，当該協議会の構成員以外の都道府県等その他協議会が必要と認める者をその構成員として加えることができる．

③ 協議会において協議が調つた事項については，協議会の構成員は，その協議の結果を尊重しなければならない．

④ 前3項に定めるもののほか，協議会の運営に関し必要な事項は，協議会が定める．

〔監視指導指針〕

第22条　厚生労働大臣及び内閣総理大臣は，国及び都道府県等が行う監視指導の実施に関する指針（以下「指針」という．）を定めるものとする．

② 指針は，次の事項について定めるものとする．

一～三　省略

四　監視指導の実施に当たつての国，都道府県等その他関係機関相互の連携協力の確保に関する事項

五　その他監視指導の実施に関する重要事項

③　省略

第 23 条～第 24 条　省略

第 7 章　検　査

第 25 条～第 29 条　省略

〔食品衛生監視員〕

第 30 条　第 28 条第 1 項に規定する当該職員の職権及び食品衛生に関する指導の職務を行わせるために，厚生労働大臣，内閣総理大臣又は都道府県知事等は，その職員のうちから食品衛生監視員を命ずるものとする．

②　都道府県知事等は，都道府県等食品衛生監視指導計画の定めるところにより，その命じた食品衛生監視員に監視指導を行わせなければならない．

③　内閣総理大臣は，指針に従い，その命じた食品衛生監視員に食品，添加物，器具及び容器包装の表示又は広告に係る監視指導を行わせるものとする．

④　厚生労働大臣は，輸入食品監視指導計画の定めるところにより，その命じた食品衛生監視員に食品，添加物，器具及び容器包装の輸入に係る監視指導を行わせるものとする．

⑤　前各項に定めるもののほか，食品衛生監視員の資格その他食品衛生監視員に関し必要な事項は，政令で定める．

第 8 章　登録検査機関

第 31 条～第 47 条　省略

第 9 章　営　業

〔食品衛生管理者〕

第 48 条　乳製品，第 12 条の規定により内閣総理大臣が定めた添加物その他製造又は加工の過程において特に衛生上の考慮を必要とする食品又は添加物であつて政令で定めるものの製造又は加工を行う営業者は，その製造又は加工を衛生的に管理させるため，その施設ごとに，専任の食品衛生管理者を置かなければならない．ただし，営業者が自ら食品衛生管理者となつて管理する施設については，この限りでない．

②　営業者が，前項の規定により食品衛生管理者を置かなければならない製造業又は加工業を 2 以上の施設で行う場合において，その施設が隣接しているときは，食品衛生管理者は，同項の規定にかかわらず，その 2 以上の施設を通じて 1 人で足りる．

③　食品衛生管理者は，当該施設においてその管理に係る食品又は添加物に関してこの法律又はこの法律に基づく命令若しくは処分に係る違反が行われないように，その食品又は添加物の製造又は加工に従事する者を監督しなければならない．

④　食品衛生管理者は，前項に定めるもののほか，当該施設においてその管理に係る食品又は添加物に関してこの法律又はこの法律に基づく命令若しくは処分に係る違反の防止及び食品衛生上の危害の発生の防止のため，当該施設における衛生管理の方法その他の食品衛生に関する事項につき，必要な注意をするとともに，営業者に対し必要な意見を述べなければならない．

⑤　営業者は，その施設に食品衛生管理者を置いたときは，前項の規定による食品衛生管理者の意見を尊重しなければならない．

⑥　次の各号のいずれかに該当する者でなければ，食品衛生管理者となることができない．

一　医師，歯科医師，薬剤師又は獣医師

二　学校教育法（昭和 22 年法律第 26 号）に基づく大学，旧大学令（大正 7 年勅令第 388 号）に基づく大学又は旧専門学校令（明治 36 年勅令第 61 号）に基づく専門学校において医学，歯学，薬学，獣医学，畜産学，水産学又は農芸化学の課程を修めて卒業した者（当該課程を修めて同法に基づく専門職大学の前期課程を修了した者を含む）

三　都道府県知事の登録を受けた食品衛生管理者の養成施設において所定の課程を修了した者

四　学校教育法に基づく高等学校若しくは中等教育学校若しくは旧中等学校令（昭和 18 年勅令第 36 号）に基づく中等学校を卒業した者又は厚生労働省令で定めるところによりこれらの者と同等以上の学力があると認められる者で，第 1 項の規定により食品衛生管理者を置かなければならない製造業又は加工業において食品又は添加物の製造又は加工の衛生管理の業務に 3 年以上従事し，かつ，都道府県知事の登録を受けた講習会の課程を修了した者

⑦　前項第 4 号に該当することにより食品衛生管理者たる資格を有する者は，衛生管理の業務に 3 年以上従事した製造業又は加工業と同種の製造業又は加工業の施設においてのみ，食品衛生管理者となることができる．

⑧　第 1 項に規定する営業者は，食品衛生管理者を置き，又は自ら食品衛生管理者となつたときは，15 日以内に，その施設の所在地の都道府県知事に，その食品衛生管理者の氏名又は自ら食品衛生管理者となつた旨その他厚生労働省令で定める事項を届け出なければならない．食品衛生管理者を変更したときも，同様とする．

第 49 条　省略

〔有毒物質の混入防止等の措置基準〕

第 50 条　厚生労働大臣は，食品又は添加物の製造又は加工の過程において有毒な又は有害な物質が当該食品又は添加物に混入することを防止するための措置に関し必要な基準を定めることができる．

②　営業者（食鳥処理の事業の規制及び食鳥検査に関する法律第 6 条第 1 項に規定する食鳥処理業者を除く．）は，前項の規定により基準が定められたときは，これを遵守しなければならない．

〔食品営業施設の衛生基準〕

第 51 条　厚生労働大臣は，営業（器具又は容器包装

を製造する営業及び食鳥処理の事業の規制及び食鳥検査
に関する法律第 2 条第 5 号に規定する食鳥処理の事業
（第 54 条及び第 57 条第 1 項において「食鳥処理の事業」
という.）を除く.）の施設の衛生的な管理その他公衆衛
生上必要な措置（以下この条において「公衆衛生上必要
な措置」という.）について，厚生労働省令で，次に掲
げる事項に関する基準を定めるものとする.

　　一　施設の内外の清潔保持，ねずみ及び昆虫の駆除そ
　　　の他一般的な衛生管理に関すること.
　　二　食品衛生上の危害の発生を防止するために特に重
　　　要な工程を管理するための取組（小規模な営業者
　　　（器具又は容器包装を製造する営業者及び食鳥処理
　　　の事業の規制及び食鳥検査に関する法律第 6 条第 1
　　　項に規定する食鳥処理業者を除く．次項において同
　　　じ.）その他の政令で定める営業者にあつては，そ
　　　の取り扱う食品の特性に応じた取組）に関するこ
　　　と.
②　営業者は，前項の規定により定められた基準に従
い，厚生労働省令で定めるところにより公衆衛生上必要
な措置を定め，これを遵守しなければならない.
③　都道府県知事等は，公衆衛生上必要な措置につい
て，第一項の規定により定められた基準に反しない限
り，条例で必要な規定を定めることができる.

〔器具，容器包装製造施設の衛生基準〕
　第 52 条　厚生労働大臣は，器具又は容器包装を製造
する営業の施設の衛生的な管理その他公衆衛生上必要な
措置（以下この条において「公衆衛生上必要な措置」と
いう.）について，厚生労働省令で，次に掲げる事項に
関する基準を定めるものとする.

　　一　施設の内外の清潔保持その他一般的な衛生管理に
　　　関すること.
　　二　食品衛生上の危害の発生を防止するために必要な
　　　適正に製造を管理するための取組に関すること.
②　器具又は容器包装を製造する営業者は，前項の規定
により定められた基準（第 18 条第 3 項に規定する政令
で定める材質以外の材質の原材料のみが使用された器具
又は容器包装を製造する営業者にあつては，前項第 1 号
に掲げる事項に限る.）に従い，公衆衛生上必要な措置
を講じなければならない.
③　都道府県知事等は，公衆衛生上必要な措置につい
て，第 1 項の規定により定められた基準に反しない限
り，条例で必要な規定を定めることができる.

　第 53 条　第 18 条第 3 項に規定する政令で定める材質
の原材料が使用された器具又は容器包装を販売し，又は
販売の用に供するために製造し，若しくは輸入する者
は，厚生労働省令で定めるところにより，その取り扱う
器具又は容器包装の販売の相手方に対し，当該取り扱う
器具又は容器包装が次の各号のいずれかに該当する旨を
説明しなければならない.

　　一　第 18 条第 3 項に規定する政令で定める材質の原
　　　材料について，同条第 1 項の規定により定められた
　　　規格に適合しているもののみを使用した器具又は容

器包装であること.
　　二　第 18 条第 3 項ただし書に規定する加工がされて
　　　いる器具又は容器包装であること.
②　器具又は容器包装の原材料であつて，第 18 条第 3
項に規定する政令で定める材質のものを販売し，又は販
売の用に供するために製造し，若しくは輸入する者は，
当該原材料を使用して器具又は容器包装を製造する者か
ら，当該原材料が同条第 1 項の規定により定められた規
格に適合しているものである旨の確認を求められた場合
には，厚生労働省令で定めるところにより，必要な説明
をするよう努めなければならない.

　第 54 条　都道府県は，公衆衛生に与える影響が著し
い営業（食鳥処理の事業を除く.）であつて，政令で
定めるものの施設につき，厚生労働省令で定める基準を
参酌して，条例で公衆衛生の見地から必要な基準を定め
なければならない.

〔営業許可制〕
　第 55 条　前条に規定する営業を営もうとする者は，
厚生労働省令で定めるところにより，都道府県知事の許
可を受けなければならない.
②　前項の場合において，都道府県知事は，その営業の
施設が前条の規定による基準に合うと認めるときは，許
可をしなければならない.　ただし，同条に規定する営業
を営もうとする者が次の各号のいずれかに該当するとき
は，同項の許可を与えないことができる.

　　一　この法律又はこの法律に基づく処分に違反して刑
　　　に処せられ，その執行を終わり，又は執行を受ける
　　　ことがなくなつた日から起算して 2 年を経過しない
　　　者
　　二　第 59 条から第 61 条までの規定により許可を取り
　　　消され，その取消しの日から起算して 2 年を経過し
　　　ない者
　　三　法人であつて，その業務を行う役員のうちに前 2
　　　号のいずれかに該当する者があるもの
③　都道府県知事は，第 1 項の許可に 5 年を下らない有
効期間その他の必要な条件を付けることができる.

　第 56 条　前条第 1 項の許可を受けた者（以下この条
において「許可営業者」という.）が当該営業を譲渡し，
又は許可営業者について相続，合併又は分割（当該営業
を承継させるものに限る.）があつたときは，当該営業
を譲り受けた者又は相続人（相続人が 2 人以上ある場合
において，その全員の同意により当該営業を承継すべき
相続人を選定したときは，その者），合併後存続する法
人若しくは合併により設立された法人又は分割により当
該営業を承継した法人は，許可営業者の地位を承継す
る.
②　前項の規定により許可営業者の地位を承継した者
は，遅滞なく，その事実を証する書面を添えて，その旨
を都道府県知事に届け出なければならない.

〔営業の届出制〕
　第 57 条　営業（第 54 条に規定する営業，公衆衛生に
与える影響が少ない営業で政令で定めるもの及び食鳥処

理の事業を除く．）を営もうとする者は，厚生労働省令
で定めるところにより，あらかじめ，その営業所の名称
及び所在地その他厚生労働省令で定める事項を都道府県
知事に届け出なければならない．

②　前条の規定は，前項の規定による届出をした者につ
いて準用する．この場合において，同条第1項中「前条
第1項の許可を受けた者」とあるのは「次条第1項の規
定による届出をした者」と，「許可営業者」とあるのは
「届出営業者」と，同条第2項中「許可営業者」とある
のは「届出営業者」と読み替えるものとする．

〔不良食品等の回収状況の報告義務〕

第58条　営業者が，次の各号のいずれかに該当する
場合であつて，その採取し，製造し，輸入し，加工し，
若しくは販売した食品若しくは添加物又はその製造し，
輸入し，若しくは販売した器具若しくは容器包装を回収
するとき（次条第1項又は第2項の規定による命令を受
けて回収するとき，及び食品衛生上の危害が発生するお
それがない場合として厚生労働省令・内閣府令で定める
ときを除く．）は，厚生労働省令・内閣府令で定めると
ころにより，遅滞なく，回収に着手した旨及び回収の状
況を都道府県知事に届け出なければならない．

　一　第6条，第10条から第12条まで，第13条第2
　　　項若しくは第3項，第16条，第18条第2項若しく
　　　は第3項又は第20条の規定に違反し，又は違反す
　　　るおそれがある場合

　二　第9条第1項又は第17条第1項の規定による禁
　　　止に違反し，又は違反するおそれがある場合

③　都道府県知事は，前項の規定による届出があつたと
きは，厚生労働省令・内閣府令で定めるところにより，
当該届出に係る事項を厚生労働大臣又は内閣総理大臣に
報告しなければならない．

〔不良食品等の回収・廃棄命令〕

第59条　厚生労働大臣又は都道府県知事は，営業者
が第6条，第10条から第12条まで，第13条第2項若
しくは第3項，第16条若しくは第18条第2項若しくは
第3項の規定に違反した場合又は第9条第1項若しくは
第17条第1項の規定による禁止に違反した場合におい
ては，営業者若しくは当該職員にその食品，添加物，器
具若しくは容器包装を廃棄させ，又はその他営業者に対
し食品衛生上の危害を除去するために必要な処置をとる
ことを命ずることができる．

②　内閣総理大臣又は都道府県知事は，営業者が第
20条の規定に違反した場合においては，営業者若しく
は当該職員にその食品，添加物，器具若しくは容器包装
を廃棄させ，又はその他営業者に対し虚偽の若しくは誇
大な表示若しくは広告による食品衛生上の危害を除去す
るために必要な処置をとることを命ずることができる．

第60条　都道府県知事は，営業者が第6条，第8条
第1項，第10条から第12条まで，第13条第2項若し
くは第3項，第16条，第18条第2項若しくは第3項，
第19条第2項，第20条，第25条第1項，第26条第4

項，第48条第1項，第50条第2項，第51条第2項，
第52条第2項若しくは第53条第1項の規定に違反した
場合，第7条第1項から第3項まで，第9条第1項若し
くは第17条第1項の規定による禁止に違反した場合，
第55条第2項第1号若しくは第3号に該当するに至つ
た場合又は同条第3項の規定による条件に違反した場合
においては，同条第1項の許可を取り消し，又は営業の
全部若しくは一部を禁止し，若しくは期間を定めて停止
することができる．

②　厚生労働大臣は，営業者（食品，添加物，器具又は
容器包装を輸入することを営む人又は法人に限る．）が
第6条，第8条第1項，第10条第2項，第11条，第
12条，第13条第2項若しくは第3項，第16条，第18
条第2項若しくは第3項，第26条第4項，第50条第2
項，第51条第2項，第52条第2項若しくは第53条第
1項の規定に違反した場合又は第7条第1項から第3項
まで，第9条第1項若しくは第17条第1項の規定によ
る禁止に違反した場合においては，営業の全部若しくは
一部を禁止し，又は期間を定めて停止することができ
る．

第61条　都道府県知事は，営業者がその営業の施設
につき第54条の規定による基準に違反した場合におい
ては，その施設の整備改善を命じ，又は第55条第1項
の許可を取り消し，若しくはその営業の全部若しくは一
部を禁止し，若しくは期間を定めて停止することができ
る．

第10章　雑　則

第62条～第65条　省略

〔広域的食中毒発生時の連携〕

第66条　前条に規定する場合において，厚生労働大
臣は，必要があると認めるときは，協議会を開催し，食
中毒の原因調査及びその結果に関する必要な情報を共有
し，関係機関等の連携の緊密化を図るとともに，食中毒
患者等の広域にわたる発生又はその拡大を防止するため
に必要な対策について協議を行うよう努めなければなら
ない．

第67条～第73条　省略

第74条及び第75条　削除

第76条　第48条第8項，第55条，第56条第2項
（第57条第2項において読み替えて準用する場合を含
む），第57条第1項，第58条，第59条，第60条第1
項，第61条及び第69条中「都道府県知事」とあるの
は，保健所を設置する市又は特別区にあつては，「市長」
又は「区長」とする．ただし，政令で定める営業に関す
る政令で定める処分については，この限りでない．

第77条～第80条　省略

第11章　罰　則

第81条～第89条　省略

3. 食品の規格基準[a]

区 分		規 格 基 準	備 考
食品一般	成分規格	1 食品は，抗生物質又は化学的合成品[*1]たる抗菌性物質及び放射性物質を含有してはならない．ただし，次のいずれかに該当する場合にあっては，この限りでない． (1) 当該物質が，食品衛生法（昭和22年法律第233号）第12条の規定により人の健康を損なうおそれのない場合として厚生労働大臣が定める添加物と同一である場合 (2) 当該物質について，5，6，7，8又は9において成分規格が定められている場合 (3) 当該食品が5，6，7，8又は9において定める成分規格に適合する食品を原材料として製造され，又は加工されたものである場合（5，6，7，8又は9において成分規格が定められていない抗生物質又は化学的合成品たる抗菌性物質を含有する場合を除く．）	[*1] 化学的合成品 化学的手段により元素又は化合物に分解反応以外の化学的反応を起こさせて得られた物質をいう．
		2 食品が組換えDNA技術[*2]によって得られた生物の全部もしくは一部であり，又は当該生物の全部もしくは一部を含む場合は，厚生労働大臣が定める安全性審査の手続きを経た旨の公表がなされたものでなければならない．	[*2] 組換えDNA技術 酵素等を用いた切断及び再結合の操作によって，DNAをつなぎ合わせた組換えDNA分子を作製し，それを生細胞に移入し，かつ，増殖させる技術をいう．
		3 食品が組換えDNA技術によって得られた微生物を利用して製造された[*6]物であり，又は当該物を含む場合は，厚生労働大臣が定める安全性審査の手続きを経た旨の公表がなされたものでなければならない．	
		4 削除	
		5 (1) の表に掲げる農薬等[*3]の成分である物質（その物質が化学的に変化して生成した物質を含む，以下同じ．）は，食品に含有されるものであってはならない[*4]． (1) 食品において「不検出」とされる農薬等の成分である物質	[*3] 農薬等 ●農薬取締法に規定する農薬 ●飼料の安全性の確保及び品質の改善に関する法律に基づき飼料に添加・混和・浸潤その他の方法によって用いられるもの ●医薬品，医療機器等の品質，有効性及び安全性の確保等に関する法律に規定する医薬品であって動物のために使用するもの
		1 2,4,5-T 2 イプロニダゾール 3 オラキンドックス 4 カプタホール 5 カルバドックス 6 クマホス 7 クロラムフェニコール 8 クロルスロン 9 クロルプロマジン 10 ゲンチアナバイオレット 11 ジエチルスチルベストロール 12 ジメトリダゾール 13 ダミノジッド 14 ニタルソン 15 ニトロフラゾン 16 ニトロフラントイン 17 ニフルスチレン酸ナトリウム 18 フラゾリドン 19 フラルタドン 20 プロファム 21 マラカイトグリーン 22 メトロニダゾール 23 ロキサルソン 24 ロニダゾール	[*4] 定義された食品の指定された部位を検体として，規定する試験法によって試験した場合に検出されるものであってはならない．
		以下5～11において残留基準は，日本食品化学研究振興財団，"食品に残留する農薬，動物用医薬品及び飼料添加物の限度量一覧表"を参照のこと（日本食品化学研究振興財団ホームページ：http://db.ffcr.or.jp/front/）	
		6 5の規定にかかわらず，6の表（ただし表は省略）に掲げる農薬等の成分である物質は，同表に掲げる食品の区分に応じ，それぞれ同表の定める量を超えて当該食品に含有されるものであってはならない[*5]．	[*5] 定義された食品の指定された部位を検体として試験しなければならず，農薬等の成分である物質について「不検出」と定めている食品については規定する試験法によって試験した場合に検出されるものであってはならない．
		7 6に定めるもののほか，7の表（ただし表は省略）に掲げる農薬等の成分である物質は，同表の食品の区分に応じ，それぞれ同表に定める量を超えて当該食品に含有されるものであってはならない[*5]．	
		8 5から7までにおいて成分規格が定められていない場合であって，農薬等の成分である物質[*6]が自然に食品に含まれる物質と同一であるとき，当該食品において当該物質が含まれる量は，通常含まれる量を超えてはならない．ただし，通常含まれる量をもって人	[*6] 法第13条第3項の規定により人の健康を損なうおそれのないことが明らかであるものとして厚生労働大臣が定める物質を除く．

a) 厚生労働省，"食品別の規格基準"より（https://www.mhlw.go.jp/stf/seisakunitsuite/bunya/kenkou_iryou/shokuhin/jigyousya/shokuhin_kikaku/index.html），厚生労働省，"食品，添加物等の規格基準（昭和34年厚生省告示第370号）－抄－"（https://www.mhlw.go.jp/stf/seisakunitsuite/bunya/kenkou_iryou/shokuhin/zanryu/591228-1.html），日本食品化学研究振興財団，"食品化学関連資料"（2024年4月現在）（https://www.ffcr.or.jp/documents/index.html）をもとに作成．

区　分			規　格　基　準	備　　考
食品一般 （つづき）	成分規格 （つづき）		の健康を損なうおそれのある物質を含む食品については，この限りでない．	
		9	9 の表（ただし表は省略）に掲げる農薬等の成分である物質は，同表の食品の区分に応じ，それぞれ同表の定める量を超えて当該食品に含有されるものであってはならない．	
		10	6 又は 9 に定めるもののほか，6 から 9 までにおいて成分規格が定められている食品を原材料として製造され，又は加工される食品については，その原材料たる食品が，それぞれ 6 から 9 までに定める成分規格に適合するものでなくてはならない．	
		11	6 又は 9 に定めるもののほか，5 から 9 までにおいて成分規格が定められていない食品を原材料として製造され，又は加工される食品については，当該製造され，又は加工される食品の原材料たる食品が，法第 13 条第 3 項の規定により人の健康を損なうおそれのない量として厚生労働大臣が定める量を超えて，農薬等の成分である物質[*1]を含有するものであってはならない．	[*1] 法第 13 条第 3 項の規定により人の健康を損なうおそれのないことが明らかであるものとして厚生労働大臣が定める物質を除く．
		12	放射性物質のうち，セシウム 134 およびセシウム 137 は，次の表に掲げる食品の区分に応じ，それぞれ同表に定める濃度を超えて食品に含有されるものであってはならない．	
			ミネラルウォーター類（水のみを原料とする清涼飲料水）　10 Bq/kg 原料に茶を含む清涼飲料水　10 Bq/kg 飲用に供する茶　10 Bq/kg 乳児の飲食に供することを目的として販売する食品[*2]　50 Bq/kg 上記以外の食品（乳等を除く）　100 Bq/kg	[*2] 乳および乳製品の成分規格等に関する省令に規定する乳および乳製品，これらを主要原料とする食品で，乳児の飲食に供することを目的として販売するものを除く．
	製造，加工，調理基準	1	食品を製造し，又は加工する場合：食品に放射線[*3]を照射してはならない．ただし，食品の製造工程，又は加工工程の管理のために照射する場合であって，食品の吸収線量が 0.10 グレイ以下のとき，及び食品各条の項で特別に定めた場合を除く．	[*3] 放射線 原子力基本法（昭和 30 年法律第 186 号）第 3 条第 5 号に規定するものをいう．
		2	生乳又は生山羊乳を使用して食品を製造する場合：その食品の製造工程中において，生乳又は生山羊乳を保持式により 63 ℃，30 分間加熱殺菌するか，又はこれと同等以上の殺菌効果を有する方法で加熱殺菌しなければならない．食品に添加し，又は食品の調理に使用する乳は，牛乳，特別牛乳，殺菌山羊乳，成分調整牛乳，低脂肪牛乳，無脂肪牛乳又は加工乳でなければならない．	
		3	血液，血球又は血漿（獣畜のものに限る）を使用して食品を製造，加工又は調理する場合：その食品の製造，加工又は調理の工程中で，血液，血球，血漿を 63 ℃，30 分間加熱又はこれと同等以上の殺菌効果を有する方法で加熱殺菌しなければならない．	
		4	食品の製造，加工又は調理に使用する鶏の殻付き卵は，食用不適卵[*4]であってはならない．鶏卵を使用して食品を製造，加工又は調理する場合は，その工程中において 70 ℃ で 1 分間以上加熱するか，又はこれと同等以上の殺菌効果を有する方法で加熱殺菌しなければならない．ただし，賞味期限内の生食用の正常卵を使用して，割卵後速やかに調理し，かつ，その食品が調理後速やかに摂取される場合及び殺菌した鶏の液卵を使用する場合にあっては，この限りではない．	[*4] 腐敗している殻つき卵，カビの生えた殻つき卵，異物が混入している殻つき卵，血液が混入している殻つき卵，液漏れしている殻つき卵，卵黄が潰れている殻つき卵（物理的な理由によるものを除く）及びふ化させるために加温し，途中で加温を中止した殻つき卵をいう．
		5	魚介類を生食用に調理する場合：食品製造用水で十分に洗浄し，製品を汚染するおそれのあるものを除去しなければならない．	
		6	組換え DNA 技術によって得られた微生物を利用して食品を製造する場合：厚生労働大臣が定める基準に適合する旨の確認を得た方法で行わなければならない．	
		7	食品を製造し，または加工する場合：添加物の成分規格・保存基準又は製造基準に適合しない添加物を使用してはならない．	
		8	牛海綿状脳症の発生国で飼養された牛（特定牛）の基準 （省　略）	

（つづく）

区 分		規 格 基 準	備 考
食品一般 （つづき）	製造, 加工, 調理基準 （つづき）	9　牛の肝臓又は豚の食肉は，飲食に供する際に加熱を要するものとして販売用に供されなければならない．直接一般消費者に販売する場合は，飲食に供する際に牛の肝臓又は豚の食肉の中心部まで十分な加熱を要する等の必要な情報を提供しなければならない．ただし，食肉製品を販売する場合を除く． 　　牛の肝臓又は豚の食肉を使用した食品を製造，加工，調理する場合：食品の製造，加工，調理の工程中において，牛の肝臓又は豚の食肉の中心部の温度を 63 ℃ で 30 分間以上加熱又はこれと同等以上の殺菌効果を有する方法で加熱殺菌しなければならない．ただし，加熱することを前提として食品を販売する場合又は食肉製品を販売する場合を除く．加熱を前提として販売する場合は，販売者は飲食に供する際に，食品の中心部まで十分な加熱を要する等の必要な情報を提供しなければならない．	
	保存基準	1　飲食用以外で，直接接触させることにより食品を保存する場合の氷雪：大腸菌群（融解水中）陰性 2　食品を保存する場合：抗生物質を使用しないこと．ただし，法第 12 条の規定により人の健康を損なうおそれのない場合として厚生労働大臣が定める添加物についてはこの限りではない． 3　食品保存の目的で，食品に放射線を照射しないこと	大腸菌群：グラム陰性の無芽胞性の桿菌であって，乳糖を分解して，酸とガスを生ずるすべての好気性または通性嫌気性の菌をいう．
清涼飲料水	成分規格， 製造, 加工, 調理基準	省略．詳細は厚生労働省ホームページ（https://www.mhlw.go.jp/content/000832226.pdf）を参照．	
粉末清涼飲料	成分規格	●混濁・沈殿物：飲用時の倍数の水で溶解した液が「清涼飲料水」の成分規格の混濁及び沈殿物の項に適合すること ●ヒ素，鉛：検出しない． ●スズ：150.0 ppm 以下 〔乳酸菌を加えないもの〕 ●大腸菌群：陰性 ●細菌数：3000 /g 以下 〔乳酸菌を加えたもの〕 ●大腸菌群：陰性 ●細菌数（乳酸菌を除く）：3000 /g 以下	別に製造基準，及び保存基準（コップ販売式自動販売機に収めるもの）あり
氷　　雪	成分規格	●大腸菌群（融解水）：陰性 ●細菌数（融解水）：100 /mL 以下	
	製造基準	●原水：食品製造用水	
氷　　菓	成分規格	●細菌数（融解水）：10,000 /mL 以下 ●大腸菌群（融解水）：陰性	はっ酵乳又は乳酸菌飲料を原料として使用したものにあっては，細菌数の中に乳酸菌及び酵母を含めない．
	保存基準	●保存する場合に使用する容器は適当な方法で洗浄，殺菌したものであること ●原料及び製品は，有蓋の容器に貯蔵し，取扱中手指を直接原料及び製品に接触させないこと	別に製造基準あり
食肉・鯨肉 （生食用食肉・生食用冷凍鯨肉を除く）	保存基準	●10 ℃ 以下保存．ただし，容器包装に入れられた，細切りした食肉，鯨肉の冷凍品は −15 ℃ 以下保存 ●清潔で衛生的な有蓋の容器に収めるか，清潔で衛生的な合成樹脂フィルム，合成樹脂加工紙，パラフィン紙，硫酸紙，布で包装，運搬のこと	
	調理基準	●衛生的な場所で，清潔で衛生的な器具を用いて行わなければならない．	

区　分		規　格　基　準	備　　考
生食用食肉	成分規格	(1) 腸内細菌科菌群：陰性 (2) (1) に係る記録：1 年間保存	生の食肉（内臓を除く）で生食用として販売するもの
	加工基準	●肉塊は凍結させていないものであり，衛生的に枝肉から切り出されたものを使用すること．処理後速やかに，気密性のある清潔で衛生的な容器包装に入れ，密封し，肉塊の表面から深さ 1 cm 以上の部分までを 60 ℃ で 2 分間以上加熱する方法又はこれと同等以上の殺菌効果を有する方法で加熱殺菌を行った後，速やかに 4 ℃ 以下に冷却すること	ユッケ，タルタルステーキ，牛刺し，牛タタキなど 左記以外に加工基準あり 別に調理基準あり 腸内細菌科菌群：腸内細菌科に属する細菌で，ブドウ糖を分解して酸とガスを産生する通性嫌気性のグラム陰性無芽胞桿菌をいう．
	保存基準	●4 ℃ 以下保存（凍結させたもの：−15 ℃ 以下） ●清潔で衛生的な容器包装に入れ，保存	
食 鳥 卵	成分規格	〔殺菌液卵（鶏卵）〕 ●サルモネラ属菌：陰性/（25 g 中） 〔未殺菌液卵（鶏卵）〕 ●細菌数 1,000,000 /g 以下	別に製造基準あり サルモネラ属菌：グラム陰性の無芽胞性の桿菌であって，アセトイン陰性，リジン陽性，硫化水素陽性及びオルトニトロフェニル-β-D-ガラクトピラノシド（ONPG）陰性でブドウ糖を分解し，乳糖及び白糖を分解しない，運動性を有する通性嫌気性の菌をいう．
	保存基準 （鶏の液卵に限る）	●8 ℃ 以下保存（液卵を冷凍したもの，−15 ℃ 以下保存） ●製品の運搬に使用する器具は，洗浄，殺菌，乾燥したもの ●製品の運搬に使用するタンクは，ステンレス製，かつ，定置洗浄装置により洗浄，殺菌する方法又は同等以上の効果を有する方法で洗浄，殺菌したもの	
	使用基準	●鶏の殻付き卵を加熱殺菌せずに飲食に供する場合にあっては，賞味期限を経過していない生食用の正常卵を使用すること	
血　　液 血　　球 血　　漿	保存基準	●4 ℃ 以下保存 ●冷凍したものは −18 ℃ 以下保存 ●清潔で衛生的な容器包装に収めて保存のこと	別に加工基準あり
食肉製品	成分規格	(1) 一般規格 ●亜硝酸根：0.070 g/kg 以下 (2) 個別規格 〔乾燥食肉製品〕 ●E. coli：陰性 ●水分活性：0.87 未満 〔非加熱食肉製品〕 ●E. coli 最確数：100 /g 以下 ●黄色ブドウ球菌：1000 /g 以下 ●サルモネラ属菌：陰性（25 g 中） ●リステリア・モノサイトゲネス：100 /g 以下 〔特定加熱食肉製品〕 ●E. coli 最確数：100 /g 以下 ●黄色ブドウ球菌：1000 /g 以下 ●クロストリジウム属菌：1000 /g 以下 ●サルモネラ属菌：陰性（25 g 中）	乾燥食肉製品とは，乾燥させた食肉製品であって，乾燥食肉製品として販売するものをいう（ビーフジャーキー，ドライドビーフ，サラミソーセージ等） 非加熱食肉製品とは，食肉を塩漬した後，くん煙し又は乾燥させ，かつその中心部の温度を 63 ℃ で 30 分間加熱する方法又はこれと同等以上の効力を有する加熱殺菌を行っていない食肉製品であって，非加熱食肉製品として販売するものをいう（乾燥食肉製品を除く）． 特定加熱食肉製品とは，その中心部の温度を 63 ℃ で 30 分間加熱する方法又はこれと同等以上の効力を有する方法以外の方法による加熱殺菌を行った食肉製品をいう（乾燥食肉製品及び非加熱食肉製品を除く）． ウェスタンタイプベーコン，ローストビーフ等

（つづく）

区　分		規　格　基　準	備　　考
食肉製品（つづき）	成分規格（つづき）	〔加熱食肉製品〕 イ．容器包装に入れた後，殺菌したもの ●大腸菌群：陰性 ●クロストリジウム属菌：1000 /g 以下 ロ．加熱殺菌した後，容器包装に入れたもの ●E. coli：陰性 ●黄色ブドウ球菌：1000 /g 以下 ●サルモネラ属菌：陰性（25 g 中）	加熱食肉製品とは乾燥食肉製品，非加熱食肉製品及び特定加熱食肉製品以外の食肉製品をいう． ボンレスハム，ロースハム，プレスハム，ウィンナーソーセージ，フランクフルトソーセージ，ベーコン等 E. coli：大腸菌群のうち44.5℃で24時間培養したときに，乳糖を分解して酸及びガスを生ずるものをいう． クロストリジウム属菌：グラム陽性の芽胞形成桿菌であって亜硫酸を還元する嫌気性の菌をいう．
	保存基準	(1) 一般基準 ●冷凍食肉製品：−15 ℃ 以下保存 ●製品は清潔で衛生的な容器に収めて密封するか，ケーシングするか，又は清潔で衛生的な合成樹脂フィルム，合成樹脂加工紙，硫酸紙もしくはパラフィン紙で包装して運搬しなければならない． (2) 個別基準 〔非加熱食肉製品〕 ●水分活性 0.95 以上のもの：4 ℃ 以下保存（肉塊のみを原料食肉とする場合に限る．） ●その他のもの：10 ℃ 以下保存 　ただし，肉塊のみを原料食肉とする場合以外の場合で，pH が 4.6 未満又は pH が 5.1 未満かつ水分活性 0.93 未満のものを除く． 〔特定加熱食肉製品〕 ●水分活性 0.95 以上のもの：4 ℃ 以下保存 ●水分活性 0.95 未満のもの：10 ℃ 以下保存 〔加熱食肉製品〕 ●10 ℃ 以下保存 　ただし，気密性の容器包装に充填した後，製品の中心部の温度を 120 ℃ で 4 分間加熱する方法又はこれと同等以上の効力を有する方法により殺菌したものを除く．	別に製造基準あり 水分活性 0.95 以上：パルマハム，ラックスシンケン，コッパ，カントリーハム等 水分活性 0.95 未満：ラックスハム，セミドライソーセージ等
鯨肉製品	成分規格	●大腸菌群：陰性 ●亜硝酸根：0.070 g/kg 以下（鯨肉ベーコン）	別に製造基準あり
	保存基準	●10 ℃ 以下保存（冷凍製品は −15 ℃ 以下）．ただし，気密性の容器包装に充填後，製品の中心部の温度を 120 ℃，4 分加熱（同等以上の効力を有する方法も含む）した製品を除く． ●清潔で衛生的な容器に密封又はケーシングする．又は清潔で衛生的な合成樹脂フィルム，同加工紙，硫酸紙もしくはパラフィン紙で包装，運搬のこと	
魚肉ねり製品	成分規格	●大腸菌群：陰性（魚肉すり身を除く） ●亜硝酸根：0.05 g/kg 以下（魚肉ソーセージ，魚肉ハム）	別に製造基準あり
	保存基準	●10 ℃ 以下保存（魚肉ソーセージ，魚肉ハム，特殊包装かまぼこ）．ただし，気密性の容器包装に充填後，製品の中心部の温度を 120℃，4 分加熱（同等以上の効力を有する方法を含む）した製品及び pH 4.6 以下又は水分活性 0.94 以下のものを除く． ●冷凍製品：−15 ℃ 以下保存 ●清潔で衛生的にケーシングするか，清潔で衛生的な有蓋の容器に収めるか，又は清潔な合成樹脂フィルム，同加工紙，硫酸紙もしくはパラフィン紙で包装，運搬のこと	

区　分		規　格　基　準	備　　考
い　く　ら す　じ　こ た　ら　こ	成分規格	●亜硝酸根: 0.005 g/kg 以下	
ゆ　で　だ　こ	成分規格	●腸炎ビブリオ: 陰性 〔冷凍ゆでだこ〕 ●細菌数: 100,000 /g 以下 ●大腸菌群: 陰性 ●腸炎ビブリオ: 陰性	別に加工基準あり
	保存基準	●10 ℃ 以下保存. ただし, 冷凍ゆでだこは －15 ℃ 以下保存 ●清潔で衛生的な有蓋の容器又は清潔で衛生的な合成樹脂フィルム, 同加工紙, 硫酸紙もしくはパラフィン紙で包装運搬	
ゆ　で　が　に	成分規格	飲食に供する際に加熱を要しないものに限る. 1)〔凍結していないもの〕 　●腸炎ビブリオ: 陰性 2)〔冷凍ゆでがに〕 　●細菌数: 100,000 /g 以下 　●大腸菌群: 陰性 　●腸炎ビブリオ: 陰性	別に加工基準あり ※凍結していない加熱調理・加工用のものについては, 規格基準は適用されない.
	保存基準	●10 ℃ 以下保存 (飲食に供する際に加熱を要しないものであって, 凍結させていないものに限る), ただし, 冷凍ゆでがには －15 ℃ 以下保存 ●清潔で衛生的な容器包装に入れ保存, ただし二次汚染防止措置を講じて, 販売用に陳列する場合を除く.	
生　食　用 鮮 魚 介 類	成分規格	●腸炎ビブリオ最確数: 100 /g 以下	切り身又はむき身にした鮮魚介類 (生かきを除く) であって, 生食用のもの (凍結させたものを除く) に限る. (凍結させたものは冷凍食品〔生食用冷凍鮮魚介類〕の項を参照)
	保存基準	●清潔で衛生的な容器包装に入れ, 10 ℃ 以下保存	別に加工基準あり
生　食　用 か　　　　き	成分規格	●細菌数: 50,000 /g 以下 ●E. coli 最確数: 230 /100 g 以下 〔むき身のもの〕 ●腸炎ビブリオ最確数: 100 /g 以下	別に加工基準あり 容器包装に採取された海域又は湖沼を表示すること
	保存基準	●10 ℃ 以下保存. ただし, 冷凍品は －15 ℃ 以下保存. 清潔で衛生的な合成樹脂, アルミニウム箔又は耐水性加工紙で包装保存すること ●冷凍品を除く生食用かきは上記のほか, 清潔で衛生的な有蓋容器に収めて保存してもよい.	
寒　　　　天	成分規格	●ホウ素化合物: 1 g/kg 以下 (H_3BO_3 として)	
穀　　　　類 米(玄米および精米)	成分規格	●カドミウム及びその化合物: 0.4 ppm 以下 (Cd として)	
豆　　　　類	成分規格	●シアン化合物: 不検出 (ただし, サルタニ豆, サルタピア豆, バター豆, ペギア豆, ホワイト豆, ライマ豆にあっては HCN として 500 ppm 以下)	
	使用基準	●シアン化合物を検出する豆類の使用は生あんの原料に限る.	

(つづく)

区　分		規　格　基　準	備　　考
野　菜 ばれいしょ	加工基準	●発芽防止の目的で放射線を照射する場合は，次の方法による． （イ）放射線源の種類：コバルト 60 のガンマ線 （ロ）ばれいしょの吸収線量：150 グレイ以下 （ハ）照射加工したばれいしょには再照射しないこと	
生あん	成分規格	●シアン化合物：不検出	別に製造基準あり
豆　腐	成分規格	●常温で保存するもの：豆腐中で発育しうる微生物が陰性	移動販売用及び，成型後水さらしをせずに直ちに販売されるものを除く．
	保存基準	●冷蔵保存，又は，十分に洗浄，殺菌した水槽内で，冷水（食品製造用水に限る．）で絶えず換水しながら保存（移動販売用，成型後水さらしせずに直ちに販売されるもの及び無菌充填豆腐を除く．） ●移動販売用のものは十分に洗浄，殺菌した器具で保冷	別に製造基準あり
即席めん類	成分規格	●含有油脂：酸価 3 以下，又は過酸化物価 30 以下	めんを油脂で処理したものに限る．
	保存基準	●直射日光を避けて保存	
冷凍食品	成分規格	〔無加熱摂取冷凍食品〕 ●細菌数：100,000 /g 以下 ●大腸菌群：陰性 〔加熱後摂取冷凍食品（凍結直前加熱）〕 ●細菌数：100,000 /g 以下 ●大腸菌群：陰性 〔加熱後摂取冷凍食品（凍結直前加熱以外のもの）〕 ●細菌数：3,000,000 /g 以下 ●E. coli：陰性 ただし，小麦粉を主たる原材料とし，摂食前に加熱工程が必要な冷凍パン生地様食品については，E. coli が陰性であることを要しない． 〔生食用冷凍鮮魚介類〕 ●細菌数：100,000 /g 以下 ●大腸菌群：陰性 ●腸炎ビブリオ最確数：100 /g 以下	ここで冷凍食品とは，製造し，又は加工した食品（清涼飲料水，食肉製品，鯨肉製品，魚肉ねり製品，ゆでだこ及びゆでがにを除く）及び切身又はむき身の鮮魚介類（生かきを除く）を凍結させたもので，容器包装に入れられたものをいう． 無加熱摂取冷凍食品とは，冷凍食品のうち製造し，又は加工した食品を凍結させたもので，飲食に供する際に加熱を要しないとされているものをいう． 加熱後摂取冷凍食品とは，冷凍食品のうち製造し，又は加工した食品を凍結させたもので，無加熱摂取冷凍食品以外のものをいう． 生食用冷凍鮮魚介類とは，冷凍食品のうち，切身又はむき身にした鮮魚介類で，生食用のものを凍結させたものをいう．
	保存基準	●−15 ℃ 以下保存 ●清潔で衛生的な合成樹脂，アルミニウム箔又は耐水性の加工紙で包装し保存	別に加工基準あり
容器包装詰 加圧加熱 殺菌食品	成分規格	●当該容器包装詰加圧加熱殺菌食品中で発育しうる微生物：陰性 （1）恒温試験：容器包装を 35.0 ℃ で 14 日間保持し，膨張又は漏れを認めない． （2）細菌試験：陰性（恒温試験済みのものを検体とする）	容器包装詰加圧加熱殺菌食品とは，食品（清涼飲料水，食肉製品，鯨肉製品，魚肉ねり製品を除く）を気密性のある容器包装に入れ，密封した後，加圧加熱殺菌したものをいう． 別に製造基準あり
油脂で処理 した菓子 （指導要領）	製品の 管　理	●直射日光及び高温多湿を避けて保存すること ●製品中に含まれる油脂の酸価が 3 を超え，かつ過酸化物価が 30 を超えないこと ●製品中に含まれる油脂の酸価が 5 を超え，又は過酸化物価が 50 を超えないこと	製造過程において油脂で揚げる，炒める，吹き付ける，又は塗布する等の処理を施した菓子をいう．粗脂肪として 10 %（w/w）以上を含むもの

4. 食品表示基準（食品表示法第4条）の構成一覧 [a]

第1章 総　則

	第1条	適用範囲（飲食店などの場合は，一部を除き，適用対象外）
	第2条	用語の定義

第2章 加 工 食 品

食品関連事業者	一般用	第3条	横断的義務表示
			1項 すべての食品に共通の表示（名称，原材料名，保存方法など）
			2項 一定の食品に共通の表示（アレルゲン，遺伝子組換え，原料原産地名，原産国名など）
			3項 表示の省略（1項，2項の例外）
		第4条	個別的義務表示（旧JAS法の個別の基準，食肉，乳製品など）
		第5条	義務表示の特例（酒類，現地販売・無償譲渡に係る特例規定）
		第6条	推奨表示（飽和脂肪酸，食物繊維）
		第7条	任意表示（特色のある原材料，栄養成分表示，栄養強調表示など）
		第8条	表示の方式など（様式，文字サイズ，製造所固有記号の表示箇所など）
		第9条	表示禁止事項（横断的禁止事項，個別食品に係る禁止事項）
	業務用	第10条	義務表示
			1項 横断的義務表示，個別的義務表示　2項 製造所固有記号　3項 表示方法の例外　4項 表示の省略
		第11条	義務表示の特例（酒類，外食用・現地販売用・無償譲渡用などに係る特例規定）
		第12条	任意表示（特色のある原材料，栄養成分表示など）
		第13条	表示の方式など（容器包装，送り状に記載できる事項など）
		第14条	表示禁止事項（9条1項に準用）
上記以外の販売者		第15条	義務表示事項（名称，保存方法，消費期限など）
		第16条	表示の方式など
		第17条	表示禁止事項（9条1項に準用）

第3章 生 鮮 食 品

食品関連事業者	一般用	第18条	横断的義務表示（名称，原産地，遺伝子組換えなど）
		第19条	個別的義務表示（玄米・精米，食肉，乳，ふぐなど）
		第20条	義務表示の特例（現地販売・無償譲渡，容器包装なしに係る特例規定）
		第21条	任意表示（栄養成分表示，栄養強調表示など）
		第22条	表示の方式など（表示媒体，文字サイズなど）
		第23条	表示禁止事項（横断的禁止事項，個別食品に係る禁止事項）
	業務用	第24条	義務表示（名称，原産地など）
		第25条	義務表示の特例（外食用・現地販売用・無償譲渡用，容器包装なしに係る特例規定）
		第26条	任意表示（栄養成分表示）
		第27条	表示の方式など（容器包装，送り状に記載できる事項など）
		第28条	表示禁止事項（23条1項に準用）
上記以外の販売者		第29条	義務表示（名称，遺伝子組換えなど）
		第30条	表示の方式など
		第31条	表示禁止事項（23条1項に準用）

第4章 添 加 物

食品関連事業者	第32条	義務表示（名称，添加物である旨，消費期限など）
	第33条	義務表示の特例（無償譲渡に係る特例規定）
	第34条	任意表示（栄養成分表示）
	第35条	表示の方式など（様式，文字サイズなど）
	第36条	表示禁止事項
上記以外の販売者	第37条	義務表示（名称，添加物である旨，消費期限など）
	第38条	表示の方式など（様式，文字サイズなど）
	第39条	表示禁止事項（36条に準用）

第5章 雑　則

	第40条	生食用牛肉の注意喚起表示
	第41条	努力義務（任意表示，書類の整備・保存に係る努力義務）

a)　詳細は，食品表示基準（平成27年内閣府令第10号）を参照．（電子政府の総合窓口 e-Gov: https://elaws.e-gov.go.jp/document?lawid=427M60000002010）

5. 畜水産物の残留基準[a] (抜粋)

（数値は ppm 以下を示す）

分類	種類	抗生物質		合成抗菌剤	その他	
		オキシテトラサイクリン[†1]	ベンジルペニシリン[†2]	スルファジミジン	チアベンダゾール[†3]	ゼラノール
乳	乳	0.1	0.004	0.025	0.10	0.002
筋肉	牛	0.2	0.05	0.10	0.10	0.002
	豚	0.2	0.05	0.10	0.10	0.002
	鶏	0.2	0.05	0.10	0.05	0.002
脂肪	牛	0.2	0.05	0.10	0.10	0.002
	豚	0.2	0.05	0.10	0.10	0.002
	鶏	0.2	0.05	0.10	0.1	0.002
肝臓	牛	0.6	0.05	0.10	0.10	0.01
	豚	0.6	0.05	0.10	0.10	0.002
	鶏	0.6	0.05	0.10	0.1	0.002
腎臓	牛	1	0.05	0.10	0.10	0.01
	豚	1	0.05	0.10	0.10	0.002
	鶏	1	0.05	0.10	0.1	0.002
食鳥卵	鶏卵	0.4	—[†6]	0.01	0.1	0.002
魚介類		0.2[†4]	0.05[†5]	—[†6]	0.02	0.002

a) 厚生労働省，"食品，添加物等の規格基準"より．日本食品化学研究振興財団，"食品に残留する農薬，動物用医薬品及び飼料添加物の限度量一覧表（2024）"（http://db.ffcr.or.jp/front/）を参考に作成．

†1 オキシテトラサイクリン，クロルテトラサイクリン及びテトラサイクリンの総和

†2 ペネタメートの使用に基づくペネタメートの代謝物としてのベンジルペニシリンを含む．

†3 チアベンダゾール及び5-ヒドロキシチアベンダゾールの和

†4 オキシテトラサイクリンのみの値，クロルテトラサイクリン，テトラサイクリンは不含有

†5 すずき目魚類に限る．

†6 —: 不含有

分類 / 食品名 / 農薬名†4	穀類				豆類				茶			
	米（玄米）	小麦	そば	とうもろこし	小豆類†2	大豆	えんどう	そら豆	茶	いちご	かき	くり
臭素	50	50	180	80	200	200	50	200	50	30	20	200
ヒ素及びその化合物（As$_2$O$_3$として）	—†1	—	—	—	—	—	—	—	—	1.0	—	—
鉛及びその化合物（Pb として）	—	—	—	—	—	—	—	—	—	1.0	—	—
有機塩素剤												
BHC（α, β, γ, δ の総和）	0.2	0.2	0.2	0.2	0.2	0.2	0.2	0.2	0.2†3	0.2	0.2	—
DDT（DDD, DDE を含む）	0.2	0.2	0.2	0.2	0.2	0.2	0.2	0.2	0.2†3	0.2	0.2	0.05
エンドリン	ND†1	ND	ND	ND	0.01	0.01	ND	ND	ND†3	ND	ND	—
キャプタン	—	2	—	0.01	1	0.01	0.01	0.01	—	15	5	—
ジコホール	0.02	0.02	0.02	3	0.1	0.1	3	0.1	3.0†3	3.0	3	3
ディルドリン（アルドリンとの総和）	ND	ND	ND	ND	0.05	0.05	ND	ND	ND†3	ND	ND	0.06
有機リン剤												
EPN	0.02	—	—	—	—	—	—	—	—†3	—	—	—
クロルピリホス	—	0.5	—	0.05	0.3	0.1	—	—	10	0.3	—	—
クロルフェンビンホス	0.05	0.05	—	0.05	0.02	0.02	—	—	—	0.05	0.2	0.2
ジクロルボス（DDVP）（ナレドとの総和）	0.2	0.2	0.2	0.2	0.1	0.2	0.1	0.1	0.1	0.3	0.1	0.2
ジメトエート	1	0.05	0.04	1	1	1	1	1	1	1	1.0	1
ダイアジノン	0.1	0.1	0.1	0.02	0.4	0.1	0.1	0.1	0.1†3	0.1	0.1	0.1
パラチオン	ND	0.3	0.3	0.3	0.3	0.3	0.3	0.3	0.3†3	0.3	0.3	0.05
フェニトロチオン（MEP）	0.2	10	1.0	1.0	0.2	0.2	0.2	0.2	0.2†3	0.2	0.2	0.2
フェンチオン（MPP）	0.3	—	—	—	0.1	0.05	—	—	—	—	1	—
フェントエート（PAP）	0.05	0.5	—	0.02	0.05	0.05	0.05	0.02	0.02	—	0.1	0.03
ホサロン	—	—	—	—	—	—	—	—	—	15	—	—
マラチオン	0.1	10.0	2	2	2	2	0.5	2	—	1	0.5	8
カルバメート剤												
カルバリル（NAC）	1.0	2	3	0.1	1	0.2	4	4	1†3	7	1.0	1

a) 厚生労働省，"食品，添加物等の規格基準"より．日本食品化学研究振興財団，"食品に残留する農薬，動物用医薬品及び飼料添加物の限度量一覧表（2024）"（http://db.ffcr.or.jp/front/）を参考に作成．

†1　—：一律基準（0.01 ppm），ND：不検出．†2　あずき，いんげん，ささげ，サルタニ豆，サルタピア豆，バター豆，ふじまめ，ペギア豆，ホワイト豆，ライマ豆，レンズ（ひらまめ）等を含む．†3　不発酵茶に限る．

留 基 準[a)]（抜粋）

（数値は ppm を示す）

果実				野菜													
ぶどう	みかん	もも	りんご	アスパラガス	かぶ	かぼちゃ	キャベツ	きゅうり	こまつな	だいこん	たまねぎ	トマト	ねぎ	はくさい	ばれいしょ	ほうれんそう	レタス
20	30	20	20	100	根200 葉1000	200	100	150	50	根200 葉50	50	75	50	50	60	50	100
1.0	—	1.0	3.5	—	—	—	—	1.0	—	—	—	1.0	—	—	1.0	1.0	—
1.0	—	1.0	5.0	—	—	—	—	1.0	—	—	—	1.0	—	—	1.0	5.0	—
0.2	0.2	0.2	0.2	0.2	0.2	0.2	0.2	0.2	0.2	0.2	—	0.2	—	0.2	0.2	0.2	0.2
0.2	0.2	0.2	0.2	0.2	0.2	0.2	0.2	0.2	0.2	0.2	0.5	0.2	0.5	0.2	0.2	0.2	0.2
ND	ND	ND	ND	ND	—	0.05	ND	ND	ND	ND	0.01	ND	0.01	ND	ND	ND	ND
25	—	0.01	15	0.01	根0.01 葉0.01	5	0.01	3	0.01	0.3	根0.01 葉0.01	5.0	2	2	0.05	5	1
3.0	3.0	3.0	3.0	3	根3 葉3	1	3	2.0	3	根3 葉3	3	1	3	3	3	3	3
ND	ND	ND	ND	ND	根0.1 葉0.05	0.1	0.02	0.02	ND	根0.02 葉0.02	0.05	0.02	0.05	0.02	ND	ND	0.02
—	—	—	—	—	—	0.2	0.1	—	—	—	—	—	—	0.1	—	—	—
0.5	1.0	1.0	0.5	—	—	—	—	—	—	根0.2 葉0.05	0.2	—	—	—	0.02	—	—
0.05	0.1	0.05	0.05	0.1	根0.05 葉0.2	—	0.2	0.2	0.1	根0.1 葉0.2	0.05	0.1	0.3	0.1	0.1	0.1	0.1
0.1	0.1	0.1	0.1	0.1	0.1	0.1	0.1	0.2	0.1	0.1	0.1	0.1	0.1	0.1	0.1	0.1	0.1
1	1.0	1	1	0.05	1	1	1	1	1	1	0.3	1.0	1	1	1.0	1	2
0.1	0.1	0.1	0.1	0.1	0.1	0.1	0.1	0.1	0.1	0.1	0.05	0.1	0.1	0.1	0.1	0.1	0.1
0.3	0.3	0.3	0.3	0.3	0.3	0.3	0.3	0.3	0.3	0.3	0.3	0.3	0.3	0.3	ND	0.3	0.3
0.2	0.2	0.2	0.2	0.2	0.5	0.2	0.5	0.2	0.5	根0.2 葉0.5	0.2	0.2	0.2	0.5	0.05	0.2	0.2
—	—	—	—	—	—	—	—	—	—	—	—	—	—	—	0.05	—	—
0.02	0.1	0.1	0.7	0.05	0.02	0.1	0.02	—	—	0.02	0.02	—	0.05	0.02	0.02	0.1	0.1
—	—	—	—	—	—	—	—	2	—	—	—	—	—	—	0.05	—	—
8	0.5	0.5	0.5	8	根0.5 葉5	8	2	0.5	2.0	0.5	8	0.5	8	2	0.5	3	2
1.0	1.0	1.0	1.0	15	根1 葉10	3	1.0	3	10	1.0	3	5	3	1.0	0.1	1.0	10

†4　BHC: ベンゼンヘキサクロリド, DDT: ジクロロジフェニルトリクロロエタン, DDD: ジクロロジフェニルジクロロエタン, DDE: ジクロロジフェニルジクロロエチレン, EPN: エチル(ニトロフェニル)フェニルホスホノチオネート

7. 食品の暫定的規制値等[a]

規 制 項 目	対 象 食 品	規 制 値
PCB の暫定的規制値	魚介類 　遠洋沖合魚介類（可食部） 　内海内湾（内水面を含む）魚介類（可食部） 牛乳（全乳中） 乳製品（全量中） 育児用粉乳（全量中） 肉類（全量中） 卵類（全量中） 容器包装	（単位: ppm） 0.5 3 0.1 1 0.2 0.5 0.2 5
水銀の暫定的規制値 ● 総水銀 ● メチル水銀	魚介類 　ただしマグロ類（マグロ，カジキおよびカツオ）および内水面水域の河川産の魚介類（湖沼産の魚介類は含まない），ならびに深海性魚介類等（メヌケ類，キンメダイ，ギンダラ，ベニズワイガニ，エッチュウバイガイ及びサメ類）については適用しない．	（単位: ppm） 0.4 かつ 0.3（水銀として）
デオキシニバレノールの暫定的基準値	小麦	（単位: ppm） 1.1
アフラトキシンの暫定的規制値	全食品 乳	総アフラトキシン　10 µg/kg アフラトキシン M1　0.5 µg/kg
貝毒の暫定的規制値 ● 麻痺性貝毒 ● 下痢性貝毒	貝類（可食部） 貝類（可食部）	4 MU 以下 0.16 mgOA（オカダ酸当量/kg 可食部）[†] 〔1 MU（マウスユニット）は体重 20 g のマウスを麻痺性貝毒の場合は 15 分で，下痢性貝毒の場合は 24 時間で死亡させる毒量〕

a）厚生労働省，"食品，添加物等の規格基準" より．日本食品化学研究振興財団，"基準・暫定的規制値（除く 残留農薬等）（2024）"（https://www.ffcr.or.jp/kagaku/standard/post-37.html）を参考に作成．

†　2015 年 3 月 6 日付で下痢性貝毒の規制が変更になり，0.05 MU/1 g 可食部の結果が出た場合，OA の定量が必要になった．

8. 食品添加物の使用基準[a]（抜粋）

物 質 名[†]	対象食品	使 用 量	使 用 制 限	備 考（他のおもな用途名）

強 化 剤

物 質 名[†]	対象食品	使 用 量	使 用 制 限	備 考（他のおもな用途名）
亜鉛塩類 グルコン酸亜鉛	母乳代替食品	標準調乳濃度において Zn として 6.0 mg/L 以下		厚生労働大臣の承認を得て調製粉乳に使用する場合を除く.
	特定保健用食品, 栄養機能食品	当該食品の 1 日当たりの摂取目安量に含まれる Zn の量が 15 mg を超えてはならない.		
	特別用途表示の許可又は承認を受けた食品（病者用のものに限る）			
硫酸亜鉛	母乳代替食品	標準調乳濃度において Zn として 6.0 mg/L 以下		（製造用剤）厚生労働大臣の承認を得て調製粉乳に使用する場合を除く.
β-カロテン デュナリエラカロテン[*1] ニンジンカロテン[*1] パーム油カロテン[*1]			こんぶ類, 食肉, 鮮魚介類（鯨肉を含む）, 茶, のり類, 豆類, 野菜, わかめ類に使用しないこと	（着色料）
グルコン酸第一鉄	母乳代替食品, 離乳食品, 妊産婦・授乳婦用粉乳			（色調安定剤）
グリセロリン酸カルシウム グルコン酸カルシウム 乳酸カルシウム パントテン酸カルシウム 塩化カルシウム 水酸化カルシウム 炭酸カルシウム		Ca として食品の 1.0 % 以下（特別用途食品を除く）	栄養の目的で使用する場合に限る.	（豆腐用凝固剤）（製造用剤）（ガムベース, 製造用剤）
ピロリン酸二水素カルシウム 硫酸カルシウム			食品の製造又は加工上必要不可欠な場合及び栄養の目的で使用する場合に限る.	（製造用剤）（豆腐用凝固剤）
リン酸三カルシウム リン酸一水素カルシウム リン酸二水素カルシウム				（製造用剤）
銅塩類 グルコン酸銅	母乳代替食品	標準調乳濃度において Cuとして0.60mg/L以下		厚生労働大臣の承認を得て調製粉乳に使用する場合を除く.
	特定保健用食品, 栄養機能食品	当該食品の 1 日当たりの摂取目安量に含まれる Cu の量が 5 mg を超えてはならない.		
ニコチン酸 ニコチン酸アミド			食肉及び鮮魚介類（鯨肉を含む）に使用してはならない.	（製造用剤）
トコフェロール酢酸エステル d-α-トコフェロール酢酸エステル	特定保健用食品, 栄養機能食品		150 mg 未満/当該食品一日摂取目安量（α-トコフェロールとして）	特定保健用食品, 栄養機能食品以外使用不可

a) 厚生労働省,“食品, 添加物等の規格基準”より. 日本食品化学研究振興財団, 食品添加物使用基準, 各添加物の使用基準表（2023 年 11 月）(https://www.ffcr.or.jp/webupload/2cab64a47868d285f1298ac64ab9c6d94cc5ea70.pdf) を参考に作成.
† 物質名のうち,[*1]印は既存添加物名簿収載品.

（つづく）

物　質　名	対象食品	使　用　量	使　用　制　限	備　考 (他のおもな用途名)

甘　味　料

物　質　名	対象食品	使　用　量	使　用　制　限	備　考 (他のおもな用途名)
アセスルファムカリウム	あん類, 菓子, 生菓子	2.5 g/kg 以下		
	チューインガム	5.0 g/kg 以下		
	アイスクリーム類 ジャム類 たれ 漬物 氷菓 フラワーペースト	1.0 g/kg 以下		
	果実酒 雑酒 清涼飲料水 乳飲料 乳酸菌飲料 はっ酵乳(希釈して飲用に供する飲料水にあっては, 希釈後の飲料水)	0.50 g/kg 以下		
	その他の食品	0.35 g/kg 以下		
	特別用途食品の許可又は承認を受けたもの	許可量		
	栄養機能食品(錠剤)	6.0 g/kg		
グリチルリチン酸二ナトリウム	しょう油, みそ			
サッカリン	チューインガム	0.05 g/kg 以下 (サッカリンとして)		
サッカリンカルシウム サッカリンナトリウム	こうじ漬, 酢漬, たくあん漬	2.0 g/kg 未満 (サッカリンナトリウムとしての残存量)	サッカリンカルシウムとサッカリンナトリウムを併用する場合にはそれぞれの残存量の和がサッカリンナトリウムとしての基準値以上であってはならない.	
	粉末清涼飲料	1.5 g/kg 未満 (〃)		
	かす漬, みそ漬, しょう油漬の漬物, 魚介加工品(魚肉ねり製品, つくだ煮, 漬物, 缶詰又は瓶詰食品を除く)	1.2 g/kg 未満 (〃)		
	海藻加工品, しょう油, つくだ煮, 煮豆	0.50 g/kg 未満 (〃)		
	アイスクリーム類, あん類, ジャム, 漬物 (かす漬), こうじ漬, しょう油漬, 酢漬, たくあん漬, みそ漬を除く), はっ酵乳 (乳酸菌飲料の原料に供するはっ酵乳を除く), フラワーペースト類, みそ	0.20 g/kg 未満 (〃)	サッカリンカルシウムとサッカリンナトリウムを併用する場合にはそれぞれの残存量の和がサッカリンナトリウムとしての基準値以上であってはならない.	アイスクリーム類, 菓子, 氷菓は原料である液状ミックス及びミックスパウダーを含む.
	菓子	0.10 g/kg 未満 (〃)		
	上記食品以外の食品及び魚介加工品の缶詰又は瓶詰	0.20 g/kg 未満 (〃)		
	特別用途食品の許可を受けたもの	許可量		

物　質　名	対 象 食 品	使　用　量	使 用 制 限	備　考 （他のおもな用途名）

甘　味　料 （つづき）

物　質　名	対 象 食 品	使　用　量	使 用 制 限	備　考
スクラロース	菓子，生菓子 チューインガム ジャム	1.8 g/kg 以下 2.6 g/kg 以下 1.0 g/kg 以下		

殺　菌　料

物　質　名	対 象 食 品	使　用　量	使 用 制 限	備　考
亜塩素酸水	精米，豆類，野菜（きのこ類を除く），果実，海藻類，鮮魚介類（鯨肉を含む），食肉，食肉製品，鯨肉製品，これらを塩蔵，乾燥その他の方法により保存したもの	0.40 g/kg （浸漬液又は噴霧液に対し；亜塩素酸として）	最終食品の完成前に分解又は除去すること	
過酸化水素	釜揚げしらす，しらす干し その他の食品	0.005 g/kg 未満（過酸化水素として）	最終食品の完成前に除去すること	（漂白剤）
次亜塩素酸水			最終食品の完成前に除去すること	
次亜塩素酸ナトリウム			ごまに使用してはならない	（漂白剤）

酸　化　防　止　剤

物　質　名	対 象 食 品	使　用　量	使 用 制 限	備　考
エチレンジアミン四酢酸カルシウムニナトリウム（EDTA·CaNa$_2$） エチレンジアミン四酢酸二ナトリウム（EDTA·Na$_2$）	缶詰又は瓶詰の清涼飲料水 その他の缶詰又は瓶詰食品	0.035 g/kg 以下（EDTA·CaNa$_2$として） 0.25 g/kg 以下　（〃）	EDTA·Na$_2$ は最終食品完成前に EDTA·CaNa$_2$ にすること	
エリソルビン酸 エリソルビン酸ナトリウム			酸化防止の目的に限る（魚肉ねり製品（魚肉すり身を除く），パンを除く）	
グアヤク脂[*1]	油脂，バター	1.0 g/kg 以下		
クエン酸イソプロピル	油脂，バター	0.10 g/kg 以下（クエン酸モノイソプロピルとして）		
L-システイン塩酸塩	天然果汁，パン			（製造用剤）
ジブチルヒドロキシトルエン（BHT）	魚介冷凍品（生食用冷凍鮮魚介類及び生食用冷凍かきを除く），鯨冷凍品（生食用冷凍鯨肉を除く）	1 g/kg 以下（浸漬液に対し；ブチルヒドロキシアニソールと併用の場合はその合計量）		
	油脂，バター，魚介乾製品，魚介塩蔵品，乾燥裏ごしいも	0.2 g/kg 以下（ブチルヒドロキシアニソールと併用の場合はその合計量）		
	チューインガム	0.75 g/kg 以下		
dl-α-トコフェロール（ビタミン E）			酸化防止の目的に限る（β-カロテン，ビタミン A，ビタミン A 脂肪酸エステル及び流動パラフィンの製剤中に含まれる場合を除く）	

（つづく）

物 質 名	対象食品	使 用 量	使 用 制 限	備 考 (他のおもな用途名)

酸 化 防 止 剤 (つづき)

物 質 名	対象食品	使 用 量	使 用 制 限	備 考 (他のおもな用途名)
ブチルヒドロキシアニソール （BHA）	魚介冷凍品（生食用冷凍鮮魚介類及び生食用冷凍かきを除く），鯨冷凍品（生食用冷凍鯨肉を除く）	1 g/kg 以下 （浸漬液に対し；ジブチルヒドロキシトルエンと併用の場合はその合計量）		
	油脂，バター，魚介乾製品，魚介塩蔵品，乾燥裏ごしいも	0.2 g/kg 以下 （ジブチルヒドロキシトルエンと併用の場合はその合計量）		
没食子酸プロピル	油脂	0.20 g/kg 以下		
	バター	0.10 g/kg 以下		

増 粘 安 定 剤

物 質 名	対象食品	使 用 量	使 用 制 限	備 考 (他のおもな用途名)
アルギン酸プロピレングリコールエステル		1.0 % 以下		
カルボキシメチルセルロースカルシウム		2.0 % 以下	カルボキシメチルセルロースカルシウム，カルボキシメチルセルロースナトリウム，デンプングリコール酸ナトリウム，メチルセルロースの1種以上と併用する場合はそれぞれの使用量の和が食品の2.0 % 以下	
カルボキシメチルセルロースナトリウム		〃		
デンプングリコール酸ナトリウム		〃		
メチルセルロース		〃		
ポリアクリル酸ナトリウム		0.20 % 以下		

着 色 料

物 質 名	対象食品	使 用 量	使 用 制 限	備 考 (他のおもな用途名)
β−カロテン			こんぶ類，食肉，鮮魚介類（鯨肉を含む），茶，のり類，豆類，野菜，わかめ類に使用しないこと	(強化剤)
食用赤色2号及びそのアルミニウムレーキ				(別名アマランス)
食用赤色3号及びそのアルミニウムレーキ				(別名エリスロシン)
食用赤色 40 号及びそのアルミニウムレーキ				(別名アルラレッドAC)
食用赤色 102 号			カステラ，きなこ，魚肉漬物，鯨肉漬物，こんぶ類，しょう油，食肉，食肉漬物，スポンジケーキ，鮮魚介類（鯨肉を含む），茶，のり類，マーマレード，豆類，みそ，めん類（ワンタンを含む），野菜及びわかめ類には使用しないこと	(別名ニューコクシン)
食用赤色 104 号				(別名フロキシン)
食用赤色 105 号				(別名ローズベンガル)
食用赤色 106 号				(別名アシッドレッド)
食用黄色4号及びそのアルミニウムレーキ				(別名タートラジン)
食用黄色5号及びそのアルミニウムレーキ				(別名サンセットイエロー FCF)
食用緑色3号及びそのアルミニウムレーキ				(別名ファストグリーン FCF)
食用青色1号及びそのアルミニウムレーキ				(別名ブリリアントブルー FCF)
食用青色2号及びそのアルミニウムレーキ				(別名インジゴカルミン)
二酸化チタン			着色の目的以外に使用しないこと	

物　質　名	対象食品	使　用　量	使　用　制　限	備　考 (他のおもな用途名)

着　色　料 (つづき)

物　質　名	対象食品	使　用　量	使　用　制　限	備　考 (他のおもな用途名)
水溶性アナトー 鉄クロロフィリンナトリウム ノルビキシンカリウム ノルビキシンナトリウム			こんぶ類, 食肉, 鮮魚介類 (鯨肉を含む),茶, のり類, 豆類, 野菜, わかめ類に使用しないこと	
銅クロロフィリンナトリウム	こんぶ	0.15 g/kg 以下 (無水物中: Cu として)		
	果実類, 野菜類の貯蔵品	0.10 g/kg 以下 (Cu として)		
	シロップ	0.064 g/kg 以下 (〃)		
既存添加物名簿収載の着色料[*1] 及び一般に食品として飲食に供されている物であって添加物として使用されている着色料			こんぶ類, 食肉, 鮮魚介類 (鯨肉を含む),茶, のり類, 豆類, 野菜, わかめ類に使用しないこと ただし, 金をのり類に使用する場合はこの限りではない.	

〔品名〕[*1]

アナトー色素	酵素処理ルチン (抽出物) 　(強化剤, 酸化防止剤)	ビートレッド
アルミニウム		ファフィア色素
ウコン色素	コウリャン色素	ブドウ果皮色素
オレンジ色素	コチニール色素	ペカンナッツ色素
カカオ色素	骨炭色素	ベニコウジ黄色素
カキ色素	シアナット色素	ベニコウジ色素
カラメル I〜IV (製造用剤)	シタン色素	ベニバナ赤色素
カロブ色素 (製造用剤)	植物炭末色素	ベニバナ黄色素
魚鱗箔	スピルリナ色素	ヘマトコッカス藻色素
金 (製造用剤)	タマネギ色素	マリーゴールド色素
銀	タマリンド色素	ムラサキイモ色素
クチナシ青色素	デュナリエラカロテン (強化剤)	ムラサキトウモロコシ色素
クチナシ赤色素	トウガラシ色素	ムラサキヤマイモ色素
クチナシ黄色素	トマト色素	ラック色素
クーロー色素	ニンジンカロテン (強化剤)	ルチン (抽出物) (酸化防止剤)
クロロフィリン	パーム油カロテン (強化剤)	ログウッド色素
クロロフィル		

発　色　剤

物　質　名	対象食品	使　用　量	使　用　制　限	備　考 (他のおもな用途名)
亜硝酸ナトリウム	食肉製品, 鯨肉ベーコン	0.070 g/kg 以下 (亜硝酸根としての残存量)		
	魚肉ソーセージ, 魚肉ハム	0.050 g/kg 以下 (〃)		
	いくら, すじこ, たらこ	0.0050 g/kg 以下 (〃)		たらことはスケトウダラの卵巣を塩蔵したものをいう.
硝酸カリウム 硝酸ナトリウム	食肉製品, 鯨肉ベーコン	0.070 g/kg 未満 (亜硝酸根としての残存量)		(発酵調整剤)

(つづく)

物　質　名	対象食品	使　用　量	使　用　制　限	備　考 (他のおもな用途名)

漂　白　剤

物　質　名	対象食品	使　用　量	使　用　制　限	備　考 (他のおもな用途名)
亜塩素酸ナトリウム	かずのこの加工品（干しかずのこ及び冷凍かずのこを除く），生食用野菜類，卵類（卵殻の部分に限る） かんきつ類果皮（菓子製造に用いるものに限る），さくらんぼ，ふき，ぶどう，もも	0.50 g/kg 以下 （浸漬液に対し；亜塩素酸ナトリウムとして）	最終食品の完成前に分解又は除去すること	（殺菌料）
	食肉，食肉製品	0.50～1.20 g/kg 浸漬液又は噴霧液	pH 2.3～2.9 の浸漬液又は噴霧液を 30 秒以内で使用しなけらばならない. 最終食品の完成前に分解又は除去すること	
亜硫酸ナトリウム 次亜硫酸ナトリウム 二酸化硫黄 ピロ亜硫酸カリウム ピロ亜硫酸ナトリウム	かんぴょう	5.0 g/kg 未満（二酸化硫黄としての残存量）	ごま，豆類及び野菜に使用してはならない.	（保存料，酸化防止剤）
	乾燥果実（干しぶどうを除く）	2.0 g/kg 未満（〃）		
	干しぶどう	1.5 g/kg 未満（〃）	使用基準に従って亜硫酸塩等を使用したかんぴょう，乾燥果実等左にあげた食品（干しぶどうを除く）を用いて製造加工された「その他の食品（コンニャクを除く）」であって二酸化硫黄としての残存量が 0.030 g/kg 以上残存している場合は，その残存量未満	ディジョンマスタードとは，黒ガラシ，和ガラシ等の種だけ，または油分を除いていない黄ガラシの種を粉砕，沪過して得られた調整マスタードをいう.
	コンニャク粉	0.90 g/kg 未満（〃）		
	乾燥じゃがいも ゼラチン ディジョンマスタード	0.50 g/kg 未満（〃）		
	果実酒，雑酒	0.35 g/kg 未満（〃）		
	糖蜜，キャンデッドチェリー	0.30 g/kg 未満（〃）		
	糖化用タピオカでんぷん	0.25 g/kg 未満（〃）		

製　造　用　剤

物　質　名	対象食品	使　用　量	使　用　制　限	備　考 (他のおもな用途名)
ナタマイシン	ナチュラルチーズ（ハード及びセミハードの表面部分に限る）	0.020 g/kg 未満		ハードチーズとは MFFB（% Moisture on Fat-Free-Basis）49～56 % のものをいう. セミハードチーズとは MFFB54～69 % のものをいう.

物　質　名	対象食品	使　用　量	使　用　制　限	備　考 (他のおもな用途名)

品 質 保 持 剤 ・ 製 造 用 剤

物　質　名	対象食品	使　用　量	使　用　制　限	備　考 (他のおもな用途名)
プロピレングリコール	生めん いかくん製品	2.0 % 以下(プロピレ ングリコールとして)		
	ギョウザ，シュウマイ， ワンタン及び春巻の皮	1.2 % 以下（〃）		
	その他の食品	0.60 % 以下（〃）		

保　　　存　　　料

物　質　名	対象食品	使　用　量	使　用　制　限	備　考 (他のおもな用途名)
安息香酸 安息香酸ナトリウム	キャビア	2.5 g/kg 以下 (安息香酸として)	菓子の製造に用いる果実ペースト及び果汁に対しては安息香酸ナトリウムに限る.	キャビアとはチョウザメの卵を缶詰又は瓶詰にしたもので，生食を原則とし，加熱殺菌することができない.
	菓子の製造に用いる果実ペースト及び果汁(濃縮果汁を含む)	1.0 g/kg 以下（〃）	マーガリンにあってはソルビン酸，ソルビン酸カリウム，ソルビン酸カルシウム又はこれらのいずれかを含む製剤を併用する場合は安息香酸及びソルビン酸としての使用量の合計量が 1.0 g/kg 以下	果実ペーストとは，果実をすり潰し，又は裏ごししてペースト状にしたものをいう.
	マーガリン 清涼飲料水，シロップ，しょう油	0.60 g/kg 以下（〃）		
ソルビン酸 ソルビン酸カリウム ソルビン酸カルシウム	チーズ	3.0 g/kg 以下 (ソルビン酸として)	チーズにあってはプロピオン酸，プロピオン酸カルシウム又はプロピオン酸ナトリウムと併用する場合はソルビン酸としての使用量とプロピオン酸としての使用量の合計量が 3.0 g/kg 以下	キャンデッドチェリーについては漂白剤の項参照
	うに，魚肉ねり製品(魚肉すり身を除く)，鯨肉製品，食肉製品	2.0 g/kg 以下（〃）		たくあん漬とは，生大根，又は干大根を塩漬けにした後，これを調味料，香辛料，色素などを加えたぬか又はふすまで漬けたものをいう. ただし一丁漬たくあん及び早漬たくあんを除く.
	いかくん製品 たこくん製品	1.5 g/kg 以下（〃）		
	あん類，菓子の製造に用いる果実ペースト及び果汁(濃縮果汁を含む)，かす漬・こうじ漬・塩漬・しょう油漬及びみそ漬の漬物，キャンデッドチェリー，魚介乾製品(いかくん製品及びたこくん製品を除く)，ジャム，シロップ，たくあん漬，つくだ煮,煮豆,ニョッキ，フラワーペースト類，マーガリン，みそ	1.0 g/kg 以下（〃）	菓子の製造用果汁，濃縮果汁，果実ペーストはソルビン酸カリウム，ソルビン酸カルシウムに限る. マーガリンにあっては，安息香酸又は安息香酸ナトリウムと併用する場合は，ソルビン酸及び安息香酸としての使用量の合計量が 1.0 g/kg 以下 みそ漬の漬物にあっては，原料のみそに含まれるソルビン酸及びその塩類の量を含めてソルビン酸量として 1.0 g/kg 以下	ニョッキとは，ゆでたじゃがいもを主原料とし，これをすりつぶして団子状にした後，再度ゆでたものをいう. フラワーペースト類とは小麦粉，でんぷん，ナッツ類もしくはその加工品，ココア，チョコレート，コーヒー，果肉，果汁，いも類，豆類，又は野菜類を主原料とし，これに砂糖，油脂，粉乳，卵，小麦粉等を加え，加熱殺菌してペースト状とし，パン又は菓子に充塡又は塗布して食用に供するものをいう.
	ケチャップ，酢漬の漬物，スープ(ポタージュスープを除く)，たれ，つゆ，干しすもも	0.50 g/kg 以下（〃）		

(つづく)

物　質　名	対象食品	使　用　量	使　用　制　限	備　考 (他のおもな用途名)

保　存　料 (つづき)

物　質　名	対象食品	使　用　量	使　用　制　限	備　考 (他のおもな用途名)
デヒドロ酢酸ナトリウム	チーズ，バター，マーガリン	} 0.50 g/kg 以下（デヒドロ酢酸として）		ホイップクリーム類とは乳脂肪を主成分とする食品を主原料として泡立てたものをいう.
ナイシン	食肉製品，チーズ（プロセスチーズを除く），ホイップクリーム類	} 0.0125 g/kg 以下（ナイシン A を含むポリペプチドとして）	特別用途表示の許可又は承認を受けた場合を除く.	ソース類は果実ソース，チーズソース等のほか，ケチャップも含む. フルーツソースは含まれない.
	ソース類，ドレッシング，マヨネーズ	} 0.010 g/kg 以下（〃）		
	プロセスチーズ，洋菓子	} 0.00625 g/kg 以下（〃）		
	卵加工品，味噌	0.0050 g/kg 以下（〃）		殻類及びでんぷんを主原料とする洋生菓子とはライスプディングやタピオカプディングをいう.
	殻類及びでんぷんを主原料とする洋生菓子	0.0030 g/kg 以下（〃）		
パラオキシ安息香酸イソブチル	} しょう油	0.25 g/L 以下（パラオキシ安息香酸として）		
パラオキシ安息香酸イソプロピル	果実ソース	0.20 g/kg 以下（〃）		
パラオキシ安息香酸エチル	酢	0.10 g/L 以下（〃）		
パラオキシ安息香酸ブチル	} 清涼飲料水，シロップ	} 0.10 g/kg 以下（〃）		
パラオキシ安息香酸プロピル	果実又は果菜（いずれも表皮の部分に限る）	0.012 g/kg 以下（〃）		
プロピオン酸	} チーズ	3.0 g/kg 以下（プロピオン酸として）	チーズにあってはソルビン酸，ソルビン酸カリウム又はソルビン酸カルシウムを併用する場合は，プロピオン酸としての使用量とソルビン酸としての使用量の合計量が 3.0 g/kg 以下	(香料)
プロピオン酸カルシウム				
プロピオン酸ナトリウム	} パン，洋菓子	2.5 g/kg 以下（〃）		

索　引

宮 本 敬 久
みや もと たか ひさ

1959 年 熊本県に生まれる
1981 年 九州大学農学部 卒
1986 年 九州大学大学院農学研究科 修了
現 九州大学大学院農学研究院 特任教授
九州大学名誉教授
専門 食糧化学工学
農 学 博 士

第 1 版 第 1 刷 2014 年 3 月 15 日 発 行
補訂版 第 1 刷 2016 年 8 月 31 日 発 行
第 2 版 第 1 刷 2019 年 3 月 15 日 発 行
第 3 版 第 1 刷 2024 年 7 月 31 日 発 行

新スタンダード栄養・食物シリーズ 8
食 品 衛 生 学（第 3 版）

ⓒ 2 0 2 4

編 集 宮 本 敬 久
発 行 者 石 田 勝 彦
発 行 株式会社 東京化学同人
東京都文京区千石 3 丁目 36-7（〒112-0011）
電話 03-3946-5311・FAX 03-3946-5317
URL：https://www.tkd-pbl.com/

印 刷 中央印刷株式会社
製 本 株式会社 松 岳 社

ISBN978-4-8079-1684-9
Printed in Japan

新スタンダード 栄養・食物シリーズ
― 全 19 巻 ―